主 编◎尹 畅

医疗质量持续改进案例集 2023

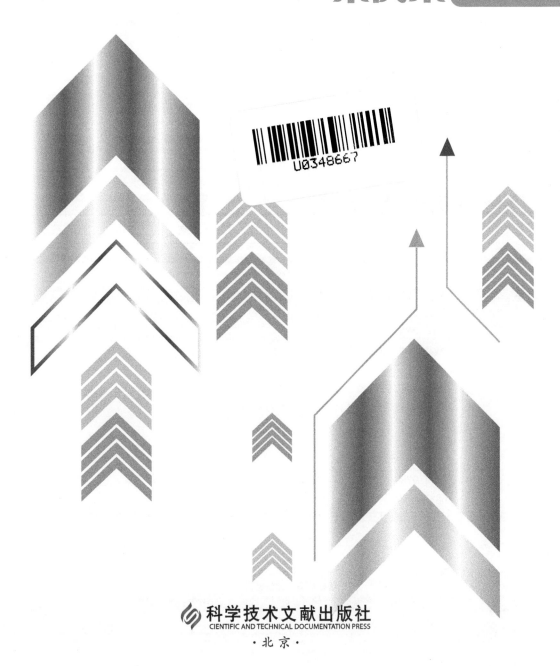

科学技术文献出版社
CIENTIFIC AND TECHNICAL DOCUMENTATION PRESS
·北京·

图书在版编目（CIP）数据

医疗质量持续改进案例集. 2023 / 尹畅主编. —北京：科学技术文献出版社，
2023.12（2025.2重印）
ISBN 978-7-5189-8787-0

Ⅰ.①医… Ⅱ.①尹… Ⅲ.①医疗质量管理—案例—中国 Ⅳ.① R197.323.4

中国国家版本馆 CIP 数据核字（2024）第 045164 号

医疗质量持续改进案例集2023

策划编辑：胡 丹 责任编辑：胡 丹 责任校对：王瑞瑞 责任出版：张志平

出 版 者 科学技术文献出版社
地 址 北京市复兴路15号 邮编 100038
编 务 部 （010）58882938，58882087（传真）
发 行 部 （010）58882868，58882870（传真）
邮 购 部 （010）58882873
官 方 网 址 www.stdp.com.cn
发 行 者 科学技术文献出版社发行 全国各地新华书店经销
印 刷 者 北京虎彩文化传播有限公司
版 次 2023 年 12 月第 1 版 2025 年 2 月第 3 次印刷
开 本 787×1092 1/16
字 数 477千
印 张 24.5
书 号 ISBN 978-7-5189-8787-0
定 价 168.00元

《医疗质量持续改进案例集 2023》
编委会

《医疗质量持续改进案例集 2023》
提供案例的医疗机构
（按入书案例个数排序）

案例个数	入书案例序号	医疗机构
4	1，2，3，32	北京大学第三医院
3	10，19，36	河北燕达陆道培医院
2	6，33	山东省单县中心医院
2	7，8	兴义市人民医院
2	12，39	厦门医学院附属口腔医院
2	14，21	四川大学华西医院
2	20，22	河北燕达医院
2	25，26	内蒙古兴安盟人民医院
1	4	北京陆道培血液病医院
1	5	成都市新都区人民医院
1	9	河北省人民医院
1	11	河南中医药大学第一附属医院
1	13	深圳市龙岗区妇幼保健院
1	15	苏州大学附属第二医院
1	16	银川市第一人民医院
1	17	东南大学附属中大医院
1	18	广州市花都区妇幼保健院（胡忠医院）
1	23	成都市妇女儿童中心医院
1	24	四川大学华西第二医院
1	27	贵州省六盘水市人民医院
1	28	洛阳市妇幼保健院
1	29	南方科技大学医院
1	30	南方医科大学深圳医院
1	31	新疆生产建设兵团第五师医院
1	34	东阿县人民医院
1	35	漳州市医院
1	37	淮北市人民医院
1	38	厦门市湖里区妇幼保健院
1	40	山西长治医学院附属和平医院

序

从1996年国务院发布《质量振兴纲要（1996年—2010年）》，到2012年发布《质量发展纲要（2011—2020年）》，再到2023年中共中央、国务院印发《质量强国建设纲要》，质量与高质量一直引领着中国各行各业的发展。2018年国家卫生健康委和国家中医药管理局发布《关于坚持以人民健康为中心推动医疗服务高质量发展的意见》，2021年国务院办公厅发布《国务院办公厅关于推动公立医院高质量发展的意见》，同年国家卫生健康委和国家中医药管理局发布了《公立医院高质量发展促进行动（2021—2025年）》，为医疗卫生行业的高质量发展提供了明确的路线。

在习近平新时代中国特色社会主义思想中，明确了新时代我国社会主要矛盾是人民日益增长的美好生活需要和不平衡不充分的发展之间的矛盾，必须坚持以人民为中心的发展思想，推动人的全面发展。在医疗管理工作中，我们深切体会到人的全面发展核心在于员工的能力成长，这是任何管理、临床工作的基础。而员工的能力必须来自实践，在完成本职工作的基础上才能得以成长。任何没有联系实践的理论都是空乏讨论、空中楼阁，无效且不能长久，而能力成长的最好途径不是完成本职工作，而是顺应社会发展，依照行业要求，持续改进！

新中国成立以来，我国各阶段的卫生工作方针都是党中央结合当时国家、社会和人民健康需求做出的。在各阶段工作方针指导下，看病难、看病贵问题得到有效缓解，居民健康水平不断提高。2009年深化医药卫生体制改革等医药卫生行业的改革，说明改革是社会发展的必然路径。随着社会、环境、条件和需要的变化进行改革、优化也是管理的根本特性。因此，在行业要求、医院实际和医学理论实践和医疗技术发展方面探索如何持续改进理所当然。

坚持以质量安全为底线进一步完善医疗质量管理体系，持续改进质量，保障医疗安全，为人民群众提供安全、优质的医疗服务是卫生健康工作的核心任务，也是深入推进医疗卫生事业高质量发展的重要工作内容。通过多年的建设与发展，期待在未来，我国医疗质量管理与控制体系不断完善，工作机制日益成熟，医疗质量安全管理科学化、规范化、精细化程度不断提高，医疗质量安全基线情况逐步清晰，医疗质量安全水平持续提升。

国家卫生健康委一直关注医疗质量的持续改进和质量管理工具的合理应用对医疗

质量管理的提升作用。在《2021 年国家医疗质量安全改进目标》（国卫办医函〔2021〕76 号）和《2022 年国家医疗质量安全改进目标》（国卫办医函〔2022〕58 号）医疗机构落实核心策略中，明确指出应当"运用质量管理工具，查找、分析影响本机构实现该目标的因素，提出改进措施并落实"，可见，质量管理工具的掌握和应用将是医疗机构落实国家相关政策的有力助手和工具。

期待医疗机构的员工深入学习质量管理知识、探索管理工具的应用，结合 2023 年国家卫生健康委发布的《全面提升医疗质量行动（2023—2025 年）》《手术质量安全提升行动方案（2023—2025 年》《患者安全专项行动方案（2023—2025 年）》等文件要求，梳理本职工作，开展医疗质量持续改进。参与是能力提升的开始，每一个员工的实践才能为行业的发展、质量的提升、患者的安全等做出更大的贡献。

前　言

《医疗质量管理办法》指出医疗机构应当对本机构医疗质量管理要求执行情况进行评估，对收集的医疗质量信息进行及时分析和反馈，对存在的问题及时采取有效干预措施，并评估干预效果，促进医疗质量的持续改进。

近年来，随着公立医院绩效考核工作的落实、公立医院高质量发展逐步深入，医疗质量管理也有了更高的要求。如何使高质量发展得以可持续，让绩效考核与医疗质量同步，也让医疗机构一线员工能够主动、高效、简便地应用质量管理工具来持续改进本职工作，亟须大量的医疗质量持续改进经验分享，提供更多实用的、有效的工具指导。

2022 年 8 月首届中国医疗质量大会在北京举办，在会议现场展出了来自全国医疗机构的上百项医疗质量安全持续改进案例展板。基于此，我们于 2022 年编辑并出版了《医疗质量安全持续改进案例集》，便于全国的同行参考学习。2023 年 9 月第二届中国医疗质量大会在广州举办，共收到 1600 多个案例，我们挑选了改进效果好、改进体会深刻、质量管理工具使用有代表性的案例纳入到本书中，与全国的同行分享。

我们体会，在临床工作中，应用质量管理持续改进（PDSA）方法，可以解决绝大部分的临床管理问题和行政管理问题，应用格式化的持续改进流程，将有助于员工更快地掌握质量管理持续改进的精髓，同时，针对《医疗质量安全持续改进案例集》出版后，读者的要求和医疗机构层面实际的现状，我们选择了部分新的质量管理工具供大家学习。

国家卫生健康委医院管理研究所本着"求实、创新、团结、奉献"的初衷，积极助力与推动全国医疗机构医疗质量安全管理持续改进，在此基础上，今后每年开展医疗质量安全持续改进案例征集与评选活动，选择部分优秀案例，在每年度中国医疗质量大会上展示，并挑选代表案例编辑成书，以期为广大医疗机构医务工作者提供参考。

本书编写过程中得到了很多医疗机构和医疗质量安全管理相关专家的大力支持，在此一并表示感谢！由于编写时间及编写人员水平有限，书中难免有不妥之处和值得进一步完善的地方，希望广大读者提出宝贵意见。咨询意见和建议请反馈至邮箱：562860691@qq.com，以便今后进一步修改和完善。

医疗质量监测与控制研究室

2023 年 12 月 20 日

1

目 录

第一章
质量管理工具应用解析

第一节　PDSA 汇报书的应用说明（共识版）

PDSA（Plan–Do–Study–Action）循环，又称为戴明环，是一种简单的持续改进方法，也是全面质量管理应遵循的科学程序；既重视短期的持续改进，也重视长期的组织学习。早期多用于企业生产管理和质量管理，现已被广泛应用于医疗卫生领域，越来越多的医疗机构在医院质量改进与提升工作中应用 PDSA 循环。但在实际应用中，仍存在对质量管理工具定义不清、意义不明、制作不熟练、应用不流畅等情形导致的畏难情绪，严重影响了 PDSA 在医院质量管理工作中的实际应用，应用效果也是大打折扣。

在本书中向读者推荐一种自行设计的 PDSA 汇报书格式，该汇报书围绕 PDSA 理念和常用质量管理工具展开，从逻辑上简明且直观地展现了一个 PDSA 项目从开始到结束的全过程，层层递进、逐步深入，指导汇报书使用者分阶段完善项目内容，在不断使用中深化对 PDSA 理念的理解和践行，与实际工作形成很好的融合。

实践证明 PDSA 汇报书是很好的书面交流方式，易掌握且实用，临床一线医务人员接受程度高，并能有效应用于医疗质量水平持续改进；另外，通过质量管理工作包和 PDSA 汇报书的培训，让汇报书使用者不仅知其然，还知其所以然，对 PDSA 理念在医疗机构内的推广和应用至关重要，具有内部指导便捷和外部交流分享便利的特点。

PDSA 汇报书主要由计划（Plan）、执行（Do）、学习（Study）、处理（Action）4 个阶段组成，其结构组成、内部关联点和需要注意的要点阐述如下。

一、计划（Plan）阶段

计划（Plan）阶段是 PDSA 的第 1 阶段，也是最重要的阶段，包含了整个项目的设计，是项目的灵魂所在。一般来说，包括计划启动和计划制订 2 个部分，可以同时完成，也可以不同时间完成，但前后一般不建议超过 2 周。

（一）计划启动部分

一般包括 PDSA 基本信息、存在问题、改进依据、监测指标和指标定义、改进目标和现况数值、预期延伸效益等。

1. PDSA 基本信息

应包括项目名称、编号、部门、人员、启动日期、项目地点等，让人一目了然掌握"是谁？""想做什么？"等信息，其中项目名称建议采用简单直接的"动词 + 对象 + 名词"的形式，如"提高住院患者满意度"。

2. 存在问题

可以简单概括为 2 句话，聚焦于"存在或发现了什么问题？""这个问题如果不改善会带来什么后果？"2 个问题。

3. 改进依据

推荐行业法律、法规、规章、规范要求必须做到的内容，或为了跻身更高水平梯队需要达到的要求或满足的条件。

4. 监测指标和指标定义

所有质量管理都必须量化，没有量化的指标，就无法做到真正的质量管理；根据项目实际需要，恰当选择监测指标，并给予合理的定义，注重指标计算的阐述。

5. 改进目标和现况数值

质量管理实际上是目标管理；现况数值根据基线调研产生，改进目标根据改进依据要求和自身水平综合制定。

6. 预期延伸效益

不仅关注这个项目相关内容的改善，而且注重培训员工接受持续改进理念；同时应当重视质量管理效益最大化，扩大项目后续效果，如发表论文、产生后续科研项目、学术交流、扩大品牌效应等。

（二）计划制订部分

主要由常用的几个质量管理工具组成，一般包括鱼骨图、柏拉图、5W2H 表。

1. 鱼骨图

又称因果图，顾名思义，有因有果，一般是采用原因在左侧、结果在右侧的形式，将项目的主要矛盾或存在问题放在右侧，将可能引起或导致该矛盾和问题的原因放在左侧，并通过箭头方向明示其因果联系。原因一般由项目团队集体头脑风暴产生，并按照人、机、料、法、环、测等 6 个方面进行归纳。在众多原因中，找出其中影响较大的原因，成为主要原因（要因），一般为 8 ～ 10 个。

2. 柏拉图

通过以上鱼骨图找到的主要原因，需要进一步验证，得到引起或导致该矛盾和问题的真正原因（真因）。验证的方法可以考虑实地查验，通过设计合理规范的查检表，带入实际工作环境中进行验证并做好数据记录，进一步利用柏拉图将记录的数据展示出来，原因及其频数降序排列，根据二八法则找出其中累计百分比 80% 左右能包含的所有原因，即为真因，也是下一步需要重点针对性采取改进措施的原因。

3. 5W2H 表

通过以上柏拉图找到的真因，符合二八法则，让项目实施者可以集中精力解决主要矛盾和问题，抓住关键的少数，达到事半功倍的效果。接下来利用 5W2H 表呈现详尽的、可行的项目实施计划，呈现信息应包括"为什么做？""做到什么目标？""怎么做？""什么频率？""何时做？""在哪做？""谁来做？"等，周密的计划有利于下一步执行。

二、执行（Do）阶段

执行（Do）阶段应记录项目改进措施具体实施的细节内容，可以使用图片、短语相结合的方式来证明所进行的工作，不需要大段文字描述，既能体现真实性，又可以减轻员工负担。需要注意的是，所有在项目执行过程中涉及的工作原始记录都不能缺少，其是工作进行的有利证明，也是后期查找问题的最佳依据，对整个项目顺利进展具有非常重要的意义。

三、学习（Study）阶段

学习（Study）阶段真正体现了 PDSA 的"循环"二字，通过不断地研究与学习，查看执行过程中的"控制点""管理点"等关键环节，回答"计划执行得怎么样？有没有达到预期的效果或要求？"，并通过质量管理相关图表进行展示，如柱状图、折线图、改善后柏拉图、雷达图等。

四、处理（Action）阶段

处理（Action）阶段，狭义来说，是对学习（Study）阶段的研究结果进行处理、认可或否定；广义来说，是对整个项目进展全过程的回顾与总结。成功的经验要加以肯定，或模式化、标准化以适当推广，通过将有效措施转化为标准化制度或流程，可以使改进工作得以常态化运行，进而长期维持项目效果；失败的教训要加以总结，以免重现，对项目过程中存在不足的重视与检讨，对今后的改进工作大有裨益。

五、PDSA 汇报书格式

项目：提高（降低）****效率（发生率）　编号：***-***-PDSA-0000-年月　部门：科室名称

人员：***，***，**，**　　　　　　启动日期：****年**月　　　　　地点：****

存在问题	简述拟改善或解决的问题，并说明问题存在可能发生的后果
改进依据	国家标准，部门规章、规范，行业指南等
监测指标	明确监测指标名称及其计算公式，举例如下： 1.*** 留置时间 $= \dfrac{患者导管留置总天数}{手术患者总数}$ 2. 即刻 ** 恢复率 $= \dfrac{术后管拔除后 ** 恢复的患者人数}{手术患者总数} \times 100\%$
指标定义	明确指标定义中必要的限制条件、统计频率等内容，举例如下： 统计术后导管留置时间，不足 24 小时记 1 天；导管拔除后 ** 恢复率
改进目标	明确项目实施末期望达到的目标，举例如下： ****年手术后：1.导管留置时间：** 天；2. 即刻 ** 恢复率：**%
现况数值	了解项目实施初监测指标的水平，举例如下： ****年手术后：1.导管留置时间：** 天；2. 即刻 ** 恢复率：**%
预期延伸 效益	如 SOP* 个，预期发表论文 * 篇，学术交流发言 * 次

原因分析（鱼骨图）

真因验证（柏拉图）
导管留置时间长的原因分析

Plan	Why	What	How	How often	When	Where	Who
	问题存在的 真因之一	解决真因后 目标之一	如何解决	频率如何	何时实施	何地	负责人及主要 参与者
	问题存在的 真因之二	解决真因后 目标之二	如何解决	频率如何	何时实施	何地	负责人及主要 参与者
	***	***	***	***	***	***	***
Do	实施过程文字描述及图片等						

续表

Study	以数据和图表显示，加以文字阐述，举例如下： 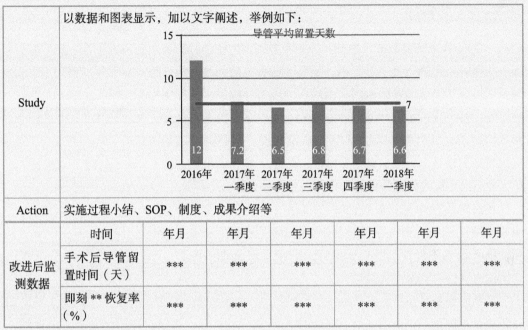					
Action	实施过程小结、SOP、制度、成果介绍等					
改进后监测数据	时间	年月	年月	年月	年月	年月	年月
	手术后导管留置时间（天）	***	***	***	***	***	***
	即刻 ** 恢复率（%）	***	***	***	***	***	***

注：SOP 指标准作业程序。

第二节　根原因分析应用

一、工具概述

一个问题的发生常常是由多种不同层次原因引发的结果，即一些原因会影响另外一些原因，最终形成可见的问题。第一层原因指直接导致问题的原因；高层次原因指导致第一层原因的原因，其不直接引发问题，而是构成一些联系，分布在最终导致问题发生的因果关系链条中（图 1-2-1）。问题的最高层次原因称为根原因，其启动了导致问题发生的整个因果链。因此，要想根本解决问题关键是要找到根原因并消除。

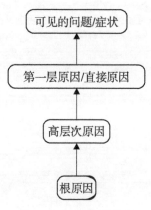

图 1-2-1　问题发生的因果关系

在医院管理中往往只关注查出问题，关注医院是否符合国家或地区标准，而对不符合标准的原因并无硬性要求去追溯，因未找到管理缺陷的根本原因，即便采取管理措施，也对持续改进达不到最好的效果。

根原因分析（root cause analys，RCA）是一种结构化的调查活动，其目的在于识别问题的真正原因及消除真正原因所必需的措施。其也是一个集合性质的术语，用来描述用于发现问题原因的一组宽泛的方法、工具和技术。通俗地讲是利用科学管理工具追寻和探究现象背后的原因的方法，由果溯因，即先见结果，然后根据发现的结果去挖掘管理过程中缺陷发生的根本原因，针对根本原因采取有效对策并实施。

按照使用目的不同将根原因分析工具分类如下。

1. 问题理解：帮助找出最低层次的问题，这一阶段关注的是理解问题的本质，是开始分析之前的第一步。工具有流程图、关键事件、雷达图、绩效矩阵。

2. 问题原因头脑风暴：帮助分析问题的可能原因。工具有头脑风暴、书面头脑风暴、是非矩阵、名义群组技术、配对比较。

3. 问题原因数据收集：系统地、高效性地收集与问题和问题原因有关的数据。工具有抽样调查、调查问卷、检查表。

4. 问题原因数据分析：帮助将问题有关的数据进行归类，找出数据间的关系。工具有柱状图、帕累托图、散点图、问题集中图、关系图、亲和图。

5. 根原因识别：是根原因分析的核心，帮助深入分析问题的根原因。工具有因果图、矩阵图、五问法、故障树分析。

6. 根原因消除：能消除根原因和由其导致的问题的计划方案。工具有 5W2H、创造性解决问题理论（TRIZ）、系统创新思考方法（SIT）。

7. 解决方案实施：帮助改变解决方案实施过程的技术和建议。工具有树图、力场分析。

二、使用方法

根原因分析是许多工具的集合，以下是在进行根原因分析时具有代表性的步骤。

第1阶段：组建根原因分析小组 / 团队，收集完整、全面的证据信息，包括目击者说明、观察资料、物证、书面文件证明等内容，汇整资料进行情景复现，从人、时、地、如何发生等内容叙述事件发生始末，确认事件发生先后顺序，绘制时间线及流程图。从有问题的业务过程或区域选择，明确定义要解决的问题，如做错什么事及造成的后果。

第2阶段：比对规范、指南、制度，找出事件可能的原因，包括近端原因、末端原因，同时数据搜集，分析问题始末、事件所有可能原因及其关系。

第3阶段：确定根原因，并设计解决计划方案。辨别近端原因还是根原因的筛选标准：①当此原因不存在时，问题还会发生吗？②若原因被矫正或排除，此问题还会因相同因子而再发生？③原因被矫正或排除后还会导致类似事件发生？答"否"者为根原因，答"是"者为近端原因。

第4阶段：依据方案实施措施，验证及固化决策。

三、举例说明

1例晨间集中静脉血标本采集错误的根因分析与改进

1. 问题定义与事件描述

（1）问题定义。某院骨科病区大夜班护士因执行1名患者疼痛医嘱，暂停晨间集中静脉血标本采集，其带教实习护士便独立操作，导致1名患者血标本采集错误。该事件伤害程度为轻度伤害，发生频率为1年数次，严重程度评估矩阵（SAC）评估为4级。经异常事件决策树（Incident decision tree，IDT）评估，该事件属于系统问题，故成立RCA小组进行根因分析。

（2）事件描述。对与事件发生有关的医师、护士、实习生进行访谈。了解所用设备、发生地点及相关流程；另外查看病历资料包括交接单，查看科室排班表，了解人力资源情况。通过以上资料收集了解事件经过（表1-2-1）。

表 1-2-1　事件时间序列

日期	时间	事件描述	补充资料
2019年12月28日	11：30	患者，男，71岁。因左股骨转之间病理性骨折入该院骨科，完善术前检查后行左半髋关节置换手术。术前医嘱：次晨空腹血常规、生化、免疫全套、血沉、凝血试验检查。护士复核医嘱，条码待小夜班护士统一打印	科室规定晨间集中血标本条码打印由小夜班护士统一执行

续表

日期	时间	事件描述	补充资料
2019年 12月28日	23：30	小夜班护士执行晨间集中血标本采集医嘱条码打印，打印过程中打印机出现3次卡纸、卷纸现象，处理完毕后继续打印	当天共9名患者需要打印采血条码，小夜班护士在打印机卡纸续打时未关注HIS系统提醒内容，未查对打印条码信息
	23：50	与大夜班护士执行班次核查晨间集中血标本采集信息	未针对单个患者逐一核查其检验项目
2019年 12月29日	6：30	大夜班护士执行清晨集中血标本采集，采血至第7位患者时，因病房一患者诉疼痛难忍，便停止操作去通知医师，然后继续采集第8位患者血标本，又因去执行疼痛患者医嘱再次停止采血操作。大夜班护士疼痛医嘱执行完毕后发现实习护士已将最后1名患者血标本采集完毕，随即扫码血标本，存放于临时储存点待检验科统一收取	当班护士共2名，另1名加强班护士负责执行病区患者出入量统计和血压监测。集中血标本采集患者9名，实习护士采血前后未使用PDA进行身份识别及血标本项目核查
	9：30	检验科电话反馈，骨科病区晨间血标本中同一患者2个血常规结果不一致	经核实，小夜班护士打印了2张36床血常规条码，实习护士独立执行血标本采集时，将一张36床血常规条码标识在56床血标本试管上

2.原因分析

（1）查找近端原因。小组成员讨论对事件的认识达成一致，并从人、机、料、法、环等5个方面分析，运用头脑风暴法查找原因（图1-2-2）。

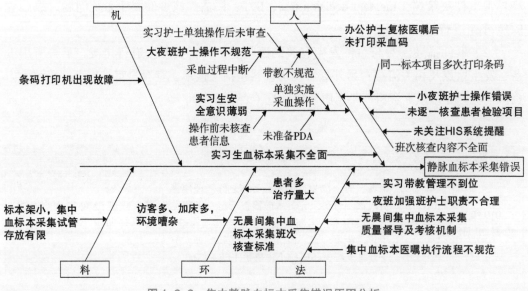

图1-2-2 集中静脉血标本采集错误原因分析

（2）剖析根本原因。小组成员应用五问法探究问题发生根本原因（图1-2-3）。通过一系列提问确认事件的根本原因：①无晨间集中静脉血标本采集质量督导及考核机制；②无晨间集中静脉血标本采集班次核查标准；③实习带教管理不到位。

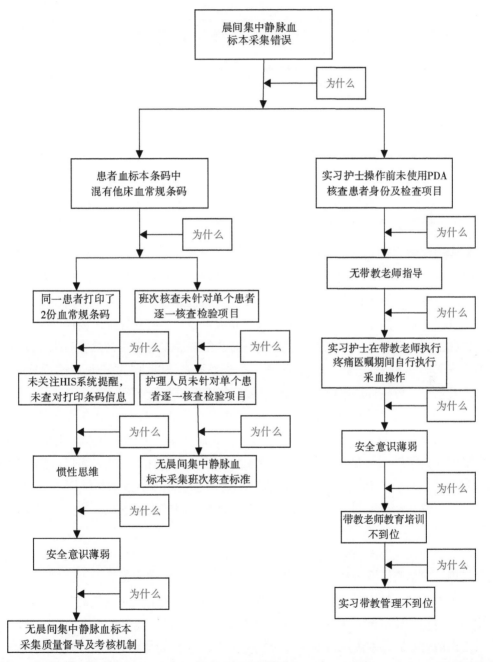

图1-2-3　五问法

3. 制订改进计划

RCA 小组根据根本原因分析结果针对性地制订了改进计划（表 1-2-2）。

表 1-2-2　改进计划实施进度

根本原因	改善行动	责任部门	开始-完成时间
无晨间集中静脉血标本采集质量督导及考核机制	建立晨间集中静脉血标本采集质量三级督导及考核机制	护理部	2020 年 1—2 月
无晨间集中静脉血标本采集班次核查标准	制定核查标准，将核查标准融入集中血标本采集医嘱执行流程	护理部	2020 年 1—2 月
实习带教管理不到位	教学组长及带教老师实施竞聘上岗；建立实习护士微信群，推送入科培训内容；每季度进行临床教学质量评价	护理部	2020 年 1—3 月

4. 实施措施

（1）建立晨间集中静脉血标本采集质量三级督导及考核机制。护士长每日动态巡查晨间集中静脉血标本医嘱执行、条码打印、班次核查、血标本采集等落实情况，实时督导，及时纠正不规范行为；大科护士长定期或不定期巡查督导片区内晨间集中静脉血标本医嘱执行环节质量；护理部、质控科每月从护理质量管理平台抽查科室晨间集中静脉血标本采集 PDA 核查落实情况。大科、护理部抽查结果纳入护士长月绩效考核范畴。通过反复核查、考核，强化护士规范执行晨间集中血标本采集医嘱。

（2）规范并落实晨间集中静脉血标本采集班次核查标准。针对仅核查采血患者条码数及各类颜色试管数问题，制定核查标准：①晨间集中静脉血标本采集须班班查对；②白班由办公室护士与责任护士查对，夜班由交接班护士查对；③一人口头唱读检验医嘱待执行表，另一人核查患者条码信息；④查对患者床号、姓名、性别、年龄、住院号、检验项目、标本类型、试管类别、检查时间等。将核查标准融入集中血标本采集医嘱执行流程。

（3）以问题为导向规范护理实习生带教管理。①加强教学组长及带教老师的选拔及动态管理，教学组长及带教老师实施竞聘上岗，以确保临床带教质量。②严把入科培训关。学生入科时，教学组长须详细解读实习护士岗位说明书（岗位职责）及各班次流程说明书（包括工作时间、工作内容、注意事项等），并建立实习护士微信群，及时推送入科培训内容。③每季度进行临床教学质量评价。通过对学生满意度、教师满意度、教学不良事件发生率、教学优良事件发生率（教学文件书写合格率、学生手册书写合格率）、教学计划完成率、学生临床能力达标率等维度进行教学质量评价，持续改进教学工作。

5. 改进效果

通过加强晨间集中静脉血标本采集环节质量监控，目前无血标本采集错误发生。晨间集中静脉血标本采集质量落实率从 87.5% 提升至 95.6%；晨间集中静脉血标本采集前使用 PDA 辨识患者身份落实率从 95.6% 提升至 100%，使用 PDA 核查患者检验项目落实率从 90.8% 提升至 98.5%。

6. 固化决策

建立晨间集中静脉血标本采集质量三级督导及考核机制、制定晨间集中静脉血标本采集班次核查标准、教学组长及带教老师实施竞聘上岗、建立实习护士微信群，推送入科培训内容、每季度进行临床教学质量评价。

发现问题不难，但如何从根本上改进而不是仅限于表面管理和流程改造，这是医院管理者需要思考的内容。运用根原因分析法，通过层层梳理，明确问题的最深层原因并实施有效的对策，既能提高医院管理水平、增强团队质量管理意识，还能令患者受益，真正做到医院、员工、患者三方满意。

参考文献

[1] 钱莎莎，张勤，谭明明．追因检查在追踪医院管理缺陷中的应用与探讨．医院管理论坛，2018，35（1）：29-31.

[2] 比约恩·安德森，汤姆·费格豪．根原因分析：简化的工具和技术．2版．贾宜东，李文成，译．北京：中国人民大学出版社，2011：4-17.

[3] 谢大玲，李君慧，肖代梅，等．1例晨间集中静脉血标本采集错误的根因分析与改进．中国卫生质量管理，2021，28（2）：47-49.

第三节　清单管理

一、概述

哈佛医疗实践（Harvard Medical Practice）研究指出 4% 的患者在医院受到医疗不良事件伤害，70% 医疗不良事件导致患者短期伤残。美国每年有 9.8 万名患者因医疗过失致死，加拿大、新西兰和英国等每年也有 10% 的患者会遭受一次医疗不良事件。医疗不良事件对经济的影响也是严重的，美、英两国为此支出每年分别高达 290 亿和 60 亿美元。对诸多的不良事件进行分析发现超过一半的事件被认定不应该发生。

阿图·葛文德在《清单革命》中提到人类的错误可以分为两大类型，一是无知之错，即没有掌握相关的知识而犯下的错误；二是无能之错，即已经掌握了相关知识，却没有正确使用而犯下的错。他认为无知之错可以被原谅，但是无能之错就不能被原谅。

二、第一张管理清单

1935 年 10 月 30 日美国军方在俄亥俄州代顿的莱特机场进行了一次试飞招标。波音公司研制的 299 型铝合金机身轰炸机在性能方面遥遥领先于马丁与道格拉斯公司研制的飞机，其载弹量是军方招标要求的 5 倍，飞行速度几乎是之前轰炸机的 2 倍。这架叫"空中堡垒"的飞机机身光滑，外形抢眼，翼展有 31 米，机翼下吊挂了 4 台发动机。

在试飞过程中，只见"空中堡垒"呼啸着冲向跑道的尽头，略一抬头便腾空而起，以大仰角迅速爬升至近 100 米的高度。但突然之间，飞机就像醉汉一样倒向一侧，随即失速坠地，发生了巨大的爆炸。5 人机组中有 2 人不幸遇难，其中就包括试飞员普洛耶尔·希尔少校。

调查结果显示这起事故并不是机械故障引起的，而是人为失误造成的。这架飞机比以往的飞机复杂许多，飞行员要管理 4 台发动机，而且每台发动机的燃油混合比都不同。此外，飞行员还要操控起落架、襟翼、电动配平调整片和恒速液压变距螺旋桨等。由于忙于各种操作，希尔少校忘记了一项简单却很重要的工作。研发人员为飞机设计了一套全新的控制面锁定机制，但希尔在起飞前忘记对升降舵和方向舵实施解锁。

然而，飞行专家依然坚信这一型号的飞机是可以操控的。所以，一群试飞员聚到一起出谋划策。他们没有要求驾驶该轰炸机的飞行员接受更长时间的培训，因为作为美国陆军航空兵首席试飞员，希尔少校的经验和技术已经是一流的了。他们想出了一个非常巧妙的办法，即编制一份飞行检查单，将起飞、巡航、着陆和滑行各阶段的重要步骤浓缩在一张索引卡片上。对于卡片上列出的事项，飞行员都知道该如何操作。他们会根据检查单的提示检查刹车是否松开，飞行仪表是否准确设定，机舱门窗是否完全关闭，升降舵等控制面是否已经解锁。于是，第 1 张飞行检查单就这样诞生了。飞行检查单使用后，299 型轰炸机的无事故安全飞行里程达到了 290 万千米，最终美国军方订购了 13 000 多架该型号飞机，并命名为 B-17。

飞行检查单在经过飞机设计师、工程师，以及试飞员多年不断地改善，逐步进化成现在的飞行检查单。也使得飞机成为世界上最安全的交通工具之一。哈佛大学的一项研究显示在美国、欧洲诸国和澳大利亚飞行实际上比开车安全得多。飞行事故率约为 1/120 万，而致命事故率约为 1/1100 万，而致命车祸的概率约为 1/5000，显然飞行检查单做出了突出的贡献。

三、清单管理的行业应用

清单管理不仅限于航空业，在之后通过各种实践，不断应用于各个行业，涉及建筑、金融、医疗等。在医疗行业的最早应用清单管理的是美国约翰·霍普金斯医院，一位重症医学科的专家将防止中心静脉感染的步骤列成清单，并由护士监督执行。在清单使用的 1 年内，所有中心静脉置管的患者中，出现感染病例的比例从 11% 下降到了 0，医院在之后的 15 个月中，也只发生了 2 起置管感染事件。统计显示在约翰斯·霍普金斯医院，清单的实施共防止了 43 起感染事件和 8 起死亡事故。

清单管理在国内医疗行业中最典型的应用是医疗质量安全核心制度中的手术安全核查制度，要求手术医师、麻醉医师、巡回护士等必须严格按照《手术安全核查表》对关键环节进行多方核对，保障医疗质量和安全。

四、清单制作原则

1. 权力下放

清单革命带来的一大改变是权力运转的格局发生变化，从以往的"自上而下"转变为"自下而上"。拥有了清单，系统中各层级的权力、义务更加明确，运转效率更高。

因此，我们在制定清单后，医院组织或相应部门对清单的执行者必须充分授权，以达到清单能够无条件执行。

2. 简单至上

一个真正有效的清单不是"无所不包"的，而应该简单、可测、高效。制定清单的目的是为了简单，而不是让事情变得更复杂。

我们在制定本医疗机构项目清单时，必须考虑到操作的便捷性，项目数量设置不宜过多，避免执行者在执行时感到烦琐，降低了清单执行的准确性。

3. 激活团队

团队是执行决策的组织单位，清单的制定需要提高团队的凝聚力和潜能，而不是消解成员的积极性、降低成员的专业度。

在一份好的清单系统中，整个团队会迅速集结，团队成员各自发挥最大价值，即使相互之间并不熟悉，也不会影响协同。

4. 以人为本

制定和执行清单的过程中，需要格外注意的一点是要以人为本。清单不应当成为人的束缚，解决问题的主角是人，而不是清单。

新知识应该系统地转变为简单实用的操作方法，尽快地更新到清单手册中，而不是通过撰写论文、做长篇研究等方式拖延。

5. 持续改善

清单不是灵药，并不是有了清单就万事大吉，可保高枕无忧。清单的特点之一就是需要持续更新、不断改善。

就算是最简单的清单也需要不断改进。简洁和有效永远是矛盾的联合体，只有持续改善，才能让清单始终确保安全、正确和稳定，持续发挥作用。

五、清单制作

1. 清单设计

（1）清单内容设计。应由该项目责任部门牵头进行，相关涉及部门或岗位参与。设计小组人员应绘出该项目执行的关键环节草图，并对环节进行讨论，最终确定需要纳入清单的环节。

（2）眉头设计。可在眉头处注明制定单位、制定部门、清单编号等，参考图1-3-1编制。

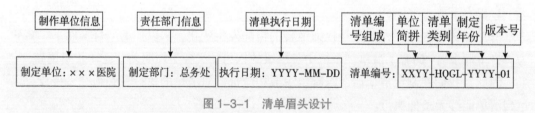

图 1-3-1 清单眉头设计

（3）表单设计。执行表单设计至少应包含清单标题、项目基本信息、查检项目、查检结果、执行人员、查检人员、查检日期等内容（图1-3-2）。

项目基本信息可根据清单管理类别不同进行制定，如患者操作类的，可设计患者基本信息（姓名、性别、年龄、科室、床号、住院号等）。

查检项目设计应关注关键环节，项目不宜过多。

查检结果可设置"是"或"否"2个选项，必要时可增加"不适用"选项。

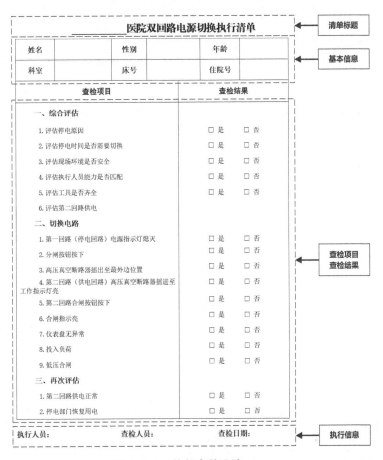

图 1-3-2　执行表单设计

2.清单检查

清单制定后，小组人员应进行模拟执行，检查确认清单是否有遗漏环节。

3.清单培训

清单制定后，可进行汇编，印制清单手册，并定期对涉及人员进行清单使用培训。

4.清单改善

清单制定责任部门应定期对清单的执行情况进行监督检查，收集执行意见或建议，组织人员对清单项目进行改善，以求达到不断优化工作的目的。

六、清单管理参考案例

1.行政管理—会议准备执行清单（图 1-3-3）。

2.医疗管理—气管插管患者呼吸机上机执行清单（图 1-3-4）。

3.护理管理—患者输血执行清单（图 1-3-5）。

4.后勤管理—双回路电源切换执行清单（图 1-3-6）。

制定单位：×××医院　制定部门：办公室　执行日期：YYYY-MM-DD　清单编号：XXYY-XZGL-YYYY-01

_____医院会议准备执行清单

会议主题			
举办单位			
会议时间		会议天数	
会议地点			
参会人数		会议负责人	
参加人员			
查检项目	查检结果		

一、场地布置

1. 贵宾休息室　☐是　☐否　☐不适用

2. 台型布置　☐是　☐否

3. 灯光准备　☐是　☐否　☐不适用

4. 会场宣传

　4.1 PPT 背景　☐是　☐否　☐不适用

　4.2 悬挂条幅　☐是　☐否　☐不适用

　4.3 背板制作　☐是　☐否　☐不适用

5. 签到台　☐是　☐否

6. 场地平面图　☐是　☐否　☐不适用

二、会议设备

1. 固定话筒　☐是　☐否

2. 移动话筒　☐是　☐否　☐不适用

3. 笔记本电脑　☐是　☐否　☐不适用

4. 投影设备　☐是　☐否　☐不适用

5. 录音设备　☐是　☐否　☐不适用

6. 录像设备　☐是　☐否　☐不适用

7. 摄影设备　☐是　☐否　☐不适用

8. 电源接线板　☐是　☐否　☐不适用

9. 激光笔　☐是　☐否　☐不适用

10. 网络　☐是　☐否　☐不适用

11. 设备电池　☐是　☐否　☐不适用

三、会务用品			
1. 议程确认	□是	□否	□不适用
2. 课件确认	□是	□否	□不适用
3. 签到表	□是	□否	
4. 会议资料袋	□是	□否	□不适用
5. 会务手册	□是	□否	□不适用
6. 会议笔纸	□是	□否	□不适用
7. 特殊用品	□是	□否	□不适用
四、住宿			
1. 房间预定	□是	□否	□不适用
2. 入住确认	□是	□否	□不适用
五、车辆			
1. 行程确认	□是	□否	□不适用
2. 车辆安排	□是	□否	□不适用
3. 车辆通行证	□是	□否	□不适用
4. 预留车位	□是	□否	□不适用
5. 车辆缴费	□是	□否	□不适用
六、餐饮			
1. 茶歇	□是	□否	□不适用
2. 早餐	□是	□否	□不适用
3. 午餐	□是	□否	□不适用
4. 晚餐	□是	□否	□不适用
七、支持人员			
1. 礼仪人员	□是	□否	□不适用
2. 设备支持人员	□是	□否	□不适用
3. 服务人员	□是	□否	□不适用
4. 保卫人员	□是	□否	□不适用
5. 驾驶员	□是	□否	□不适用

执行人员： 查检人员： 查检日期：

图 1-3-3 医院会议准备执行清单

制定单位：×××医院　制定部门：医务处　执行日期：YYYY-MM-DD　清单编号：XXYY-YLGL-YYYY-01

_____医院气管插管患者呼吸机上机执行清单

姓名		性别		年龄	
科室		床号		住院号	

查检项目	查检结果
一、综合评估	
1. 评估患者病情情况	□是　□否
2. 评估患者配合情况	□是　□否
3. 评估患者气管插管情况	□是　□否
4. 评估呼吸机性能完好	□是　□否
5. 确认呼吸机辅助物品准备情况	□是　□否
二、上机	
1. 呼吸机电源连接	□是　□否
2. 呼吸机气源连接	□是　□否
3. 呼吸机自检	□是　□否
4. 湿化器开关，设置温度	□是　□否
5. 呼吸机模式设置	□是　□否
6. 呼吸机参数设置	□是　□否
7. 呼吸机模拟运行情况	□是　□否
8. 呼吸机与人工气道连接	□是　□否
9. 听诊两肺呼吸音，检查通气效果	□是　□否
10. 患者通气	□是
三、再次评估	
1. 评估患者生命体征	□是　□否
2. 血气分析	□是　□否　□不适用
3. 调节参数	□是　□否　□不适用

执行人员：　　　查检人员：　　　查检日期：

图 1-3-4　医院气管插管患者呼吸机上机执行清单

制定单位：×××医院 制定部门：护理部 执行日期：YYYY-MM-DD 清单编号：XXYY-HLGL-YYYY-01

_____医院患者输血执行清单

姓名		性别		年龄	
科室		床号		住院号	

查检项目	查检结果
一、输血准备	
1.评估患者血管情况	□是　　□否
2.确认患者输血史、过敏史	□是　　□否
3.核对输血医嘱	□是　　□否
4.双人核对血袋信息	□是　　□否
5.检查血液质量	□是　　□否
6.核对患者血型	□是　　□否
7.确认输血物品	□是　　□否
8.告知患者输血注意事项	□是　　□否
二、输血操作	
1.核对患者信息	□是　　□否
2.再次核对血袋信息	□是　　□否
3.再次核对患者血型	□是　　□否
4.建立静脉通路，输注生理盐水	□是　　□否
5.输血前用药	□是　　□否
6.更换输注血袋	□是　　□否
7.输血速度调节	□是　　□否
8.输血巡视，病情观察	□是　　□否
三、输血结束	
1.生理盐水冲管	□是　　□否
2.观察病情，记录文书	□是　　□否
3.处置血袋	□是　　□否

执行人员：　　　　查检人员：　　　　查检日期：

图1-3-5　医院患者输血执行清单

制定单位：×××医院 制定部门：总务处 执行日期：YYYY-MM-DD 清单编号：XXYY-HQGL-YYYY-01

_____医院双回路电源切换执行清单

姓名		性别		年龄	
科室		床号		住院号	

查检项目	查检结果
一、综合评估	
1. 评估停电原因	□是　□否
2. 评估停电时间是否需要切换	□是　□否
3. 评估现场环境是否安全	□是　□否
4. 评估执行人员能力是否匹配	□是　□否
5. 评估工具是否齐全	□是　□否
6. 评估第二回路供电	□是　□否
二、切换电路	
1. 第一回路（停电回路）电源指示灯熄灭	□是　□否
2. 分闸按钮按下	□是　□否
3. 高压真空断路器摇出至最外边位置	□是　□否
4. 第二回路（供电回路）高压真空断路器摇进至工作指示灯亮	□是　□否
5. 第二回路合闸按钮按下	□是　□否
6. 合闸指示灯亮	□是　□否
7. 仪表盘无异常	□是　□否
8. 投入负荷	□是　□否
9. 低压合闸	□是　□否
三、再次评估	
1. 第二回路供电正常	□是　□否
2. 停电部门恢复用电	□是　□否

执行人员：　　　　查检人员：　　　　查检日期：

图 1-3-6　医院双回路电源切换执行清单

参考文献

[1] 阿图·葛文德.清单革命.王佳艺，译.杭州：浙江教育出版社，2022.

[2] 李珂，杨振楠，韩舒羽，等.危重症患者应用院内转运清单管理效果的 Meta 分析.循证护理，2022，8（20）：2736-2741.

[3] 沈星星，朱芬芬，汪婷，等.清单管理模式在临床护理中的应用进展.健康管理，2021，4：105.

[4] 梁秀，伍小燕，朱杏萍.清单式管理在血液透析安全核查中的应用.中国乡村医药，2023，30（2）：64-65.

[5] 张敏.清单管理在护理管理中的应用.临床医药文献电子杂志，2019，6（58）：59.

[6] 武敏，胥雪冬.清单管理在封存病历中的应用.中国病案，2020，21（11）：1-2，78.

[7] 李玉梅，黄瑛，张贵芬，等.基于精细化管理理念制作岗位核查清单实施护理质量过程控制的效果.护理管理杂志，2016，16（12）：886-888.

[8] 赵庆华，魏莎，易红美，等.方舱医院医务人员工作清单的构建.中国护理管理，2023，23（1）：105-108.

[9] 颜凤，张慧珠，林艳，等.安全分娩核查清单的修订及应用效果评价.护理学杂志，2019，34（9）：25-27.

第四节　医疗数据统计与应用实操

一、医疗数据统计的概念和基本内容

1.医疗数据统计的概念

医疗数据统计是运用统计学的原理和方法，反映医院各方面工作数量和质量的原始资料或信息进行收集、整理、加工和反馈等一系列工作的全过程，包括医院运营、人员、后勤、财务、设备等反映医疗工作情况的数据统计。医疗数据统计包括医疗管理数据统计和医疗业务数据统计。

2.医疗数据统计的基本内容

（1）医疗管理数据统计，包括人员统计、设备统计、能源统计、经济管理统计及医疗教学和科研统计等。

（2）医疗业务数据统计，包括门诊统计、住院统计、医技统计、手术统计、医疗质量统计等。医疗业务数据主要来源于病案首页，病案首页是病历的精华，病案首页数据是医院管理的基础，关系到医院等级评审、临床路径管理、单病种管理、医院服务质量评价、医院绩效考核、医师职称评定等。同时通过分析病案首页数据还能够体现医院的诊疗技术水平，辅助卫生统计分析、医院病种分析、科研数据检索。为医院的科学管理和决策服务，为医院管理者掌握业务工作情况、加强管理、指导工作、制订和检查计划执行情况提供统计依据。本章内容主要针对病案信息数据统计方面进行展开。

二、医疗数据统计的特点与基本要求

1.医疗数据统计的特点

（1）综合性。医疗数据统计以医疗业务活动为中心，通过统计指标体系全面、系统地描述和评价医院活动的全过程。

（2）多维性。由于医院科室多、专业多、疾病种类多，而这些都处于动态变化之中，且具有社会、心理特征，因而医疗数据的处理呈现较为复杂的特点。

（3）专业性。医疗服务关系到就诊者的健康和生命。因而，必须有科学的医疗数据统计处理方法和技术，才能使医疗卫生服务活动得以科学地描述、分析和评价。

2.医疗数据统计的基本要求

近年来国家加强了对统计工作的检查力度，对各单位的统计数据和卫生统计资料的公布和报送加大了管理力度，并定期对医院执行统计法规的情况和上报统计数字的准确性进行检查。医疗数据统计必须做到真实、及时、完整、准确、系统、统一和连续。

（1）真实性。通过原始记录，收集符合客观事实的统计数据。

（2）及时性。按照卫生统计的规定，及时提供统计报表和统计数据，不得迟报。

（3）完整性。所有原始记录、登记簿册、表格、台账等必须完整无缺，不得遗漏。

（4）准确性。确保原始数据和统计指标的准确性。

（5）系统性。按照病案信息统计指标体系全面地收集、整理、分析，并要注意有关项目间的关联性。

（6）统一性。按照卫生统计调查制度统一规定的统计口径、统计范围、统计单位、分类方法、表式标准执行，避免重复或互相矛盾。

（7）连续性。统计数据必须日积月累，不可中断、突击或追补。

三、医疗数据统计的基本流程

认真执行《中华人民共和国统计法》《中华人民共和国统计法实施条例》《全国卫生统计工作管理办法》。

"统计"一词包括统计工作、统计资料和统计科学3层含义。统计工作是指采用科学的方法，进行统计设计、统计调查、统计整理和统计分析等一系列工作过程的总称。统计资料是指在统计过程中所取得的各种数字资料以及与之相关的其他资料的总称。统计工作的成果是统计资料，统计资料和统计科学的基础是统计工作。统计科学是一门认识社会现象和自然现象数量特征的方法论，在其发展历史中，已经形成一门多分支的方法论学科，渗入到社会经济的各个领域，具体分为理论统计学和应用统计学。理论统计学包括统计学原理、数理统计学等；应用统计学包括国民经济统计学、部门统计学等。部门统计学又具体划分为人口统计学、农业统计学、工业统计学、基本建设统计学、商业统计学、物资供应统计学及卫生统计学等。

本部分重点论述统计工作。这是一个感性认识到理性认识的辩证过程，一个完整的统计过程一般分为统计设计、统计调查（收集资料）、统计整理和统计分析4个阶段，它们之间紧密联系，其中某一阶段发生错误必然影响到下一阶段，最终影响到统计结果的准确性。

（一）统计设计

统计设计指根据医疗数据统计研究对象的性质和研究目的，对医疗数据统计的各方面和各个环节进行总体考虑和安排。统计设计的结果表现为各种标准、规定、制度、方案和办法，如统计分类标准、统计目录、统计指标体系、统计报表制度、统计调查方案、统计整理和汇总方案等。统计设计是做好统计工作的前提，特别是在目前统计工作逐步实现计算机化的条件下，统计设计的作用显得尤其重要。

1.统计设计的内容

统计设计的主要内容包括统计指标和统计指标体系设计，统计分类和分组设计，统计表格设计，原始资料收集方法设计，统计工作各部门和各阶段的协调和联系，统计力量组织、培训和任务安排等。其中统计指标及统计指标体系设计是统计设计工作的关键环节。

2.统计指标和统计指标体系

（1）统计指标，是表明社会经济现象总体特征的数量名称和具体数值。统计指标一般由指标名称、计算方法、计量单位、时间限制、空间限制和指标数值6个要素构成，例如，2022年底某省级医院实有病床数达2000张。统计指标的6个构成要素缺一不可，因为指标名称总是要通过数值来说明，而数值离开指标名称就毫无意义，有数值就必须有计量单位，否则就无法计量，如果统计指标没有时间和空间限制，则该统计指标就没有任何意义。统计指标按其性质可分为数量指标和质量指标，如门诊人次数和出院患者死亡率等。按其表现形式可分为绝对指标、平均指标和相对指标，如出院人数、出院患者平均住院日和病床使用率等。

（2）统计指标体系，是指由若干个相互联系的统计指标组成的一个有机整体。例如，反映病床工作效率的指标体系，由病床使用率、平均病床周转次数和出院患者平均住院日等指标构成。单一的统计指标只反应社会经济总体及其运行的某个侧面，统计指标体系则从各个方面相互联系地反映整个总体的状况。因此，对社会经济进行了解、研究、评价和判断时，如果仅使用单个指标，得到的结果往往是片面的，应使用配套的、范围和口径一致的、互相衔接的统计指标体系。医疗数据统计指标体系具体分为人员管理、设备物资管理、医疗业务管理、教学科研管理、财务管理、信息管理指标体系等方面。

（3）统计指标体系制定的原则。医疗数据统计指标体系是以系统论的观点，结合医院管理的需要制定，是以总指标为主，辅以意义简明、易于计算、确定性较强的相对指标和平均指标。统计指标体系制定需按照一定的原则，这样设计出来的指标和指标体系才能符合统计和实际工作要求：①以反映医疗数量和质量的指标为主，兼顾其他方面的指标；②统计指标的含义和计算公式明确、统计口径一致，保证统计信息的系统性和可比性；③统计指标体系必须与医院管理紧密结合，适应医院现代化、科学化管理的需要，全面、准确、及时地反应医院的医疗、教学、科研、保健、人才信息、设备经费、后勤保障等方面的情况。

（二）统计调查

统计调查指统计资料的收集，是根据统计任务和目的，运用科学的调查方法，有组织地收集资料的全过程。统计调查是整个统计工作的基础，通过统计资料的收集可以获得丰富的而非零碎的、准确的而非错误的原始资料。

1.统计资料来源

医疗数据统计的原始资料主要包括病案、各种统计报表和专题调查资料等。

（1）病案，包括门诊病案和住院病案，是医疗数据统计最重要的原始资料。在住院病案首页的基础上，应根据三级综合医院评审、公立医院绩效考核及其他行政部门的要求增加附页，满足上报的要求，还可以根据医院管理的要求增加相关项目，如传染病疫情、新发肿瘤、科室重点病种等项目。

（2）统计报表，指在医院各临床科室和医技科室建立的日报表和月报表。在月报表中，应有"文字简析"项目，其中包括工作中的成绩、存在的问题和改进建议等。

（3）专题调查，医院管理人员为了解医院管理中的某些问题，还需要经常做专题调查。专题调查可以采取定期或不定期的方式进行，调查方法包括全面调查、抽样调查、重点调查、典型调查等。例如，出院患者的主要诊断是病种统计和DRG分组的重要数据，为了解主要诊断选择正确情况，一般会进行抽样调查。如根据随机抽样法抽取2020年11月1日的全部出院病历，计算主要诊断选择正确率，为下一步如何提高其正确率提供重要的数据依据。

2. 原始资料的质量要求

（1）准确性，原始资料要严格按照规定格式和标准做好登记或录入医院信息系统，不能各行其是，更不能弄虚作假。

（2）完整性，凡是统计设计方案中要求收集的资料，必须完整无缺地进行收集，不遗漏、不重复或缺项。

（3）及时性，原始资料的登记和报告要及时，不得延误，这样才能反映在特定时间、地点和条件下的实际情况。

（三）统计整理

统计整理是根据研究目的，对统计调查阶段收集的原始资料按照一定标准进行科学的分组和汇总，使之条理化、系统化，将反映各单位个别特征的资料转化为反映总体及各组数量特征的综合资料的工作过程。原始资料只是表明各调查对象的具体情况，零星分散、不系统，是事物错综纷乱的表面现象，事物的某个侧面，甚至存在与事物的主流或本质完全相悖的假象，只有经过科学地统计整理，才能得出正确的分析结论。统计资料整理的内容主要包括原始资料审核、统计分组和统计汇总。

1. 原始资料审核

统计资料整理必须有严密的审核程序和严格的检查制度，对原始资料的审核包括资料的准确性、完整性和及时性等。

（1）准确性审核，是通过逻辑校验和计算检查两方面进行的。逻辑校验主要是审核原始资料是否合理，有无相互矛盾或不符合客观实际的地方，如疾病诊断与患者性别、年龄有无矛盾等。计算检查是复核统计表中的各项数字有无错误，有无不合理现象，各项指标的统计口径、计算方法和计量单位是否正确，各种报表的平衡关系是否正确等，如某专科各医疗组出院患者合计是否等于该专科出院患者总数等。

（2）完整性审核，要求总体资料中每个被调查单位的资料必须齐全，不得重复和遗漏。

（3）及时性审核，是检验原始资料是否符合调查的规定时间、统计报表的报送是否及时等。统计报表填报时间的要求一般为日报次日 10 时前报出，月报次月 5 日前报出，季报（半年报）次月 8 日前报出，年报次年元月 10 日报出。

2. 统计分组

统计分组是根据统计研究的目的及原始资料特征，按照事物的某一标志，将统计总体划分为若干个组成的一种统计方法。

（1）按资料类型分组，包括计数资料、等级资料和计量资料。①计数资料（分类变量）是将观察对象按不同标志分组后，各组观察单位个数所得到的定性资料，其特点是对每组观察单位只研究其数量的多少，而不具体考虑指标的质量特质。在比较时，一般要计算相对数，如出院患者的死亡率、好转率、治愈率等。②等级资料（有序分类变量）又称半计量资料，将观察对象按某种属性进行分组所得到的各组观察例数，如对出院患者按治疗效果或病情严重程度进行分组。③计量资料（数值变量）指用度量衡或仪器测量所得到的有计量单位的资料，如身高、体重、血压、出院患者住院天数和住院费用等，在比较时一般应计算平均数，如出院患者平均住院日、平均住院费用等。

（2）按分组标志的多少分组，包括简单分组和复合分组。简单分组是将研究对象按一个标志进行分组，如将出院患者按性别分组或按科别分组等。复合分组是将研究对象按 2 个或 2 个以上标志进行分组，如将出院患者按病种和年龄 2 个标志进行分组。

统计工作始终离不开统计分组的应用：①在统计调查方案中必须对统计分组作出具体规定，才能搜集到能够满足分组需要的资料。②在取得完整、正确的统计资料前提下，统计分组的优劣统计是决定整个统计研究成败的关键，其直接关系到统计分析的质量。

3. 统计汇总

统计汇总是按预先设计好的汇总方案，对分组资料进行综合、叠加，得出各调查单位的分组数据和总体数据的过程。

统计汇总的方法主要有手工汇总和计算机汇总两大类。①手工汇总，常用的方法有划记法、分卡法和过录表法等。②计算机汇总，是较常用的方法，通过办公软件根据设计好的表格进行汇总计算各项统计指标。

统计汇总按组织形式分为逐级汇总和集中汇总。①逐级汇总，指按照一定的统计管理机制，将统计调查资料自下而上逐级汇总并逐级上报，直至最高机构。我国现行的统计报表制度主要采用这种汇总形式，一些专门调查也常采用这种形式。②集中汇总，指将统计调查资料越过一定中间层次，直接集中到组织统计调查的最高机构或某一级的统计机构，统一进行汇总。

统计整理是很重要的步骤，任何一种原始资料不进行科学的整理，就不可能进行科学的分析。同时，原始资料和整理资料都应妥善保管，以便随时进行检查和核对。

（四）统计分析

统计分析指对经过整理的统计资料，应用各种统计分析方法，从静态和动态两方面进行的数量分析，是认识和揭示所研究对象的本质和规律性，作出科学的结论，提出建议及进行统计预测活动的全过程。统计分析是统计工作的最后阶段，也是统计发挥服务、咨询和监督三大职能的关键阶段。统计分析的任务是应用唯物辩证的观点和方法，结合专业知识，对经整理得到的资料加以研究，作出合乎客观事实的分析，揭露事物的矛盾，发现问题，找出规律，提出符合实际情况的建议和意见。

四、医疗数据统计分析方法

统计分析方法是医院临床、教学、科研和管理的有力工具，利用病案信息进行循证管理和决策离不开统计方法的支持。本节围绕病案信息挖掘最常用的统计分析方法进行阐述。

（一）相关分析

在医学研究和管理实践中经常需要分析 2 个变量之间的关系，如血压与年龄、治疗效果与住院天数之间是否存在联系，联系程度，这就涉及相关分析。

1. 概述

"相关"指两种现象或事物之间存在着不严格对应的依存关系。相关关系的分类如下。

（1）按照相关程度的不同，分为完全相关、不相关和不完全相关。①完全相关，是指一个变量数值的变化完全取决于另一个变量，即 2 个变量间存在严格的函数关系。②不相关，是 2 个变量之间彼此互不影响，2 个变量的数值发生变化时相互独立。③不完全相关，介于完全相关与不相关之间的相关关系。

（2）按照相关形式的不同，分为线性相关和非线性相关。①线性相关，又称直线相关，即当变量变动时，另一个变量随之发生大致均等的变化。观察点的分布近似地表现为一条直线。②非线性相关，又称曲线相关，即一个变量随之另一个变量的变化发生不均等的变化。观察点的分布近似地表现为一条曲线，如抛物线、指数曲线等。

（3）按照相关现象变化的方向不同，分为正相关和负相关。①正相关，一个变量的数值增加或减少时，另一变量的数值也随之增加或减少的相关关系。②负相关，一个变量的数值增加或减少时，另一变量的数值也随之减少或增加的相关关系。

（4）按照相关关系涉及变量的多少，分为单相关、复相关和偏相关。①单相关，又称一元相关，指 2 个变量之间相关关系。②复相关，又称多元相关，指 3 个或 3 个以上变量之间的相关关系。③偏相关，指在 1 个变量与 2 个或 2 个以上的变量相关的条件下，假定其他变量不变时，其中 2 个变量的相关关系。

2. 相关关系的识别

（1）绘制散点图，将所研究变量的观察值以散点的形式绘制在相应的坐标中，通过散点呈现出的特征来判断变量之间是否存在相关关系，以及相关的方向、形式和程度等。

（2）计算相关系数，相关系数是用于反映 2 个变量之间相关关系密切程度的统计指标。相关系数用 r 表示，其基本公式：

$$r = \frac{\sum(X-\bar{X})(Y-\bar{Y})}{\sqrt{\sum(X-\bar{X})^2 \sum(X-\bar{Y})^2}}$$

相关系数的取值在 $[-1, +1]$ 的区间内。$r > 0$ 时，表示 2 个变量正相关；$r < 0$ 时，2 个变量为负相关；当 $r = 1$ 时，表示 2 个变量为完全线性相关；当 $r = 0$ 时，表示 2 个变量间无线性相关关系；当 $0 < |r| < 1$ 时，表示 2 个变量存在一定程度的线性相关。且越接近 1，2 个变量间线性关系越密切；越接近 0，表示 2 个变量的线性相关越弱。

一般情况下，根据相关系数的取值，可以将相关程度分为 3 个级别：当 < 0.4 时，2 个变量之间为低度线性相关；当 $0.4 \leqslant |r| < 0.7$ 时，2 个变量之间为显著性相关；当 $0.7 \leqslant |r| \leqslant 1$，2 个变量之间为高度线性相关。

（3）检验相关关系

①建立假设：做总体相关系数等于 0 的假设检验。

H_0：$r = 0$。

H_1：$r \neq 0$。

$\alpha = 0.05$。

②采用 t 检验对相关系数进行检验，得到 P 值。若 $P \leqslant 0.05$，拒绝 H_0，接受 H_1，即认为 2 个变量间线性相关有统计学意义，若 $P > 0.05$，不能拒绝 H_0，即认为根据目前的数据尚不能认为 2 个变量呈现线性相关。

3. 相关分析应用注意的问题

相关分析是测量变量间是否相互关联或相互联系的方法。从散点图能直观看出 2 个变量间有无线性关系，所以在进行相关分析前应先绘出散点图，当散点图有线性趋势时，才能进行相关分析。此时，如果假设检验拒绝了总体相关系数为 0 的假设，则我们可以推断 2 个变量是线性相关的，但不能因此推断 2 个变量有因果关系；如果假设检验后，不能拒绝总体相关系数 $r = 0$ 的假设，我们也不能轻易下结论认为 2 个变量无关。此时，还应该看样本量是否足够，观察散点图，有 2 个变量是否呈曲线关系，是否还需要对资料进行分层分析等。如果不能进行深入分析，结论应为"根据目前数据，尚不能认为 2 个变量呈线性相关"。

4. 相关分析结果报告的内容

相关分析需报告散点图是否显示线性相关趋势、相关系数大小及其 95% 置信区间、假设检验方法、检验统计量和 P 值等。

（二）回归分析

相关分析的目的是研究变量之间关系的密切程度和相关方向，但医学现象的发生、发展和变化往往是多种因素在一定条件下相互制约和影响的结果。我们往往会探讨一个变量的变化如何引起另一个变量的改变，以及这种作用的大小和程度。例如，引起糖尿病发生的因素有很多，如年龄、性别、家族史、饮食等，但如何分析它们是如何引起了糖尿病的发生，以及作用的程度如何？解决办法就是通过回归分析，通过一个变量的已知值来预测另一个变量的值。

1. 概述

（1）回归分析的概念。回归分析是描述变量间数量关系的统计方法，确定 2 个或 2 个以上变量间相互依赖的定量关系。回归分析侧重于考察变量之间的数量伴随关系，并通过一定的数学表达式将这种关系描述出来，进而确定一个或几个变量（自变量）的变化对另一个特定变量（因变量）的影响程度。回归分析通过一个变量或一些变量的变化解释另一个变量的变化。

研究 2 个连续型变量之间线性关系的统计方法称为一元线性回归；研究一个反映变量与多个自变量间线性关系的统计方法则称为多元线性回归。通常我们把被估计或预测的变量称为因变量，或称反应变量，用 Y 表示；Y 所依存的变量称为自变量，或称解释变量，或称预测因子，常用 X 表示。

（2）回归分析的种类。①根据自变量的多少，可以将回归分析分为一元回归和多元回归。其中，一元回归是指只有 1 个自变量的回归分析；多元回归则是指含有 2 个或 2 个以上自变量的回归分析。②根据回归曲线的不同，可以将回归分析分为线性回归和非线性回归。其中线性回归是指回归曲线为直线的回归分析，用来反映 2 个连续型变量之间线性依存变化关系的统计方法，又称一元线性回归；而非线性回归是指回归曲线为曲线的回归分析，用来反映 2 个连续型变量之间非线性依存变化关系的统计方法。

（3）回归分析的步骤。①根据理论和对问题的分析判断，将变量分为自变量和因变量。②构建回归模型，并估计回归模型中的参数以确定变量之间的关系。③对回归模型进行统计检验，以检验变量不确定性带来的影响。④通过统计检验后，利用回归模型，根据自变量估计或预测因变量。

2. 一元线性回归

（1）一元线性回归模型表达式：

$$Y = \beta_0 + \beta_1 X + \varepsilon$$

公式中 Y 为因变量，X 为自变量，$\beta_0 + \beta_1 X$ 反映了由于 X 的变化而引起的 Y 的线性变化。ε 是误差项的随机变量，其反映了 X 和 Y 之间的线性关系之外的随机因素对 Y 的影响，是不能由 X 和 Y 之间的线性关系所解释的变异性。β_0 为回归直线在 Y 轴上的截距，

其统计学意义为 X 取值为 0 时，Y 的平均水平。β_1 为回归系数，其统计学意义是 X 每增加（或减少）1 个单位，Y 的均数改变 β_1 个单位。

$\beta_1 > 0$，表明 Y 和 X 呈同向线性变化趋势；$\beta_1 < 0$，表明 Y 和 X 呈反向线性变化趋势；$\beta_1 = 0$，表明 Y 和 X 无线性回归关系（但并不表明没有其他关系）。

（2）一元线性回归的基本步骤。绘制散点图，考察两变量是否有线性趋势及可疑的异常值；估计回归系数的截距；对总体回归系数或回归方程进行假设检验；列出回归方程，绘制回归直线；统计应用。

（3）一元线性回归方程的显著性检验。获得的回归方程只是在一定程度上描述了变量 X 和 Y 之间的数量关系，由于存在抽样误差，该估计方程可能并不能真实反映变量 X 和 Y 之间的关系，还不能直接用于实际问题的分析和预测，需要对该一元线性回归方程进行评价。一元线性回归模型的评价包括方程的显著性检验和拟合优度检验。

1）线性关系检验：线性关系检验是检验自变量 X 和因变量 Y 之间的线性关系是否显著，由于一元线性回归方程的自变量只有 1 个，因此对自变量 X 的检验就相当于对整个方程的检验。通常采用方差分析。

2）回归系数检验：检验自变量对因变量的影响是否显著。即使总体回归系数为零，由于抽样误差的存在，样本回归系数也不一定为零，尚需要进行样本回归系数是否为零的假设检验，通常采用 t 检验。

3）拟合优度检验：拟合优度是样本观察值聚集在样本回归线周围的紧密程度。各观察点越是靠近直线，说明直线对观察数据的拟合程度越好，反之则越差，回归直线与各观测点的接近程度称为回归直线对数据的拟合优度。为说明直线的拟合优度，需要计算决定系数。

决定系数是判断回归模型拟合程度优劣最常用的指标（R^2）。R^2 的取值一般为 0 到 1 之间，反映了回归贡献的相对程度，即在因变量 Y 的总变异中回归关系能解释的比例。决定系数是对回归模型拟合程度的综合度量，决定系数越大，模型拟合程度越高。决定系数越小，模型对样本的拟合程度越差。

（4）一元线性回归方程的估计和预测。在回归模型经过线性关系检验、回归系数检验和拟合优度检验后，若该线性回归方程符合预定的要求，就可以进行估计与预测。

（5）一元线性回归模型的应用条件。①线性：反应变量 Y 的总体平均值与自变量 X 呈线性关系，可通过散点图判断。②独立性：任意两个观察值互相独立，可利用专业知识来判断。③正态性：在一定范围内任意给定 X 值，则对应的随机变量 ε 服从正态分布，科通过专业知识、正态性检验、残差散点图来判断。④等方差性：在一定范围内对应于不同 X 值，Y 总体变异程度相同，可通过残差分析来判断。

（6）一元线性回归分析结果报告的内容。一元线性回归结果报告应该包括分析目的、拟合一元线性回归方程的估计方法、是否符合前提条件、参数估计结果、模型的拟合优度及其假设检验、对结果的专业解释。

3.多元线性回归

医学研究领域中多种因素相互作用的现象非常普遍，如糖尿病的发生不仅受到遗传因素的影响，而且还受到饮食、心理及体育锻炼等因素的作用，我们需要通过多重线性回归分析定量地刻画多个因素对因变量的影响。

（1）多元线性回归模型，指1个因变量同2个及2个以上的自变量之间进行回归，且该因变量与每个自变量之间都为线性关系。多元线性回归分析的原理与一元线性回归的原理基本一致，是描述因变量y如何依赖于自变量x_1，x_2，$\cdots$，x_k和随机误差项ε的方程。多元线性回归模型的一般形式为：

$$y = \beta_0 + \beta_1 x_1 + \beta_2 x_2 + \cdots + \beta_k x_k + \varepsilon$$

公式中，y是因变量，x_1，x_2，$\cdots$，x_k是k个自变量；β_0，β_1，β_2，$\cdots$，β_k是回归模型的回归系数；ε为随机误差项。

（2）多元线性回归方程的检验，由样本资料得到回归方程。为考察总体因变量与自变量是否存变量之间都具有线性关系。通常采用方差分析的方法检验整个回归方程是否有意义。检验过程如下。

1）多元回归方程的显著性检验：检验多个自变量与因变量之间的整体线性关系是否显著，而只要有一个自变量与因变量的线性关系是显著的，线性关系检验就能通过，但这并不代表所有自变量与因变量的影响是否有统计学意义。检验过程如下：

①建立检验假设，确定检验水准。

H_0：$\beta_1 = \beta_2 = \cdots = \beta_k = 0$。

H_1：β_1，β_2，$\cdots$，β_k中至少有1个不等于0。

$\alpha = 0.05$。

②计算检验统计量，确定P值，得出统计推断。利用SPSS 26.0软件实现检验统计，获得F值和P值。

2）回归系数检验：对每个回归系数分别进行单独的检验，其目的在于检验每个自变量对因变量的影响是否显著，如果某个自变量没有通过回归系数检验，意味着该自变量对因变量的影响不显著，就没有必要放在回归模型中。

就多元线性回归模型而言，F检验和t检验不再等价。因为，在多元线性回归中检验的目的是检验多个自变量与因变量之间的整体线性关系是否显著，而只要有一个自变量与因变量的线性关系是显著的，F检验就能通过，但这并不代表所有自变量与因变量之间都具有线性关系；而t检验是对每个回归系数分别进行单独的检验，其目的在于检验每个自变量对因变量的影响是否显著，如果某个自变量没有通过t检验，意味着该自变量对因变量的影响不显著，就没有必要在回归模型中。

3）拟合优度检验：采用多重决定系数及估计标准误差来评价多元回归方程的拟合优度。

①多重决定系数：指在多元回归中，回归平方（SSR）和占总平方和（SST）的比例。多重决定系数是估计的多元线性回归方程拟合优度的度量，反映了在因变量 y 的变差中被估计的回归方程所解释的比例，其计算公式如下：

$$R^2 = \frac{SSR}{SST} = 1 - SSE$$

②在多元线性回归方程中，估计标准误差是对误差项的方差的一个估计值，在衡量多元线性回归方程的拟合优度方面起着重要作用，其计算公式如下：

$$SE = \sqrt{\frac{\sum_{i=1}^{n}(y_i - \hat{y}_i)^2}{n-k-1}} = \sqrt{\frac{SSE}{N-K-1}}$$

4）利用回归方程进行估计与预测：变量选择与逐步回归。由于多元回归模型的构建需要引入多个自变量，因此不可避免地产生多重共线性、自相关、异方差性等问题，使得构建的模型不能进行有效地解释。因此，在建立模型之前，需要对自变量进行筛选，将对因变量没有影响的自变量从模型中剔除，将对因变量的作用有意义的自变量纳入模型当中。自变量筛选的常用方法如下。

①向前选择：从仅含常数项的模型开始，按偏回归平方和从大到小的顺序，对各自变量的偏回归系数逐个进行假设检验，若 $P \leq a_{引入}$，则在回归方程中引入该变量。该方法的特点是按自变量的贡献由大到小逐个引入变量，直到方程外的变量不能引入为止，缺点是不能剔除先前引入但后来退化为无统计学意义的变量。

②向后剔除：首先建立包含所有 m 个自变量的全回归模型，然后按偏回归平方和从小到大的顺序，若该自变量的回归系数假设检验 $P > a_{剔除}$，则将其从方程中剔除。该方法的特点是按自变量的贡献由小到大逐个剔除变量，直到方程中所有自变量都具有统计学意义为止，缺点是先剔除的变量后来在新的条件下即使有了统计学意义，也不能再次入选。

③逐步回归：本质是在向前选择法的基础上结合了向后剔除法。全部自变量按其对因变量的影响，从大到小依次引入回归方程，每引入一个自变量，就要对其进行假设检验，该变量有统计学意义才引入。当新的自变量进入方程后，对方程包含的全部自变量进行假设检验，剔除不具有统计学意义的自变量。因此，逐步回归的每一步前后都要进行假设检验，以保证每一步引入新的变量前，方程中只包含具有统计学意义的变量，引入新的变量后，方程中也只包含具有统计学意义的变量。如此反复进行引入和剔除变量，直到方程外既没有变量可引入，方程内也没有变量可被剔除为止。

④最优子集：对于有 p 个自变量的线性回归问题，所有可能的自变量子集作回归

方程，通过比较各子集符合准则的程度，从中选择出一个或几个最优的回归子集，称为"最优子集回归"。这种选择自变量的方式仅适合于自变量的个数不太多的情况。

（3）多元线性回归分析要注意的问题。①从总体看，回归方程是否有意义？即在总体中是否存在回归方程所描述的线性关系？②回归方程效果如何？即自变量能够解释反应变量变异的百分比是多少？③自变量是否都对反应变量有影响？即各个偏回归系数所对应的总体偏回归系数是否等于0？

（4）多元线性回归模型的分析结果报告。①采用多元线性回归方程的目的。常见的目的有定量地刻画因变量与多变量之间的线性关系、筛选对因变量有意义的因素、控制混杂因素、预测与控制等。②确定分析用的自变量和因变量。③检验资料是否满足进行多元线性回归的前提条件。④拟合线性模型的方法、筛选自变量的方法。⑤自变量之间是否存在共线性。⑥分析中是否考虑自变量与自变量的交互效应。⑦资料中是否存在异常值。⑧最终确定的模型和反应模型拟合效果的统计量，如决定系数、校正决定系数、残差均方等。⑨最后常常采用一个表格将分析的结果总结归纳。表格中包括如下主要的统计量：偏回归系数的估计值、偏回归系数的标准差、标准偏回归系数、t 值、P 值，有时还包括偏回归系数的 95% 置信区间。拟合优度和方差分析结果一般可作为备注列在表的下方。

4. Logistic 回归

多元线性回归是研究一个正态随机因变量 Y 与一组自变量 $X（x_1, x_2, \cdots, x_p）$ 的数量关系。其应用的前提条件：Y 与 X 呈线性关系；各个体观测资料彼此独立；各 X 处的 Y 呈正态分布；不同 X 处 Y 的方差相等。但当研究二分类因变量（如复发与未复发、阳性与阴性等）或多分类因变量（如治愈、显效、好转、无效）Y 与一组自变量（x_1, x_2, $\cdots$, x_p）的关系时，多元线性回归分析方法就无能为力了，而 Logistic 回归分析则是处理该类资料的有效方法（当因变量是分类变量，自变量与因变量不呈线性关系时，处理资料常用 Logistic 回归）。

Logistic 回归分析是利用 Logistic 回归模型研究因变量与自变量（影响因素）之间关系的一种多重回归分析方法，属于非线性回归，反应变量可分为二分类或多分类结果。Logistic 回归按是否对研究对象进行配对或匹配设计，分为非条件 Logistic 回归与条件 Logistic 回归；按因变量分类情况，分为二分类 Logistic 回归与多分类 Logistic 回归。

（三）主成分分析

主成分分析是从多个定量与变量之间的相互关系入手，利用降维思想，通过线性变换的方式把多个相关变量综合成一个或少数几个相互独立的综合变量，以提取多个原来变量的主要信息成分的一种多元统计分析方法，代替原来变量；同时根据实际需要，从中选取较少的几个综合变量，尽可能多地反映原来变量的信息。通过这种方法可以降低数据维数，消除原始变量之间的相关性，以便进一步的统计分析。

主成分分析是将原来 p 个变量作线性组合，成为新的综合变量；从中找到一个线性组合 C_1，使其方差 Var（C_1），达到最大，称之为第一主成分；如果第一主成分不足以代表原来 p 个变量的信息，再从与不相关的所有线性组合中找到 C_2，使得 Cov（C_1，C_2）= 0，Var（C_2）达到最大，称之为第二主成分；以此类推，可以找到既与前面的所有主成分不相关，又达到方差最大的线性组合，分别称之为第三、第四……主成分。显然，这些主成分之间互不相关，而且它们的方差依次递减。

（四）聚类分析

聚类分析又称集群分析，是一种探索性统计分析方法，通过聚类分析使类别内部的差异性尽可能小，而类别间的差异性尽可能大。目前，聚类分析已成为生物学、社会学、教育学、医学等领域中常用的多元统计分析方法。根据聚类目的可分为样品聚类和变量聚类两类。样品聚类又称 Q 型聚类，是将 n 个样品归类的方法，其根据被观测样品的特征，将特征相似的样品归为一类，目的是找出样品间共性。变量聚类又称 R 聚类，根据 m 个变量之间的相似性，将特征相似的变量归为一类，目的是将变量降维，选择有代表性的变量。

（五）时间序列分析

时间序列分析是根据预测对象时间序列的变化特征，研究事物自身的发展规律和探索事物未来发展趋势。可分为长期趋势分析和季节变动分析。

长期趋势分析是时间序列的主要构成因素，指现象在一段时间内持续上升或下降的发展趋势。研究长期趋势有利于认识现象随时间变化的趋势，有利于对现象未来的发展进行预测，有利于从时间序列中剔除其影响，更好的分析其他因素产生的影响。常用的方法有移动平均法、指数平滑法、数学曲线拟合法等。

季节变动分析是通过研究季节变动，认识变动的周期规律。季节变动的测定可分为 2 种：一是不包含长期趋势的时间序列；二是包含长期趋势的时间序列。前者采用简单平均法，后者常用移动趋势剔除法。不管采用哪种方法，都需要具备连续多年的各月（季）资料，以保证所求的季节比例具有代表性，从而客观地描述现象的季节变动。

参考文献

［1］刘爱民.病案信息学.3版.北京：人民卫生出版社，2023.

［2］杜宏.医学统计学.2版.北京：人民卫生出版社，2022.

第五节　桌面演练

一、工具概述

（一）名词解释

按照《生产安全事故应急演练基本规范》（AQ/T 9007—2019）的定义，桌面演练是指针对事故情景，利用图纸、沙盘、流程图、计算机模拟、视频会议等辅助手段，进行交互式讨论和演练的应急演练活动。

（二）类型介绍

桌面演练的分类有多种，常见的分类如下。

1. 演练主题。可分为自然灾害、事故灾难、公共卫生事件和社会治安事件等四大类，每大类又有若干小类。如事故灾难类的火灾主题常见有城市高层建筑火灾、森林火灾、人员密集场所火灾等。

2. 场景设置。有单一场景、递进场景、交互场景等。

3. 演练方式。可分为宣贯式（属于入门级的演练，由策划单位根据策划方案编制台词，各参演部门只需按顺序对念台词即可，适用于从未开展过演练的单位，或是为了实战演练做准备）、研讨式（针对构建的事件情景，在主持人的推进下，各参演部门按顺序展开对事件的分析研讨，一般从部门职责、个人需求等方面进行多轮分析，最终汇总分析结果并提出有效、可行的应急措施）、考核式（在设定突发事件的情景下，策划方按顺序抛出问题，各参演部门以口头、书写或电脑操作的方式进行答复，需要事先准备"考题"）、协作完成任务（针对构建的事件情景，策划方抛出问题，需要多个部门协同完成任务，且任务完成有先后逻辑顺序）等方式。

（三）工具特点

1. 偏重理性分析。桌面演练全程强调理性分析，基本不涉及动手操作，因此常用于新编写/修订应急预案，或者对某灾种的全面理性分析，在政府部门等应急指挥机构尤其常见。

2. 操作简易、成本低。桌面演练无须复杂的场景布置、设备器械操作、一线应急队伍出动及预演，因此相对来说成本较低。

3. 时间容易掌控。桌面演练有理想化的特点，无须考虑人和车的行进距离、设备设施铺排及收装复位甚至故障等时间因素，可以由主持人员视情况掌控演练进度。

4. 灵活性高。可独立组织，也可与安全或应急培训、实战演练相组合。

二、组织架构

在项目确定（立项）之后，应当及时成立专项工作团队。工作团队一般包括下列内容。

（一）领导小组。负责确定总指挥和指挥部的人选，决定演练的规格层次，批准整场演练的策划方案及实施、终止等重大决策。一般由主办单位领导层组成。

（二）策划小组。负责演练的核心内容策划，并对演练工作的目标和效果达成负责，一般应包括行业专家、应急专家和工作人员。

（三）参演队伍。负责参与演练策划，并根据单位的职责认真参与演练。参演队伍应力求全面，尽量避免缺席。

（四）辅助人员。包括主持人、导调、时间掌控、摄影摄像、音响效果等人员，负责提供演练所需的器材设备。

（五）模拟人员。负责扮演伤员、被疏散群众等人员，只在交互式桌面演练中会有安排，一般的桌面演练较少涉及。

（六）评估人员。由行业专家、应急专家组成，负责演练评估。

（七）后勤保障人员。会务、安保等人员，负责后勤保障工作。

上述组织架构在每场演练可能有所不同，需要根据每场演练的实际情况灵活安排。另外，他们对于演练的参与程度、参与的时间段也不同。如策划人员的工作主要在前期，后勤保障工作人员的工作主要在演练过程，而领导小组则要自始至终对整场演练有适度的把握。

三、操作步骤

桌面演练的基本操作程序一般包括策划、准备、实施、评估和持续改进5个阶段。

（一）策划。①演练需求分析。需求分析的主要工作内容包括全面分析和评估应急预案等，通常可采用自由化面谈结合结构化面谈、调研表等方式开展，需要事先设计面谈表等专用工具。②明确目的目标。主要包括基础信息确认、理顺机制、确定流程、提升人员能力等方面内容，每项内容又可以细分为若干分项，目标描述应力求精准，一场桌面演练，科目可达8～10个，但主要工作目标一般在3～5个。③演练情景构建。立足既有的案例库和风险分析结果，结合本次桌面演练的工作目的和目标，构建一个恰当的情景。情景构建一般应遵从主题明确、全面反映问题、情景逼真、针对性强的原则。④明确演练任务。将演练目标分解成为任务清单，明确领导小组、策划小组、参演队伍、辅助人员和模拟人员、评估人员、后勤保障等各角色的职责清单和任务清单。⑤演练方案。演练方案应立足预案，要素齐全，有较强的操作性，让从未参与前期设计的人看明白自己在演练中的任务分工、工作要求（含衡量标准）、执行的时间段和位置（场所），包括且不限于演练概况、演练设计、具体安排、附件。⑥演练脚本。是演练的详细现场活动描述和参演者台词的预先设定文本，经常采用表格形式，应包括时间点（精确到分钟）、具体场景、人员、台词或解说词、画面及音响效果等内容。⑦编制评估方案。一般包括评估概述（依据、原则及要求）、演练基本情况、评估项目及标准、人员分工、评估执行程序、注意事项、相关表格等。

（二）准备。主要包括修订方案和脚本、确定日程、完善相关文件、人员准备、器材和工具准备、场地准备及各角色等标识、后勤保障等。

（三）实施。一般分为开始、正式实施、结束或终止、演练后反馈等环节。①开始阶段。一般由主持人介绍演练的基本情况、领导或总指挥发表动员讲话，然后正式启动演练。如果是双盲演练，则可以由警报或者警情信息进行导入。这里要注意：导入的警情信息一定要说明"现在开始发布双盲演练信息"或"本条信息是演练信息"。②演练操作。一般是按照计划的脚本实施演练，极少数演练过程中会临时增设一部分盲演的内容。常见的几种演练方式有宣贯式、研讨式、考核式、协作完成任务。③演练结束。要有逐级报告、正式宣布演练结束的环节。

（四）评估总结。演练结束后，应听取各参演部门的反馈，以收集资料为主，鼓励发言，不能相互反对。参演部门的反馈之后，一般是评估员反馈及专家点评。点评专家一般包括行业专家和演练专家。

评估小组除了参与现场反馈外，还应该及时召开评估会议，汇总观察表、反馈表等评估材料，相互交换意见，最终形成评估报告，由评估专家组长审核后提交主办方，听取各相关方意见后进行修改。最终的评估报告应有全体评估人员的签名及资格证书等资料。

（五）持续改进。主办方根据各方反馈，作出修订应急预案、完善制度建设及应急装备、补强应急队伍、修订演练计划、改进演练方式等工作。

四、举例说明

案例：运用 PDSA+ 桌面演练完成麻醉手术中心火灾应急预案演练。

（一）P 阶段

1. 建立工作小组，包括领导组、策划组、宣传组、演员组、评估组、保障组。

2. 梳理出麻醉手术中心发生火灾的 3 个要素。①热能：包括电刀、双极、纤维光源及其缆线、高速骨钻、心脏除颤仪等；②燃料：包含乙醇皮肤消毒剂、去油剂、麻醉用醚类药物、毛发、肠内积存气体、呼吸管道、面罩等；③助燃料：氧气、双氧水、酒精等。

3. 手术室火灾隐患的环境特点：①高频电刀使用频繁；②易燃易爆品多；③精密设备、仪器多，正在运行的电器设备多；④手术患者转运困难；⑤整体环境空间结构设计相对密闭。

基于麻醉手术中心火灾危险因素和特殊环境，提出需求分析、明确目的目标、构建演练情景及脚本（图 1-5-1）、完善评估方案、物质保障等策划、准备工作。

（二）D 阶段

1. 演练前确认。集中在医院会议室开展桌面演练。检查前确认多媒体资料、灭火器、会议相关资料、参演人员、评估人员（观察员）、其他工作人员、各类标识等到位。

2. 演练简介。应急演练正式开始前，医教部主任担任总指挥，使用多媒体方式对参演人员进行情况说明，使其了解应急演练规则、场景及主要内容、岗位职责和注意事项。

3. 启动。应急演练总指挥宣布开始应急演练，宣布"现在正式开始应急演练"，演练科目是 2023 年 11 月 22 日 15：01 麻醉手术中心巡回护士发现手术 9 间隔壁机房着火。

4. 执行。充分使用信息化手段，多媒体展示麻醉手术中心平面图，在总指挥指导下，逐一开展通知、初步灭火、撤离灭火、报告、现场处置、患者转运 6 个场景，根据火情小和火情大 2 种类型进行桌面演练。现场立即形成通信联络组（由麻醉手术中心主任担任组长，完成初步报告后快速在医院企业微信成立应急工作群，便于及时交互应急信息）、灭火行动组（由安全保卫部主任担任组长）、疏散引导组（由麻醉手术中心护士长担任组长）、安全救护组（由急危重症医学部主任担任组长）。演练未按预期时间完成，进行动态标识。

5. 演练记录。演练实施过程中，安排专门人员采用文字、照片和音像手段记录演练过程。

6. 结束。完成各项演练内容后，参演人员进行人数清点和讲评，演练总指挥宣布演练结束。

（三）S 阶段

复盘反馈是桌面演练的总结环节，需要根据实际模拟的情况和结果，对演练的有效性和质量进行评估和总结。

1. 在总结评估时，及时进行反思和改进，各系统评估人员根据自身专业角度提出 6 个场景在实施中的困难、可能发生的其他情况并且提出解决方案，与会人员交换意见，书写评估总结报告，提炼出演练的经验和教训。

2. 对反复进行桌面演练生成的各部门人员衔接时间进行把控和数据分析，固化动作路线和操作最佳时间，进一步完善麻醉手术中心火灾应急预案桌面演练流程。

（四）A 阶段

1. 完善麻醉手术中心火灾应急预案标准流程，规定动作路线及完成时间，如细化不同手术阶段的患者处置流程。

2. 消防安全"一懂三会四个能力"多形式全覆盖宣传培训，做到人人掌握。

（1）制作消防海报（含院内报警电话、灭火器使用步骤、特殊区域灭火注意事项等），并植入全院工作电脑屏保、医院企业微信，实现信息共享，提高可及性。

（2）拍摄灭火器使用视频，提供报废灭火器供工作人员实操训练。

（3）确保医院全部消防设施旁张贴使用方法海报。

3.标准化桌面演练工作流程和相关文书，全院推广应用。

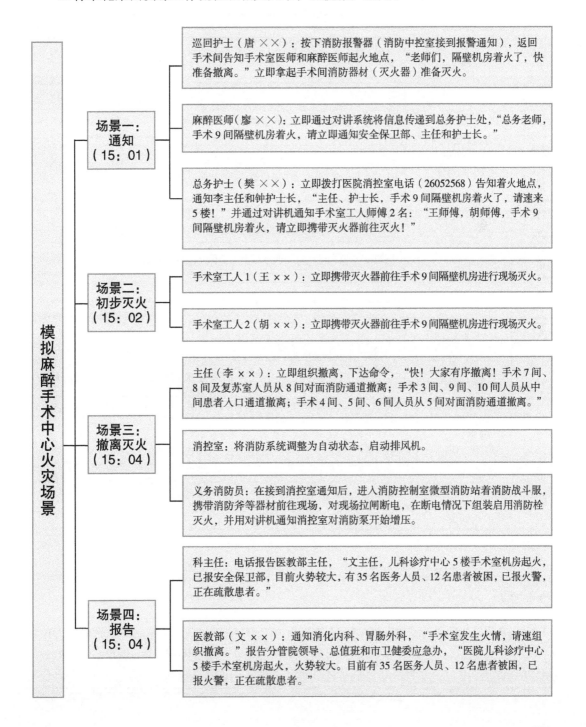

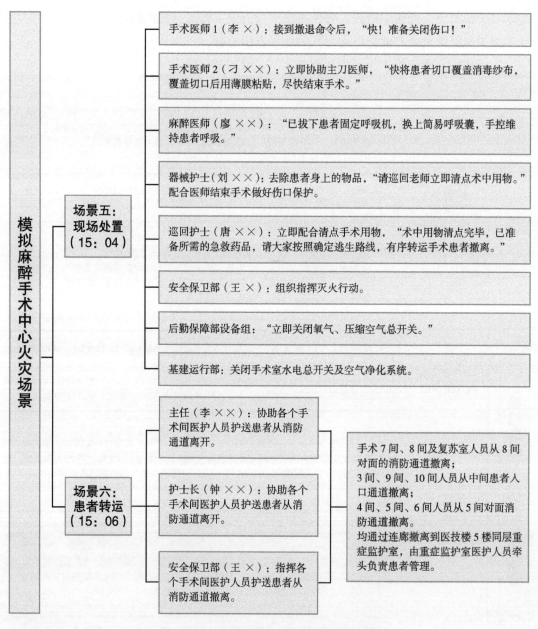

图 1-5-1 麻醉手术中心火灾场景推演流程

参考文献

[1] 应急管理部. 生产安全事故应急演练基本规范：AQ/T 9007—2019. 北京：应急管理出版社，2019.
[2] 万素萍，钱洪伟. 突发事件应急桌面推演基本操作程序与方法. 中国应急救援，2020（4）：34-40.

资阳市中心医院　文雯　王颖　赵万云波

第六节　关联图

一、工具概述

1. 定义

关联图（relation diagram），也称关系图，是用来分析事物之间"原因与结果""目的与手段"等复杂关系的一种图表，能够帮助人们从事物之间的逻辑关系中寻找出解决问题的办法。

关联图法（inter-relationship diagraph）是用关联图来整理、分析、解决在"原因与结果""目的与手段"等方面存在复杂关系的问题的一种方法。是质量管理的"新七种工具"之一。关联图法可以用来分析和解决企业活动以至社会活动中的许多复杂问题。

2. 说明

关联图由方框、圆圈和箭头组成，其中方框、圆圈中可带有文字说明，箭头由原因指向结果，或由手段指向目的。文字说明应力求简洁、表达准确、易于理解，重点项目及要解决的问题可以用双线圆圈或双线方框强调。关联图适用于分析整理各种复杂因素交织在一起的问题，使用过程中经多次修改、绘制，可以明确解决问题的关键，准确抓住重点。

3. 主要用途

适用于 QC 小组面临较复杂的问题解决型课题时使用，用头脑风暴法进行原因分析，用关联图整理语言资料。主要用于以下几方面。

（1）质量管理计划、目标与方案的拟定、分解和落实（如医院质量活动开展）。

（2）促进各部门质量管理工作，解决跨部门合作及外部协作中出现的问题等，改善各项工作质量。

（3）研究工作流程、服务流程中存在的问题及对策。

（4）研究客户需求，提升满意度，降低成本等举措。

二、使用方法

关联图非常适用于多因素交织在一起的复杂问题的分析和整理。其将众多的影响因素简化为简单的图形关系图，有利于找到核心问题，在抓住主要矛盾的同时，利于集思广益，迅速解决问题。关联图的使用简单明了，先把存在的"原因与结果"或"手段与目的"转化为简洁的语言文字，填入圆圈或方框中，再将有逻辑关系的各个要点连接起来，用箭头符号表示其因果关系，使关系可视化。

1. 关联图的具体绘制方法

（1）组织有关人员，通过"头脑风暴法"充分发表意见，广泛、深入分析所提出的问题，并列举、提出认为与问题有关的所有因素。

（2）将各要素或问题归纳成简明的短句或词汇，并用□或○圈起。

（3）根据因果关系，用箭头连接短句。箭头绘制原则：原因→结果，手段→目的。

（4）对图形进行整理，尽量减少或消除交叉箭头。

（5）小组成员确认一致后定稿。

（6）将图中"要因"用双线圈起（□或◎）或特别注明。

注意：若原因用□圈起，则问题用○圈起，或者相反。总之，原因与问题要一目了然地分清。"要因"要特别醒目地标明。

2. 主因和问题的判别

（1）在图中，箭头只进不出的是问题。

（2）在图中，箭头只出不进的是主因，也叫末端因素，是解决问题的关键。

（3）在图中，箭头有进有出的是中间因素。

（4）出多于进的中间因素叫关键中间因素，一般也可作为主因对待。

三、举例说明

关联图可按照应用形式和结构进行分类，主要包括以下几种具体类型。

1. 按应用形式分

可分为多目的型和单一目的型 2 种。

（1）多目的型关联图：有 2 个以上目的（或结果）的关联图（图 1-6-1）。

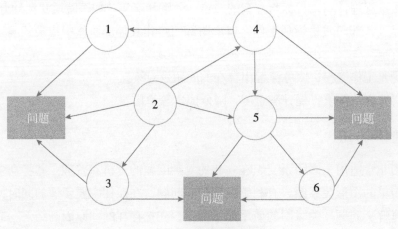

图 1-6-1　多目的型关联图

（2）单一目的型关联图：用于解决单一目的的关联图（图 1-6-2）。

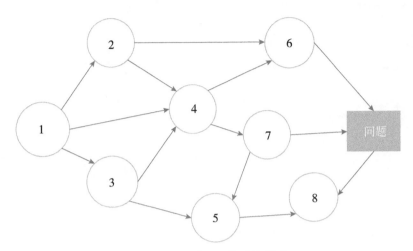

图 1-6-2　单一目的型关联图

2. 按结构分

可分为中央集中型、单向汇集型和应用型 3 种。

（1）中央集中型关联图：在制图时，把要分析的几个问题放在图的中央位置，因素则层层向四周展开（图 1-6-3）。

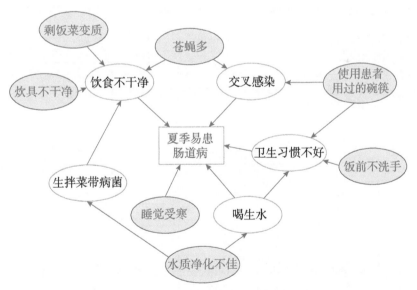

图 1-6-3　中央集中型关联图（案例：夏季易患肠道病的原因）

（2）单向汇集型关联图：在制图时，把要分析的几个问题放在图的一侧，因素则层层向相反方向展开（图 1-6-4）。

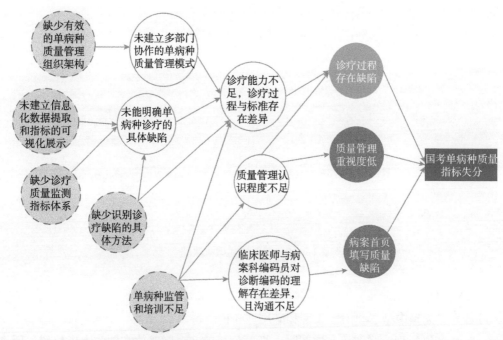

图 1-6-4　单向汇集型关联图（案例：国考单病种质量指标失分原因分析）

（3）应用型关联图：指关联图与其他图形（矩阵图、亲和图、系统图等）联合应用的情况（图 1-6-5）。

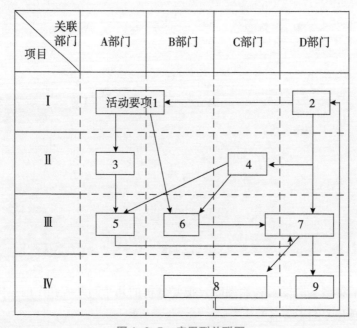

图 1-6-5　应用型关联图

四、常见错误

（1）因素指向明确、没有互相缠绕时使用了关联图，这种情况使用鱼骨图更有效。

（2）语言文字过于复杂，不够简洁凝练。

（3）在标明因果关系后，关联图中以下 3 种情况未全部出现：①箭头只出不进——末端因素（原因的根源）；②箭头有进有出——中间环节；③箭头只进不出——问题（最终结果）。

（4）末端因素没有具体到可采取对策的程度，需要重新展开分析。

（5）没有对所有末端因素进行逐条确认，客观证据或数据支持不充分，无法找到原因及解决问题。

参考文献

［1］王为人 . QC 新七大工具之二：关联图法 . 中国卫生质量管理，2018（3）：125–126.

［2］中国质量协会 . QC 小组基础教材 . 2 版 . 北京：中国社会出版社，2022.

第二章
医疗质量持续改进案例

第一节 医疗类

案例 1 缩短 ECPR 启动至转流时间，提升心脏骤停患者存活率

项目负责人：北京大学第三医院 马青变，田慈
项目起止时间：2021 年 1—12 月

概述

1. 背景和目的：心脏骤停是全球重要的公共卫生问题，患者病死率高。特定患者人群借助体外膜氧合（extracorporeal membrane oxygenation，ECMO）技术进行体外心肺复苏（extracorporeal cardiopulmonary resuscitation，ECPR）后生存率得到提高，且神经系统预后良好。而本院 ECPR 启动至转流时间较长，改进 ECPR 抢救流程和提高质量能使患者获益。

2. 方法：2021 年 1—12 月运用 PDSA 质量管理工具，建立 ECPR 培训机制、组建专业团队、建立启动及术前准备流程、制定耗材管理制度、完善 ECPR 救治管理流程缩短心脏骤停患者 ECPR 启动治疗至开始转流的时间，提升心脏骤停患者存活率。

3. 结果：心脏骤停患者 ECPR 启动治疗至开始转流时间从 56.5 分钟缩短到 34 分钟，存活率由 12.5% 提高至 17.6%。

4. 结论：PDSA 能有效缩短心脏骤停患者 ECPR 启动至开始转流时间，借此提高心脏骤停患者的救治率，改善患者院内生存，同时建立专业人才梯队，助力教学科研平台建设。

一、P 阶段

（一）主题选定

心脏骤停是全球重要的公共卫生问题，病死率高。即使心脏骤停发生在院内，患者能够接受及时有效的高级生命支持，亦仅有不到 20% 的患者能够存活出院。缩短患者从心脏骤停至自主循环恢复的"无灌注"时间及争取使得患者能够恢复自主循环是提高患

者存活率的关键。ECPR 是在心脏骤停患者复苏过程中开始应用 ECMO，为患者提供生命支持的方法。多项观察性研究表明特定患者人群使用 ECPR 后生存率得到提高，且神经系统预后良好。2020 年启动 ECPR 治疗到 ECMO 转流的中位时间为 56.5 分钟。耗时较长，有待改进。

（二）改进依据

美国心脏病协会（American Heart Association，AHA）2015 年发布的《心肺复苏及心血管急救指南》中指出无充分证据建议心脏骤停患者常规使用 ECPR，对于机械性心肺复苏支持的有限时间内心脏骤停的可逆病因的特定患者，如果能够快速实施，则可考虑 ECPR；2019 年进行了推荐意见的更新，认为在有熟练的医师迅速实施的情况下，如果常规心肺复苏（cardiopulmonary resuscitation，CPR）努力失败，可考虑将 ECPR 作为某些患者的抢救治疗。

（三）监测指标

启动 ECPR 至 ECMO 开始转流时间。

（四）指标定义

中位时间 ＝ 某时间内所有心脏骤停接受 ECPR 患者启动 ECPR 至 ECMO 开始转流的时间中位数。

（五）目标值

2022 年通过项目将启动 ECPR 至 ECMO 开始转流时间缩短至 35 分钟。

（六）现况数值

2020 年启动 ECPR 至 ECMO 开始转流的中位时间为 56.5 分钟。

（七）预期延伸效益

制定 ECPR 标准化流程 1 个，撰写 ECPR 专家共识 2 个，开设并推广课程体系 1 套，申请专利 2 项，建立患者数据库，建设专业人才梯队和教学科研平台。

（八）原因分析

运用鱼骨图（图 2-1-1-1）对上述诊治过程涉及的各个环节以"人""料""法""环"进行原因分析。小组成员通过讨论找到了 6 个要因，分别为缺乏循环培训机制、缺乏 ECPR 专业团队、术前准备耗时长、穿刺耗材准备不足、缺乏流程改进机制、团队分工不明确。

（九）真因验证

根据柏拉图（图 2-1-1-2），按照二八法则，找到占有 80% 的原因，将主要问题列入首先解决的计划。

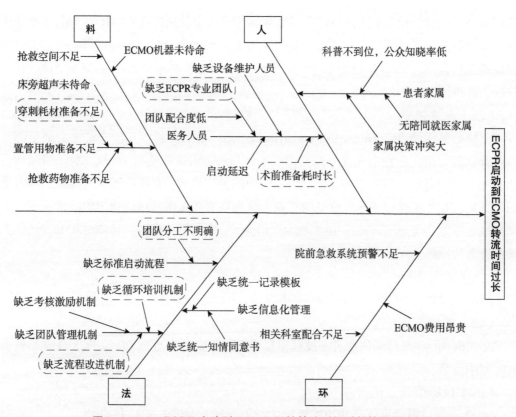

图 2-1-1-1 ECPR 启动到 ECMO 开始转流时间过长的原因分析

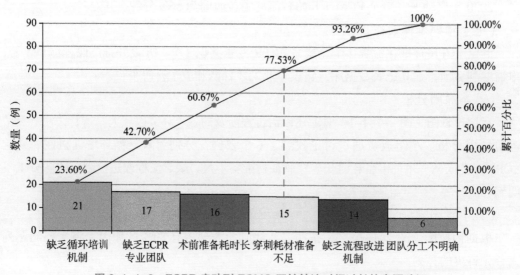

图 2-1-1-2 ECPR 启动到 ECMO 开始转流时间过长的真因验证

（十）对策计划

根据真因充分讨论，运用 5W2H 制订相应计划与对策（表 2-1-1-1）。

表 2-1-1-1　5W2H 实施计划

Why	What	How	When	How often	Where	Who
缺乏循环培训机制	建立培训机制	建立独立的 ECPR 培训体系	2021 年 1—12 月	每季度	急诊科	田慈
缺乏 ECPR 专业团队	组建 ECPR 专业团队	外派学习培训及院内院外培训	2021 年 4—7 月	每年	急诊科	马青变
术前准备耗时长	建立 ECPR 启动及术前准备流程	制定 ECPR 启动、救治流程	2021 年 1 月	每季度	急诊科	李硕
穿刺耗材准备不足	穿刺耗材准备充足	制定 ECPR 耗材管理制度	2021 年 1 月	每季度	急诊科	田慈
缺乏 ECPR 流程改进机制	完善 ECPR 救治管理流程	制定 ECPR 持续改进及人员激励机制	2021 年 1 月	每季度（每 3 个月修订 1 次流程）	急诊科	葛洪霞

二、D 阶段

（一）ECPR 培训体系建立

自 2021 年起，建立 ECPR 培训课程及专项继教培训班，由多学科资深医师参与授课及技能实践操作指导，并定期进行团队演练（图 2-1-1-3）。

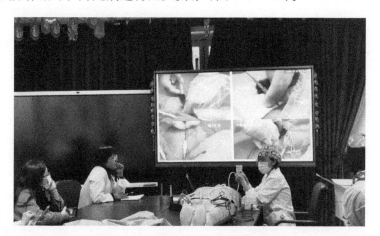

图 2-1-1-3　规范化的 ECPR 培训课程

（二）ECPR 专业团队组建

由急诊科牵头，心外科、心内科等多部门、多学科共同参与，在院内医护一体化基础上开展了多学科协作诊疗模式。2021 年 4—7 月先后有 6 名急诊科科室骨干医师参与 ECMO 专项短期外派学习。ECMO 置管医师由心外科协助切开置管逐渐过渡为独立超声引导下穿刺置管，大大缩短了置管医师到位和置管所需的时间。扩充 ECPR 备班医师名单，建立护理专项护士备班，改进备班制度及建立激励机制，吸纳科室青年骨干参与 ECPR 患者救治过程。

（三）建立 ECPR 启动及准备流程

制定《急诊科心脏骤停患者 ECPR 启动救治流程》（图 2-1-1-4），编撰《ECPR 工作手册》，设置独立负责人，完善 24 小时 ×7 天备班制度，力求尽早启动 ECPR 指征评估；明确值班医师、备班医师、护理团队、协作科室分工职责，紧密协作，加强衔接；建立《心脏骤停患者 ECPR 治疗知情同意书》及专用病程记录模板。

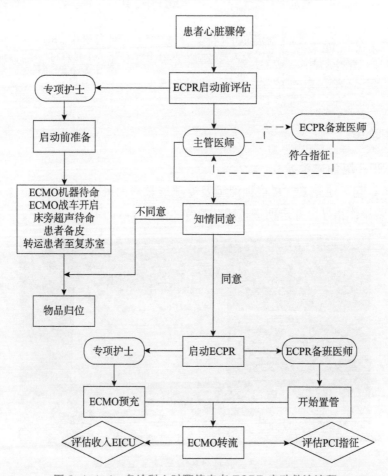

图 2-1-1-4　急诊科心脏骤停患者 ECPR 启动救治流程

（四）制定 ECPR 耗材管理制度

将 ECMO 战车进行改造（图 2-1-1-5），并有护理专业团队巡回检查，保证耗材准备充分，获取方便，随时备用，以缩短穿刺时间。

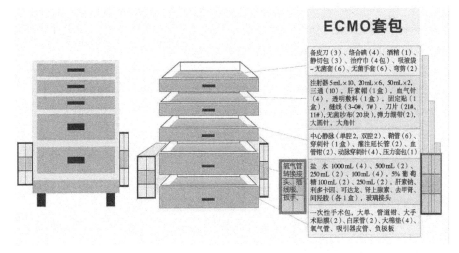

图 2-1-1-5　ECMO 战车设计改造

（五）制定 ECPR 持续改进及人员激励机制

坚持每季度召开 ECPR 例会（图 2-1-1-6），进行病例回顾总结分析，发现问题、解决问题，进行持续改进，并对优秀团队成员相应奖励。

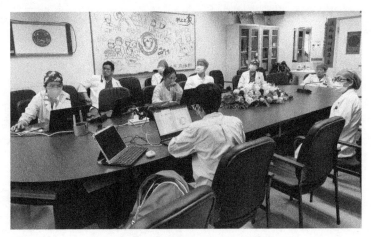

图 2-1-1-6　定期召开 ECPR 例会

三、S 阶段

通过对急诊医务人员 ECPR 团队建设、心脏骤停患者 ECPR 救治流程改进、ECPR

培训体系建设等措施的持续改进，2020—2022 年心脏骤停患者 ECPR 启动治疗到转流的中位时间从改善前的 56.5 分钟缩短至改善后的 34 分钟（$P < 0.01$）（图 2-1-1-7），心脏骤停患者存活率从改善前的 12.5% 提高至改善后的 17.6%。急诊科形成常规 24 小时 ×7 天的 ECPR 备班制度，独立进行超声引导下穿刺置管，定期进行培训及团队演练，ECMO 战车器械耗材完备，《心脏骤停患者 ECPR 治疗知情同意书》及专用病程记录模板投入使用，每季度进行 ECPR 病例讨论及流程改进例会。

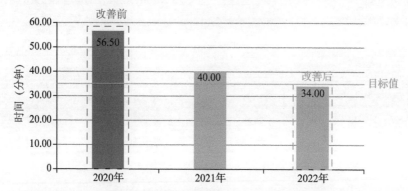

图 2-1-1-7　ECPR 启动治疗到 ECMO 开始转流时间改善前后对比

四、A 阶段

（一）形成标准化的 ECPR 团队诊疗制度和培训改进流程

根据心脏骤停中心的建设与持续改进工作经验的总结，ECPR 患者救治流程在院内推广使用，并编写 ECPR 工作手册（图 2-1-1-8）。在京津冀急诊急救联盟峰会上 3 次成功牵头举办 ECPR 工作坊（图 2-1-1-9），通过专项培训使全国各地急诊专科医师接受团队ECPR 复苏理论与实践技能的学习，能够独立、规范应用团队复苏模式服务危重患者。

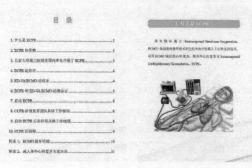

图 2-1-1-8　制定 ECPR 工作手册

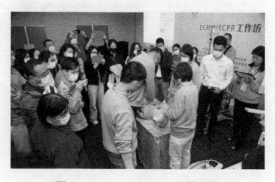

图 2-1-1-9　ECPR 工作坊现场

（二）构建心脏骤停 ECPR 患者队列研究，申报科研基金并实现质量持续改进

利用 HIS 系统信息，通过 Redcap 数据库收集患者救治流程各时间节点信息及治疗

过程变量，形成心脏骤停 ECPR 治疗患者数据库，全流程时间管理，进行持续改进。成功申报课题 1 项，并获得急诊医学研究专项基金优秀科研项目奖。

（三）制定共识，申请专利及出版专著，提高学术影响力

牵头制定专家共识 2 部，发表论文 2 篇，申请实用新型专利 2 项，出版专著 1 部，进一步提高了学术影响力。

五、项目团队介绍

此项目团队由急诊科、心外科、心内科、医务处组成（表 2-1-1-2、图 2-1-1-10），实现院内紧密协作。由急诊科负责总体规划和部署，进行 ECPR 知识及技能培训、流程改造和推进落实；心内科、心外科共同协助患者后续诊疗及推进工作；医务处负责质控管理。

表 2-1-1-2　项目团队成员

姓名	部门	职称	参与内容
马青变	急诊科	主任医师	总体规划
葛洪霞	急诊科	副主任医师	培训指导
李硕	急诊科	副主任医师	培训指导
田慈	急诊科	副主任医师	具体实施
李姝	急诊科	副主任医师	总结反馈
张喆	心外科	主任医师	序贯治疗
崔鸣	心内科	主任医师	序贯治疗
董书	医务处	管理研究员	质控管理

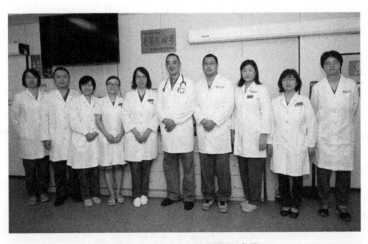

图 2-1-1-10　项目团队成员

案例 2　降低阴道分娩并发症（产后出血）发生率

项目负责人：北京大学第三医院　赵扬玉

项目起止时间：2021 年 6 月—2022 年 12 月

概述

1. 背景和目的：本院高危孕妇比例高，阴道分娩产后出血（postpartum haemorrhage，PPH）发生率超过 20%。本项目旨在到 2022 年将阴道分娩 PPH 发生率在 2020 年基线水平上降低 10%。

2. 方法：PPH 病因众多，管理复杂。项目多措并举，全面析因，识别 PPH 管理 5 个方面的 11 个问题和 17 个原因，提出针对性解决措施：加强分娩安全核查，完善应急响应预案；优化 PPH 出血计量方法；提高 PPH 诊断编码准确性；优化球囊等止血耗材配置，培训提高止血抢救技术；坚持 PPH 监测周报制度；开展基于病例讨论的质量改进；制定产房红绿灯等一系列管理工具和流程。

3. 结果：阴道分娩 PPH 发生率从 2020 年的 20.41% 降低到 2022 年的 13.86%，下降比例为 32%。

4. 结论：目标导向，证据驱动，持续优化质量改进措施；实现阴道分娩 PPH 发生率持续下降，形成以 PPH 风险评估—分级管理—应急响应、规范抢救、病例回顾为核心的 PRECARE 综合质量管理策略，并产生了一系列 PPH 质量管理工具，具有全国推广应用价值。

一、P 阶段

（一）主题选定

产后出血是我国孕产妇死亡首要原因。本院是北京市危重孕产妇救治中心，高危孕妇比例 > 70%，阴道分娩产后出血发生率高（20.4%）。如何建立可持续的阴道分娩产后出血管理策略，是强化分娩安全管理、提升产科救治能力亟待解决的管理问题。

（二）改进依据

"降低阴道分娩并发症发生率"是国家医疗质量安全改进目标之一（国卫办医函〔2021〕76 号），其中以降低阴道分娩产后出血发生率（国卫医质控便函〔2021〕13 号）为主要目标。

（三）监测指标

阴道分娩产后出血发生率。

（四）指标定义

$$阴道分娩产后出血发生率 = \frac{阴道分娩产妇中发生产后出血例数}{同期阴道分娩例数} \times 100\%，每年。$$

（五）目标值

到 2022 年阴道分娩产后出血发生率降到 18.37% 或更低（相比 2020 年水平上降幅至少 10%）。

（六）现况数值

2020 年阴道分娩产后出血发生率为 20.41%（552/2705）。

（七）预期延伸效益

编制管理工具，形成一套阴道分娩产后出血管理 SOP，发表核心期刊论文 ≥ 1 篇，并通过学术会议或培训推广质量改进策略。

（八）原因分析

产后出血病因众多，管理复杂，难以用单一质量管理工具、单线条策略识别质量问题。因此采用全员头脑风暴、临床观察、病例评估等多种措施分析阴道分娩产后出血防治的薄弱环节和关键问题。

1. 头脑风暴。连续召开多次会议系统讨论存在的问题和解决方法。这些问题被梳理为问题明确并可解决的、需要进一步调查明确的、需要不断循环和持续改进的三类，分别制定继续调查和改进措施。

2. 临床观察。所有一二线医护人员用 3 周时间，每人至少细致观察 1 例孕妇阴道分娩过程，识别产后出血防治方面存在的问题。

3. 病历评估。信息管理组每周查阅分娩病历，并将发现的临床处理、记录、诊断等问题在微信群反馈至所有临床医师。

通过鱼骨图全面梳理质量管理问题发生的原因（图 2-1-2-1）。

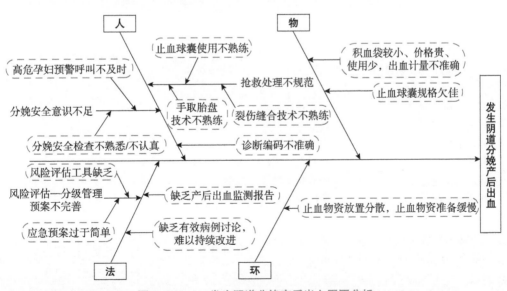

图 2-1-2-1 发生阴道分娩产后出血原因分析

（九）根因归纳

根据柏拉图（图 2-1-2-2），将占比 >80% 的主要问题列入首先解决计划。

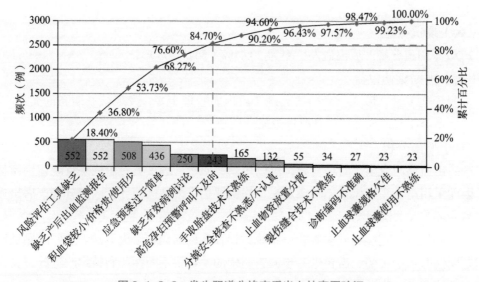

图 2-1-2-2　发生阴道分娩产后出血的真因验证

（十）对策计划

针对发现的问题和原因，讨论并运用 5W2H 制订相应计划与对策提出解决措施（表 2-1-2-1）。

表 2-1-2-1　5W2H 实施计划

关键环节	Why 原因	What 目标状态	How 措施	When 实施日期	How Often 频率	Where 地点	Who 负责人	参与人员
风险评估和分级管理预案	产后出血风险评估工具缺乏 高危孕妇预警呼叫不及时 产后出血应急预案过于简单	开发风险评估工具，建立应急响应制度	基于文献资料、数据分析和专家咨询法编制产后出血风险评估和分级管理预案表单	2021 年 8 月至 2022 年 4 月	每月	产房	赵扬玉 石慧峰 杨怡珂	科室全员
	分娩安全核查不熟悉 / 不认真	分娩安全核查执行率 100%	分娩安全核查培训	2021 年 8 月	每季度	产房	陈练	科室全员

续表

关键环节	Why 原因	What 目标状态	How 措施	When 实施日期	How Often 频率	Where 地点	Who 负责人	Who 参与人员
出血计量	积血袋较小/价格贵/使用少,出血计量不准确	常规使用积血袋计量产后出血	换用脑贴膜作为积血袋	2021年8月	每周	产房	卢娶	质控小组
抢救处理	止血球囊规格欠佳	配置更合适的止血球囊	制订新球囊的采购计划	2021年8月	每季度	质控办	卢娶	质控小组
抢救处理	止血物资放置分散	配置产后出血急救箱	制作产后出血急救箱	2021年10月	每月	产房	倪胜莲	临床三线
抢救处理	手取胎盘技术不熟练	胎盘滞留评估方法100%掌握;二线手取胎盘基本技巧100%掌握	强化技术培训	2021年10月	每月	示教室	杨怡珂	科室全员
抢救处理	止血球囊使用不熟练	止血球囊使用方法掌握率100%	球囊使用比赛	2022年7月	每季度		魏瑗	科室全员
抢救处理	裂伤缝合技术不熟练	一二线医护裂伤缝合技术	缝合技术比赛	2022年7月	每季度		倪胜莲	科室全员
诊断上报	诊断编码不准确	建立疾病诊断编码沟通机制	与病案科长期合作核查改进	2021年11月	每周	质控办	石慧峰	科室全员
病例回顾	缺乏产后出血监测报告	建立产后出血监测周报制度	每周专人发布产后出血周报	2021年8月至2022年12月	每周	质控办	王晓霞	质控小组
病例回顾	缺乏有效病例讨论	建立产后出血病例讨论制度	每周产后出血病例讨论,并不断优化调整病例讨论方法	2021年10月至2022年12月	每周	示教室	赵扬玉 魏瑗 陈练	质控小组 科室全员

二、D阶段

(一)有的放矢,系统改进

针对前期调研和会议讨论提出的系统性问题实施如下改进措施。

1.建立例会制度、监测报告制度和病例讨论制度。

2.强化产房分娩安全核查制度。由质控专员培训落实。

3. 完善高危预警呼叫制度。发现产房未完全遵照出血预警原则，由产房护士长和住院总医师负责落实高危孕妇二线看台、出血预警呼叫三线制度；由信息组分析高危因素，探究产后出血分级预警方案。

4. 提高出血计量准确性。发现出血计量不准确问题，换用脑外贴膜作为更经济、准确的积血袋，并加强培训规范出血量记录。

5. 提高诊断编码准确性。发现部分诊断编码错漏，由信息组负责督促，改进诊断编码质量，并与病案科和产科人员强化沟通。

6. 优化止血耗材配置。调研发现球囊现在用的是长条状，会撑开宫腔但不会有效压迫宫腔，由护士长负责采购新的更有效的球囊。

7. 提高止血抢救技术。发现部分医师存在手取胎盘、止血技术不熟练等问题，明确技术问题发现一项培训一项。

这一阶段集中解决了一部分系统性问题，但没有看到明显的效果，士气逐渐低落，因此开启下述第 2 阶段改进。

（二）证据驱动，持续优化

1. 继续坚持产后出血周报制度。为持续保持全员质量改进意识，坚持发布产后出血周报，并在 2022 年纳入了周三科室例会周报内容。

2. 开展基于病例讨论的质量改进。2021 年 10 月起实施，并编制了病例讨论模板，不断优化病例讨论组织形式。

（1）质控小组为核心的病例讨论（2021 年 10—12 月）。参与成员主要为病例相关医护人员、三四线医师、科室主任和护士长。讨论深入，但参与人员少，讨论结果未能实现向全员反馈。

（2）每周全科产后出血病例讨论（2022 年 1—9 月）。考虑上述局限性，改为每周三全科讨论上周产后出血病例。为进一步调动病例讨论积极性，质量改进小组对病例讨论做了组织分工，1～2 名高年资和低年资医师组成小组负责每 2 周的病例讨论。同时由质控办公室每周总结讨论提出的改进方案，向全员反馈（图 2-1-2-3）。

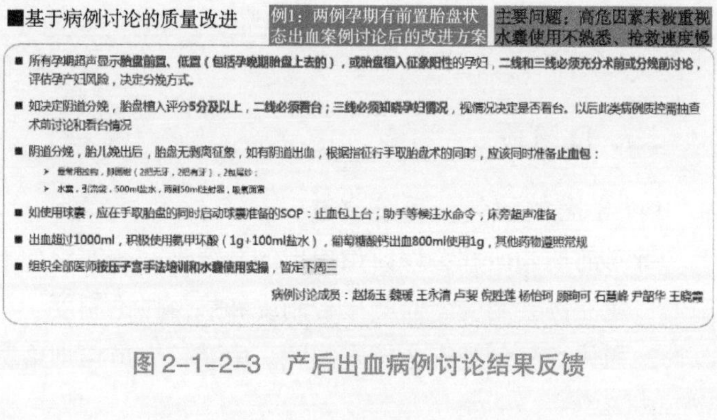

（3）Debriefing 复盘式病例讨论（2022 年 9—12 月）。全科病例讨论受众广，但讨论深入度低，低年资医师参与感不够。质量改进小组因此增加了每月复盘式病例讨

图 2-1-2-3　产后出血病例讨论结果反馈

论，分解整个救治环节，在复原情境中引导一二线医护人员探索、发现和思考问题。

3. 针对难点问题制定一系列辅助管理工具并强化培训。

（1）设计和配置了产后出血急救箱，提高抢救速度。

（2）针对风险评估和分级管理工具缺乏问题，经过4轮全员意见征集制定产后出血风险筛查和管理预案表（产房红绿灯）。

（3）针对产后出血抢救规范性问题，制定了产后出血抢救记录表。

（4）针对第四产程产后出血例数较多的问题，制定了预防第四产程出血的管理办法。

三、S阶段

质量改进项目实施以后，团队产后出血处理能力整体提升，阴道分娩产后出血发生率呈持续下降趋势，从2020年的20.41%降低到2022年的13.86%（下降32%），远超最初设定的质量改进目标（18.37%），显示质量改进措施的突出成效（图2-1-2-4）。

四、A阶段

团队将相关制度和流程固化，总结为以产后出血风险评估—分级管理—应急响应（risk screening，hierarchical management and preparedness）、规范抢救（standardized rescue）、病例回顾（case review）为核心的PRECARE综合质量管理策略（图2-1-2-5）。

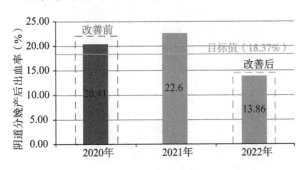

图2-1-2-4 阴道分娩产后出血率改善前后对比

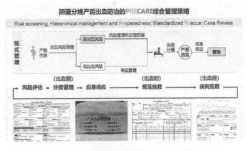

图2-1-2-5 阴道分娩产后出血防治的PRECARE综合质量管理策略

五、项目团队介绍

项目由产科牵头，医务处和儿科共同参与。产科负责整体项目设计、组织、实施和评估；医务处参与项目流程设计和督导，并在组织病例讨论和调整讨论模式方面起到了重要指导作用；儿科团队则参与了项目实施中的临床管理（表2-1-2-2、图2-1-2-6）。

表 2-1-2-2 项目团队成员

姓名	部门	职称	参与内容
赵扬玉	产科（临床）	主任医师	项目整体设计和管理
石慧峰	产科（质控）	助理研究员	工具开发和组织实施
魏瑗	产科（临床）	主任医师	项目指导、组织实施和病例讨论
陈练	产科（临床）	副主任医师	技能培训和病例讨论
杨怡珂	产科（临床）	主治医师	工具开发、技能培训和病例讨论
卢契	产科（护理）	副主任护师	物质配置、技能培训和病例讨论
倪胜莲	产科（护理）	副主任护师	工具开发、技能培训和病例讨论
胥雪冬	医务处	管理研究员	项目管理指导
董书	医务处	管理副研究员	项目管理指导
韩彤妍	儿科	主任医师	协助病例管理
王晓霞	产科（质控）	无	项目日常管理

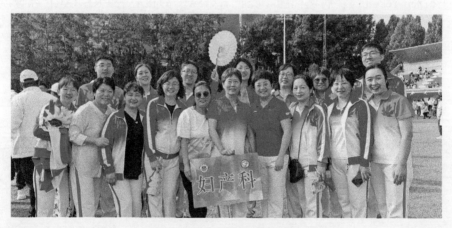

图 2-1-2-6 项目团队成员

案例3　降低骨科手术患者术后31天内非计划重返手术室再手术率

项目负责人：北京大学第三医院　孙垂国，欧阳汉强

项目起止时间：2020年1月—2022年12月

概述

1. 背景和目的：非计划再手术的概念由Hirshberg在1997年提出，是指在术后31天内或同一次住院期间，住院患者因前次手术导致的并发症或其他不良结果而重返手术室再次手术。非计划重返手术室再手术率是行业通用的反映手术质量安全的指标之一，其发生可能涉及术前评估不足、手术设计缺陷、手术操作失误或患者术后管理不到位等多种原因。《国家医疗服务与质量安全报告》显示我国非计划重返手术室再手术率近年来未见明显改善。本院骨科2020年的非计划再手术率较高，降低其发生率对提高整体医疗质量安全水平具有重要意义。

2. 方法：运用PDSA质量管理工具，制定非计划重返手术室再手术的规范预防方案，采取完善术前讨论等制度、规范流程、强化培训、建立非计划再手术PPT病例库、构建非计划再手术风险智能预测模型等系列措施，对科室人员进行线上、线下的专项培训措施。

3. 结果：非计划重返手术室再手术率从0.66%降低至0.45%，达到预期目标。

4. 结论：PDSA有效降低了骨科的非计划重返手术室再手术率，规范了非计划再手术病例的临床管理流程。

一、P阶段

（一）主题选定

2015—2019年本院骨科共发生非计划再手术病例325例（图2-1-3-1，图2-1-3-2），其中最常见的缺陷为血肿155例（占比47.69%，再手术率0.396%）、切口感染55例（占比16.92%，再手术率0.141%）、神经功能损伤46例（占比14.15%，再手术率0.118%）、置钉失误28例（占比8.62%，再手术率0.072%）、引流管断裂13例（占比4.00%，再手术率0.033%）等。目前，本院骨科非计划再手术预防中主要存在预防意识不足、用药不规范、操作不仔细、科室管理制度不完善等问题。若不改进，会增加患者住院费用、延长平均住院日，以及增加医院医疗纠纷发生率、医疗不良事件发生率和手术死亡率。因此，有必要通过对再手术原因进行分析，建立一套能有效降低骨科患者非计划再手术率的工作体系，帮助骨科医师科学评估患者情况，规范手术操作流程，提升医院医疗质量安全管理水平。

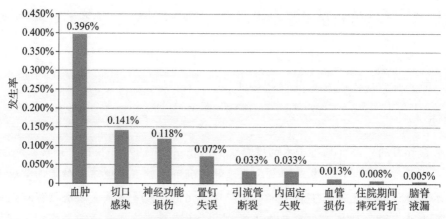

图 2-1-3-1 2015—2019 年骨科非计划再手术缺陷的发生率

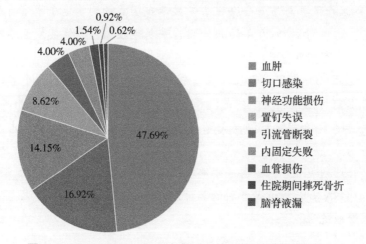

图 2-1-3-2 2015—2019 年骨科非计划再手术缺陷的占比

（二）改进依据

1.《国家卫生健康委办公厅关于印发 2022 年国家医疗质量安全改进目标的通知》（国卫办医函〔2022〕58 号）中目标八提出降低非计划重返手术室再手术率（NIT-2022-Ⅷ），并指出非计划重返手术室再手术率是行业通用的反映手术质量安全的指标之一。为降低非计划重返手术室再手术率，医疗机构应成立由医务、临床科室、麻醉、护理等相关部门组成的专项工作小组，并指定牵头部门。

2.《关于开展全面提升医疗质量行动（2023—2025 年）的通知》（国卫医政发〔2023〕12 号）中指出通过手术质量安全提升运动，降低手术并发症、围手术期死亡及非计划重返手术室再手术率。

3. 国家卫生健康委医政医管局编制的《2021 年国家医疗服务与质量安全报告》中指出，降低非计划重返手术室再手术率对提高整体医疗质量安全水平具有重要意义，医疗机构应建立多部门联合监测及评价机制，建立激励约束机制。

（三）监测指标

非计划重返手术室再手术发生率。

（四）指标定义

手术患者术后 31 天内非计划重返手术室再手术率 ＝

$$\frac{术后31天内重返手术室非计划再手术例数}{同期出院患者手术例数} \times 100\%，每年度。$$

（五）目标值

2022 年骨科非计划重返手术室再手术率降低到至 0.5% 以下。

（六）现况数值

2020 年度骨科非计划重返手术室再手术率为 0.66%。

（七）预期延伸效益

1. 制定 SOP 1 个，发表论文 4 篇。

2. 实现对于骨科非计划再手术危险因素的评估，并基于大数据和人工智能建立非计划再手术的风险预测模型。

（八）原因分析

通过小组讨论构建鱼骨图（图 2-1-3-3），从人、机、料、法、环 5 个方面对骨科产生非计划再手术的原因进行缜密分析，找到 7 个主要原因，分别为预防意识不足、用药不规范、操作不仔细、科室管理制度不完善、金属内植物折损、并发症判定不统一、引流管设计缺陷。

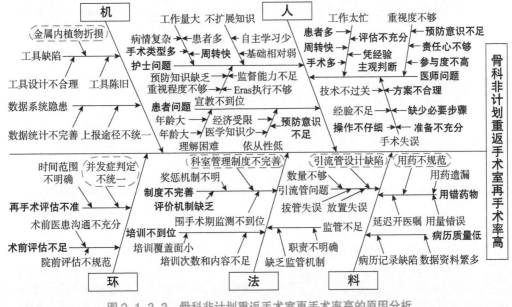

图 2-1-3-3　骨科非计划重返手术室再手术率高的原因分析

（九）真因验证

基于问卷调查，根据柏拉图（图 2-1-3-4），按照二八法则，找到占有 80% 的原因，将主要问题列入首要解决的计划。

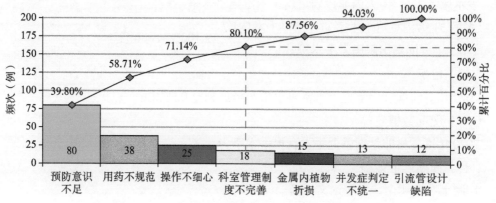

图 2-1-3-4　骨科非计划重返手术室再手术率高的真因验证

（十）对策计划

研究小组根据原因分析中发现的几个关键问题，针对真因充分讨论，运用 5W2H 制订相应计划与对策，进入执行阶段（表 2-1-3-1）。

表 2-1-3-1　5W2H 实施计划

Why	What	How	When	How often	Where	Who
预防意识不足	提高对于再手术高危因素的防范意识，术前评估合格率达到 100%	完善评估流程，建立科室讨论制度，明确手术并发症的治疗指征及措施流程	2020 年 1 月	每月	骨科护理部	欧阳汉强许蕊凤
		建立骨科非计划再手术的风险智能预测模型	2020 年 1 月	每年	病案科信息管理与大数据中心	陈剑铭李维
用药不规范	伤口感染率降至 0.1% 以下	制定标准用药方案	2020 年 2 月	每月	骨科	胡元裕
		监测围手术期，数据应用于补充用药不规范记录	2020 年 2 月	每月	信息管理与大数据中心	李维
操作不仔细	手术操作规范率达到 100%	制定手术操作规范，录制手术教学及 VR 视频	2020 年 1 月	每月	骨科	孙垂国
		建立骨科围手术期综合管理体系	2020 年 1 月	每月	手术室麻醉科医工处	邓述华李民田耘

续表

Why	What	How	When	How often	Where	Who
科室管理制度不完善	再手术流程规范率达到100%	制定非计划再手术管理方案，明确科室管理办法和奖惩机制	2020 年 3 月	每 2 年	骨科	孙垂国
		建立非计划再手术专项培训机制，定期监测并汇报再手术率变化	2020 年 3 月	每 2 年	医务处	董书

二、D 阶段

（一）建立非计划再手术科室讨论制度

从 2020 年 1 月起骨科建立非计划再手术病例讨论制度，收集再手术术中照片、视频和标本，每月集中对上个月的再手术病例进行全科汇报（图 2-1-3-5），讨论治疗过程中的发现问题并制定相应的解决方案，优化预防措施流程及科室管理规范。

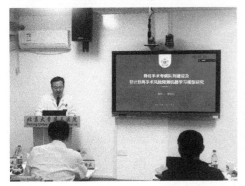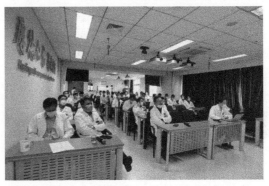

图 2-1-3-5　骨科每月一次的非计划再手术病例讨论会

（二）明确手术并发症的治疗指征及措施流程

对非计划再手术的并发症常见治疗指征进行总结（图 2-1-3-6），对治疗指征进行认定，引入国内外文献中行业指南及专家共识，通过对比分析发现符合 2018 年中国医院协会发布的团体标准中对医疗并发症的定义，满足科室管理需要。同时，结合科室自身特点，明确非计划再手术的预防及治疗措施流程。

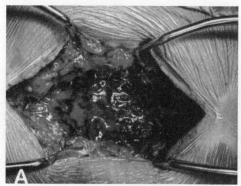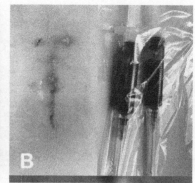

A：血肿 　　　　　　　　　B：切口感染

图 2-1-3-6　手术并发症的常见治疗指征

（三）制定科室管理办法和奖惩机制

制定北医三院骨科科室管理办法，严格落实手术安全核查制度，强化围手术期管理。制定非计划再手术专家无记名投票表，建立公正、公平、公开的奖惩机制（图 2-1-3-7）。

图 2-1-3-7　骨科非计划再手术科室管理办法及专家无记名投票表

（四）制定手术操作规范，录制手术教学及 VR 视频

邀请科室中各个专业方向的多位知名专家及有丰富临床经验的高年资医师，对颈椎病、胸椎病、腰椎病、关节置换及骨折创伤等疾病进行手术操作的规范化培训及经验分享。同时，针对上述 5 类疾病录制手术标准操作的教学视频及 VR 视频（图 2-1-3-8）。

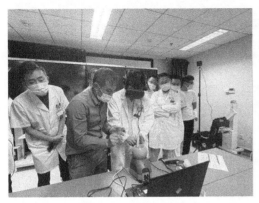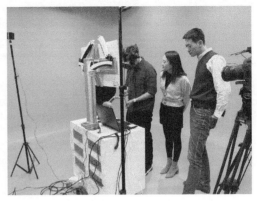

图 2-1-3-8　骨科录制标准化手术教学及 VR 视频

（五）非计划再手术专项培训机制

采取线上、线下相结合的培训方式，在科室内部和全院范围内进行非计划再手术知识的专项培训，同时在北医三院官网平台发布培训视频及资料，让全院职工进行自主学习并考核（图 2-1-3-9）。

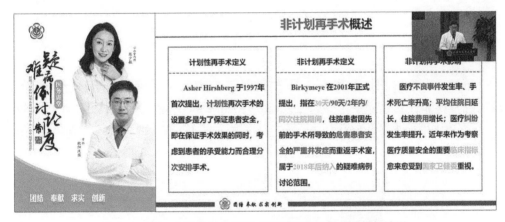

图 2-1-3-9　骨科非计划再手术管理经验的全院分享与培训。
左侧为海报，右侧为北医三院官网平台发布的培训视频

（六）建立骨科围手术期综合管理体系

联合医务处、信息管理与大数据中心、病案科和护理部，通过建立院前管理中心、术前预采血系统、多学科会诊平台、骨科手术意外险机制等环节，逐步构建骨科围手术期综合管理体系（图 2-1-3-10），降低手术并发症发生率。

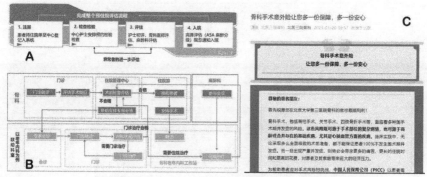

A：院前管理中心　　B：多学科会诊平台　　C：手术意外保险

图 2-1-3-10　骨科围手术期综合管理体系

（七）建立骨科非计划再手术的风险智能预测模型

基于北医三院骨科医疗大数据库发表非计划再手术的科研论文，并结合信息管理与大数据中心自主开发的机器学习技术，构建针对不同骨科专病的多个非计划再手术风险智能预测模型，从而挖掘骨科非计划再手术的高危因素，更加全面地展现骨科不同病种的非计划再手术真实情况，并发表高质量论文，建立临床指南和行业共识。

三、S 阶段

1. 通过以上举措，对 2020 年 1 月至 2022 年 12 月的所有骨科手术进行整理分析，北医三院骨科非计划重返手术室再手术率从 2020 年的 0.66% 降低至 2021 年的 0.52%，而在 2022 年则进一步降低到 0.45%，达到目标值，而且在国内外目前已发表的研究相关报道中为最低水平之一（图 2-1-3-11）。

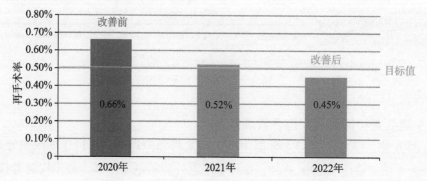

图 2-1-3-11　2020—2022 年骨科改善管理后非计划重返手术室再手术率改善前后对比

2. 骨科通过一系列综合管理措施，有效降低了非计划重返手术室再手术率。相比 2020 年，2022 年的血肿发生率从 0.35% 降低到 0.22%，切口感染发生率从 0.13% 降低到 0.07%，神经功能障碍发生率从 0.06% 降低到 0.05%，内固定位置不佳发生率从 0.05% 降低到 0.03%。

四、A 阶段

1. 临床医护人员制定骨科非计划再手术 SOP 流程，采取恰当预防措施（图 2-1-3-12），做到早管、早防、早治。

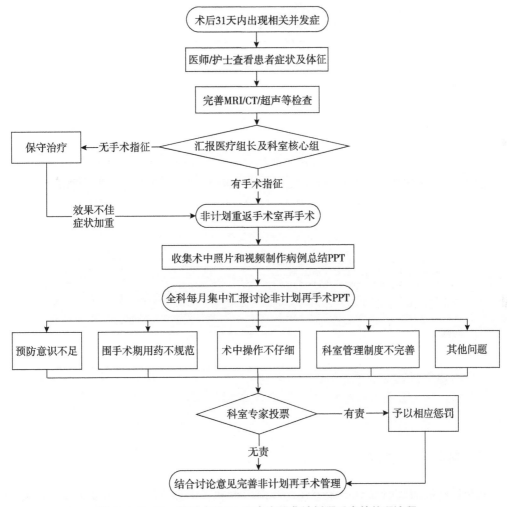

图 2-1-3-12　骨科术后 31 天内出现非计划再手术的处理流程

2. 从 2020 年开始每月收集并建立非计划再手术 PPT+Excel 病例库（图 2-1-3-13），对所有病例的治疗过程进行详细记录，对手术原因实现汇总及分析，为科学管理提供数据支持，实现对各临床医师及不同术者的客观评价。同时从医患的角度，PPT+Excel 病例库也切实提高了骨科医师处理手术并发症的临床经验，降低了患者发生类似并发症的概率。

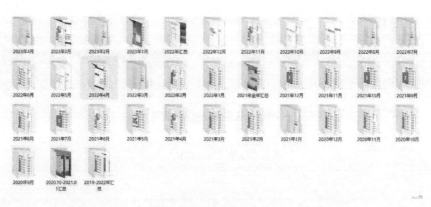

图 2-1-3-13　骨科非计划再手术 PPT 及 Excel 病例库

3. 基于本项工作，目前已在骨科领域国际知名期刊 *The Spine Journal* 和 *Spine* 发表 SCI 论文 3 篇，在中华医学系列期刊发表论文 1 篇（图 2-1-3-14）。非计划再手术风险智能预测模型课题获得科研基金 50 万元，并推广应用于 4 家医院。

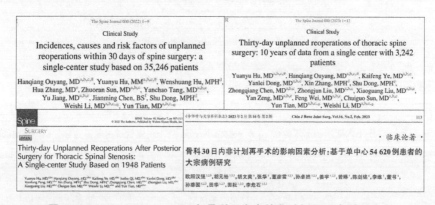

图 2-1-3-14　2020—2022 年骨科已发表的非计划再手术科研论文

五、项目团队介绍

本项目团队由骨科科室牵头主导，并由医务处、信息管理与大数据中心、病案科、手术室、麻醉科、护理部、医工处多部门共同协助，各部门负责人均为相关科室主要负责临床并发症和医疗安全的领导或具体工作人员（表 2-1-3-2）。骨科医疗主任负责总体规划和部署，骨科团队主要负责搭建非计划再手术工作体系、发现并记录相关数据及统筹协调（图 2-1-3-15）。项目组成员均已接受医疗质量管理培训，具有相关医疗质量管理技能。

表 2-1-3-2　项目团队成员

姓名	部门	职称	参与内容
孙垂国	骨科	主任医师	项目总体规划
欧阳汉强	骨科	主治医师	临床数据管理
胡元裕	骨科	住院医师	临床数据分析
董书	医务处	管理副研究员	患者信息管理
李维	信息管理与大数据中心	高级工程师	临床大数据整理
陈剑铭	病案科	主管技师	病案数据整理
邓述华	手术室	主任护师	手术管理
李民	麻醉科	主任医师	麻醉管理
许蕊凤	护理部	主任护师	围手术期护理
田耘	医工处	主任医师	医疗器械管理

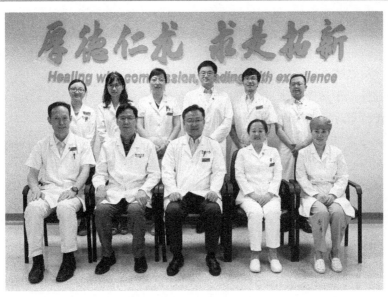

图 2-1-3-15　项目团队成员

参考文献

[1] 欧阳汉强，胡元裕，胡文爽，等.骨科 30 日内非计划再手术的影响因素分析：基于单中心 546 20 例患者的大宗病例研究.中华骨与关节外科杂志，2023，16（2）：113-121.

[2] Ouyang H，Hu Y，Hu W，et al. Incidences，causes and risk factors of unplanned reoperations within 30 days of spine surgery：a single-center study based on 35 246 patients. Spine J，2022，22（11）：1811-1819.

案例 4　降低供者使用 COM.TEC 细胞分离机采集外周干细胞时血小板的损失率

项目负责人：北京陆道培血液病医院　周菁，仝雪娟

项目起止时间：2022 年 1 月—2023 年 3 月

概述

1. 背景和目的：外周血干细胞主要是采集血液中的单个核细胞，因血小板与单个核细胞的比重相近，当全血经分离机离心后，血小板位于单个核细胞上层，因此在采集外周血干细胞时会采集一些血小板，造成血小板的损失。本院造血干细胞移植目前以外周血干细胞为主，成人患者移植所需的细胞计数较多，供者需要采集 2～3 次的外周血干细胞才能满足移植需求。随着采集次数的增加供者血小板计数也会越来越低，供者血小板值过低不仅有潜在出血的风险，还会因外周血干细胞采集计数不够导致患者干细胞移植的失败。降低供者血小板损失不仅保证了供者的采集安全也能保证患者顺利完成干细胞移植。

2. 方法：运用 PDSA 质量管理工具，通过修订《COM.TEC 细胞分离机采集外周血干细胞操作规程》《工作制度》，完善采集流程等措施降低供者使用 COM.TEC 细胞分离机采集外周干细胞时血小板的损失率。

3. 结果：降低了供者在使用 COM.TEC 细胞分离机采集外周血干细胞时血小板损失率，由干预前的 43.15% 下降至 34.18% 保证了供者的采集安全。

4. 结论：使用 PDSA 质量管理工具，降低供者使用 COM.TEC 细胞分离机采集外周血干细胞时血小板损失率，保证了供者的采集安全。

一、P 阶段

（一）主题选定

本院造血干细胞移植目前以外周血干细胞为主，2021 年 4—12 月本院采集外周血干细胞 139 人次共计 239 台，采集骨髓干细胞 27 人次，平均每人采集外周血干细胞 1.74 次；2022 年本院采集外周血干细胞 267 人次共计 480 台，采集骨髓干细胞 63 人次，平均每人采集外周血干细胞 1.80 次。因此健康供者平均需要采集 2 次外周血干细胞才能达到患者移植所需细胞计数 $[\text{MNC}:(6\sim8)\times10^8/\text{kg}, \text{CD}34^+:(2\sim4)\times10^6/\text{kg}]$。分析 2022 年第一季度在本院使用 COM.TEC 细胞分离机采集外周血干细胞时供者血小板损失情况，血小板损失率最高 63.19%，最低 16.26%，平均 43.15%。其中健康供者在第 2 次采集外周血干细胞后血小板值低于 $80\times10^9/\text{L}$ 的有 12 人占 14.81%，血小板值过低供者

不仅有潜在出血的风险还会因外周血干细胞采集计数不够导致患者干细胞移植的失败。因此，降低供者血小板损失率在外周血干细胞采集过程中是迫在眉睫需要解决的问题。

（二）改进依据

1.《诊断学（第8版）》第四篇《实验诊断》中血小板计数参考值：（100～300）×10^9/L。

2.《血站技术操作规程》（国卫医函〔2019〕98号附件）附录 I《献血者健康检查要求》I.5.3.2 单采血小板献血者采前血小板计数（Plt）≥ 150×10^9/L 且 < 450×10^9/L；I.5.3.3 预测采后血小板数（Plt）≥ 100×10^9/L。

3.《实用造血干细胞移植》第四篇《供者选择及造血干细胞的获取和保存》第二节《外周血干细胞动员和采集》中指出外周血干细胞采集过程中供者经过单采后血小板通常会降低 20%～30%。

4. 美国国家骨髓供者库（National Marrow Donors Program，NMDP）规定：若经过第 1 次单采后血小板低于 80×10^9/L，不应该再进行第 2 次采集。

（三）监测指标

供者使用 COM.TEC 细胞分离机采集外周血干细胞时血小板损失率。

（四）指标定义

外周干细胞采集过程中供者血小板损失率

$$x = \frac{(S1-S10)/S1 + (S2-S20)/S2 + (S3-S30)/S3 + \cdots + (SN-SN0)/SN}{N}$$

$\times 100\%$。

注：S1 指第 1 例供者采集前血小板计数；S10 指第 1 例供者采集后血小板计数；SN 指第 N 例供者采集前血小板计数；SN0 指第 N 例供者血采集后血小板计数；N 指共采集外周血干细胞的总例数。

（五）目标值

2023 年第一季度应用 COM.TEC 血细胞分离机采集外周血干细胞时，健康供者血小板损失率达到 30% 以下。

（六）现况数值

2022 年第一季度应用 COM.TEC 血细胞分离机采集外周血干细胞时，健康供者血小板损失率为 43.15%。

（七）预期延伸效益

SOP 1 个、发表论文 1 篇、会议投稿 1 篇。

（八）原因分析

运用鱼骨图进行原因分析（图 2-1-4-1）。通过输血科细胞分离室全体人员、临床医师、细胞分离机厂家工程师进行分析讨论、头脑风暴，找出影响健康供者在使用 COM.TEC 细胞分离机采集外周血干细胞时血小板损失较多的末端原因。

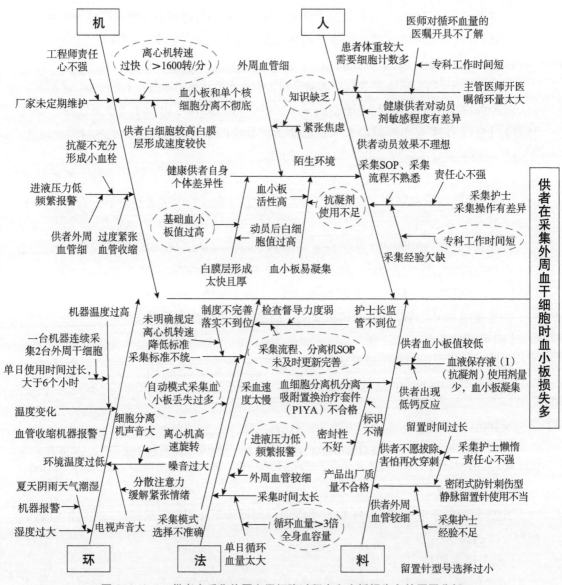

图 2-1-4-1　供者在采集外周血干细胞过程中血小板损失多的原因分析

（九）真因验证

按照二八法则，供者血小板损失率较高的约 80% 的原因为细胞分离机离心机转速过快（＞ 1600 转 / 分）、供者缺乏外周干细胞采集相关知识、循环血量＞ 3 倍全身血容量（total blood volume，TBV）、选择自动模式采集，绘制柏拉图（图 2-1-4-2）。为了更快速有效地改善现况，接下来将上述四个问题作为首要解决项目。

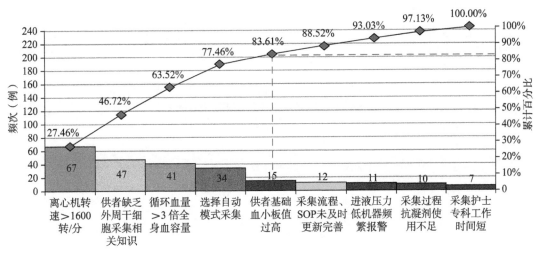

图 2-1-4-2 供者在采集外周血干细胞过程中血小板损失多的真因验证

（十）对策计划

根据真因进行项目组全体人员会议讨论，运用 5W2H 制订相应的实施计划，进入执行阶段（表 2-1-4-1）。

表 2-1-4-1 5W2H 实施计划

Why	What	How	When	How often	Where	Who
离心机转速＞1600转/分	适当降低离心机转速至1400～1550转/分，使单个核细胞与血小板更好分离，减少血小板混入	1. 不定期自查，对发现的问题归类整理对接工程师	2022 年 4 月	/	办公室	仝雪娟
		2. 修订《COM.TEC 细胞分离机采集外周血干细胞操作规程》进行全员培训	2022 年 4 月	/	采集间	周菁
供者缺乏外周干细胞采集相关知识	采集前健康宣教讲解相关知识及注意事项，缓解紧张焦虑心理	1. 根据采集计划提前发放《外周干细胞采集告知书》进行健康宣教	2022 年 3 月—2023 年 3 月	每例	采集间	刘丽聪
		2. 修订《细胞分离室工作制度》	2022 年 3 月	/	办公室	周菁

Why	What	How	When	How often	Where	Who
循环血量 >3倍全身血容量	根据供患者体重关系建议医师单日循环血量尽可能≤3倍供者全身血容量	1.医师开立循环血量医嘱时评估供患者体重关系，循环血量尽量少于3倍全身血容量	2022年4月—2023年3月	/	办公室	王慧芳
		2.采集护士准确计算供者全身血容量，循环血量>3倍全身血容量时与医师沟通建议减少循环血量	2022年4月—2023年3月	每例	采集间	王兰
选择自动模式采集	选择自动模式采集会增加血小板的损失率	1.修订《COM.TEC 细胞分离机采集外周血干细胞操作规程》将自动模式改为手动模式采集	2022年3月—2023年3月	/	采集间	周菁
		2.进行全员培训，不定期自查	2022年3月—2023年3月	/	采集间	仝雪娟

二、D 阶段

1.不定期自查，对发现的问题归类整理对接工程师。探讨在外周血干细胞采集过程中血小板损失较多的问题，工程师根据经验建议我们可适当降低离心机转速（图 2-1-4-3、图 2-1-4-4）。

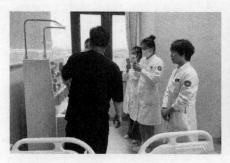

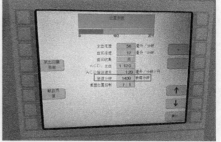

图 2-1-4-3　工程师进行培训　　图 2-1-4-4　手动调节分离机转速界面

2.完善修订《COM.TEC 细胞分离机采集外周血干细胞操作规程》进行全员操作培训，根据供者采集前血小板值手动降低离心机转速：①血小板计数≤ 150×10^9/L，离心机转速降低 100 转 / 分；②血小板计数＞ $150 \times 10^9/L$ 且≤ $200*10^9/L$，离心机转速降低 150 转 / 分；③血小板计数＞ $200 \times 10^9/L$ 且≤ $300 \times 10^9/L$，离心机转速降低 200 转 / 分（图 2-1-4-5）。

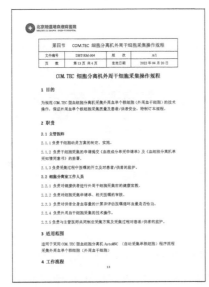
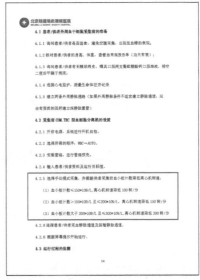

图 2-1-4-5 COM.TEC 细胞分离机采集外周血干细胞操作规程

3. 修订《细胞分离室工作制度》，采集护士根据外周干细胞采集计划提前 3 ～ 4 天对供者进行健康宣教并发放《外周干细胞采集告知书》，使每位供者对外周干细胞采集有一定的认识并了解采集期间注意事项，从而缓解紧张、焦虑、恐惧的心理（图 2-1-4-6、图 2-1-4-7）。

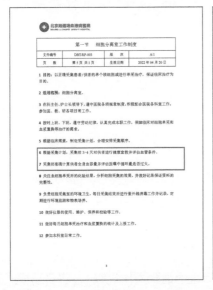
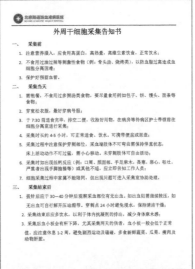

图 2-1-4-6 细胞分离室工作制度　　图 2-1-4-7 外周干细胞采集告知书

4. 整理干细胞采集相关数据（循环量对供者血小板损失的影响），与临床医师进行沟通了解血小板损失过多与循环量存在一定关系（图 2-1-4-8、图 2-1-4-9）。

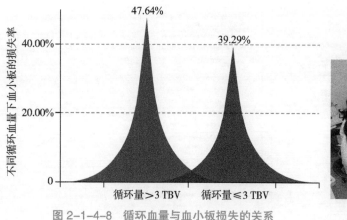

图 2-1-4-8　循环血量与血小板损失的关系

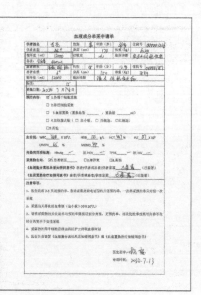

图 2-1-4-9　项目组分析讨论

5. 细胞分离室工作人员准确计算供者全身血容量，当医嘱循环量＞3 倍全身血容量时与医师沟通，建议医师根据供患者体重关系是否可以适当降低单日循环血（15 000 mL/10 000 mL → 13 000 mL/12 000 mL）。医师再次评估供患者体重关系最终确定单日循环血量（图 2-1-4-10）。

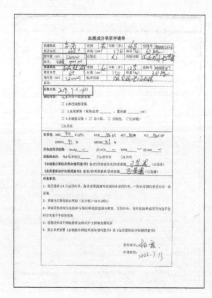

图 2-1-4-10　血液成分单采申请单

6. 修订《COM.TEC 细胞分离机采集外周血干细胞操作规程》，将自动模式采集改为手动模式并进行全员培训（图 2-1-4-11、图 2-1-4-12）。

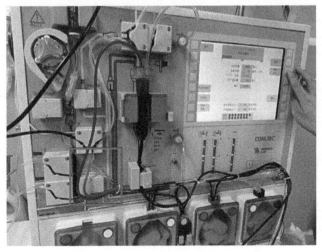
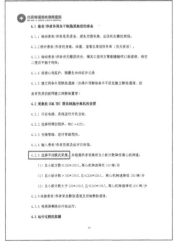

图 2-1-4-11 手动模式采集外周血干细胞 　　图 2-1-4-12 COM.TEC 分离
机操作规程

7. 所有采集工作人员严格根据修订的 SOP 进行外周血干细胞采集，并认真记录每次采集的相关数据。科主任、护士长不定期抽查工作人员是否按照新修订的《工作制度》《操作规程》进行采集，监督执行情况使科室内全体人员知晓执行率达到100%（图 2-1-4-13）。

图 2-1-4-13 输血科细胞分离室质量检查表

8. 科主任、护士长不定期抽查，监督执行情况，并组织科室全体人员根据历史采集数据进行讨论分析，定期召开科室内质量分析会，提出问题采取干预措施并及时评价效果（图 2-1-4-14、图 2-1-4-15）。

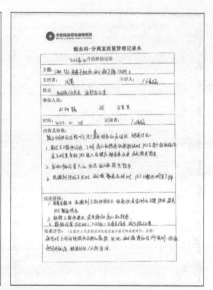

图 2-1-4-14　输血科细胞分离室质量分析会会议记录

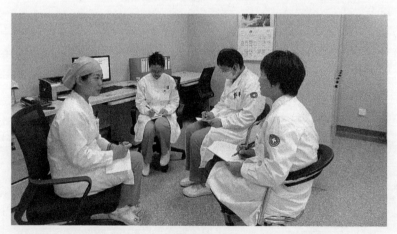

图 2-1-4-15　输血科细胞分离全体人员讨论分析

三、S 阶段

通过对上述计划措施的执行落实，截至 2023 年第一季度本院供者使用 COM.TEC 细胞分离机采集外周血干细胞血小板损失率较项目启动前有了明显改善。2023 年第一季度供者在采集外周血干细胞前后血小板平均损失率为 34.18%（图 2-1-4-16）。

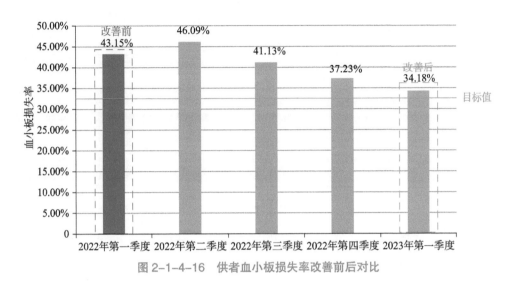

图 2-1-4-16　供者血小板损失率改善前后对比

四、A 阶段

1. 本次项目主要通过在外周血干细胞采集过程中针对细胞分离机离心机转速过快（＞ 1600 转 / 分）、供者缺乏外周干细胞采集相关知识、循环血量＞ 3 倍全身血容量、选择自动模式采集等 4 个主要原因采取相应措施，供者在使用 COM.TEC 细胞分离机采集外周血干细胞时血小板损失率由干预前的 43.15% 下降至 34.18%，虽然没有达到预设目标值，但总体呈下降趋势。减少了由于供者血小板降低过多需要输注异体血小板才能继续完成采集的情况。

2. 通过与临床医师、工程师沟通、修订《COM.TEC 细胞分离机采集外周血干细胞操作规程》《工作制度》，完善采集流程等体现了我科室在发现问题后及时运用 PDSA 质量管理工具解决问题的良好工作模式。科室全体人员在科主任、护士长带领下认真学习讨论、不断优化采集方法得到了患者家属及临床医师的一致好评，在保证供者采集安全的前提下为患者顺利完成干细胞移植提供最重要的保障。

五、项目团队介绍

此项目小组成员为 3 ～ 10 人（表 2-1-4-2、图 2-1-4-17），由输血科周菁主任、输血科细胞分离室全雪娟护士长负责案例项目的总体规划、相关制度及 SOP 的修订与完善、同临床科室及细胞分离机厂家技术部门的沟通、科室内培训及日常监督抽查管理等工作。临床医师负责供者干细胞动员方案的制定实施、提交《血液成分单采申请单》《血细胞分离机单采知情同意书》的签署、负责采集过程中医嘱的开立及对供者的监护。输血科细胞分离室其他成员负责执行医嘱采集外周血干细胞并收集相关数据，发现问题及时反馈，协助项目推进。

表 2-1-4-2　项目团队成员

姓名	部门	职称	参与内容
周菁	输血科	主管技师	沟通培训、完善制度、制定 SOP、督查
仝雪娟	细胞分离室	主管护师	沟通培训、完善制度、制定 SOP、督查
林杉	技术工程师	技术部经理	培训机器操作
王慧芳	血液二病区	主治医师	动员方案、采集医嘱、采集过程监护
刘春梅	血液二病区	住院医师	动员方案、采集医嘱、采集过程监护
刘丽聪	细胞分离室	护师	采集外周血干细胞、收集数据
王兰	细胞分离室	护师	采集外周血干细胞、收集数据
王芳芳	细胞分离室	护师	采集外周血干细胞、收集数据

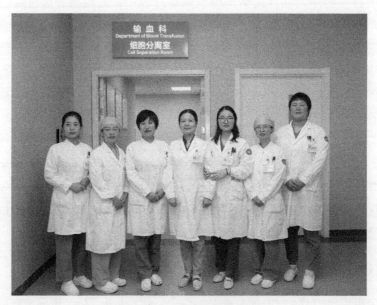

图 2-1-4-17　项目团队成员

案例5　降低手术患者并发症发生率

项目负责人：成都市新都区人民医院　邓岚峻，翟洪建，李峥
项目起止时间：2022年1月—2023年9月

概述：

1. 背景和目的：手术并发症不仅增加患者的痛苦，延长患者的诊疗时间，增加医疗费用，甚至危及患者生命。国家三级医院评审标准、三级公立医院绩效考核等文件要求降低手术患者并发症发生率。医院2021年第四季度手术患者并发症发生率为1.08%（12/1109）高于同期全国三级公立医院水平，因此医院制定降低手术患者并发症发生率改进项目，通过提升医护人员专科诊治及手术并发症防治能力，增加患者手术并发症防治意识，切实落实围手术期管理措施，减少患者术后并发症发生，减轻患者痛苦，赢得患者及家属高度认可。

2. 方法：项目运用PDSA循环，院科两级加强医护人员的专科理论知识及并发症防治能力培训，通过手术宣教单、宣教视频、集体宣教、床旁指导等多种方式进行手术宣教，职能部门联合执行围手术期安全督查等措施不断提升医护人员技术水平，减少患者术后并发症发生。

3. 结果：医院手术患者并发症发生率2023年第一季度降低为0.19%（3/1615），收获患者感谢信及锦旗50次，较2021年同期增加26次，赢得患者及家属高度的认可。

4. 结论：运用PDSA质量管理工具可以有效降低医院手术患者并发症发生率。

一、P阶段

（一）主题选定

手术并发症不仅增加患者的痛苦，也会延长患者的诊疗时间，增加患者的医疗费用，甚至危及患者生命。医院2021年手术患者并发症发生率为0.77%（38/4918），其中11月发生率最高，为1.47%（5/341），而2021年全国三级公立医院手术患者并发症发生率0.53%，医院2021年手术患者并发症发生率高于2021年全国三级公立医院手术患者并发症发生率（图2-1-5-1）。

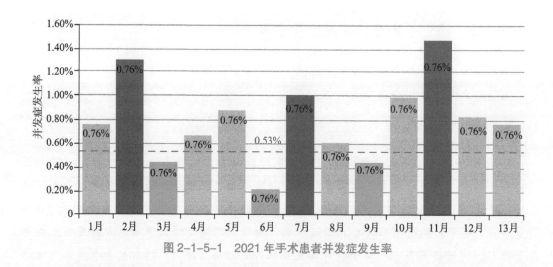

图 2-1-5-1　2021 年手术患者并发症发生率

（二）改进依据

1.《三级医院评审标准（2022 年版）实施细则》（国卫医政发〔2022〕31 号）中明确指出将疾病/手术并发症发生例数和发生率作为医疗质量安全的评价指标。

2.《国家三级公立医院绩效考核操作手册（2023 版）》（国卫办医政函〔2023〕49 号）中要求"医疗机构的手术患者并发症发生率逐步降低"。

（三）监测指标

降低手术患者并发症发生率。

（四）指标定义

1. 指标定义：考核年度择期手术患者发生并发症例数占同期出院的手术患者人数的比例。

2. 计算方法：手术患者并发症发生率 $= \dfrac{手术患者并发症发生例数}{同期出院的手术患者人数} \times 100\%$。

（五）目标值

2023 年第一季度开始医院手术患者并发症发生率低于 0.50%。

（六）现况数值

2021 年第四季度医院手术患者并发症发生率 1.08%（12/1109）。

（七）预期延伸效益

医院制作围手术期宣教单及视频 20 份，优化围手术期手术及护理流程 4 个，发表论文 2 篇，宣传通稿 5 篇。

（八）原因分析

运用鱼骨图进行原因分析（图 2-1-5-2），找到 8 个主要原因，分别为医护人员培训不足、患者手术相关知识欠缺、职能部门督导不足、医护人员操作不规范、患者基础状况不佳、制度不完善、医患沟通不足、患者文化程度不高。

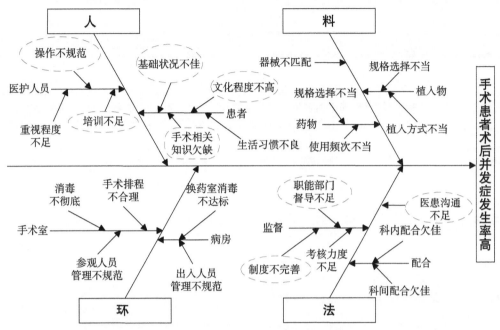

图 2-1-5-2　手术患者术后并发症发生率高的原因分析

（九）真因验证

根据柏拉图（图 2-1-5-3），按照二八法则，找到占有 80% 的三大原因：医护人员培训不足、患者手术相关知识欠缺、职能部门督导不足。

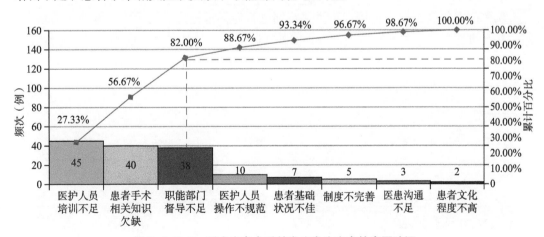

图 2-1-5-3　手术患者术后并发症发生率高的真因验证

（十）对策计划

根据真因充分讨论，运用 5W2H 制订相应计划与对策（表 2-1-5-1）。

表 2-1-5-1　5W2H 实施计划

Why	What	How	When	How often	Where	Who
医护人员培训不足	提升医护人员专科诊治及手术并发症防治能力	院科两级加强医护人员专科理论知识及手术并发症防治培训，学科主任查房指导及手术带教	2022 年 1 月	每周	会议室	雷铃
患者手术相关知识欠缺	增加患者对手术及并发症防治知识	科室通过手术宣教单、宣教视频、集体宣教、床旁指导等多种方式进行手术宣教	2022 年 1 月	每日	病房	刘娟
职能部门督导不足	医护人员切实执行围术期管理制度，切实落实围手术期患者管理措施	职能部门联合执行围手术期安全督查，召开手术患者术后并发症质量追踪会	2022 年 1 月	每月	手术麻醉中心病房会议室	邓岚峻

二、D 阶段

（一）院科加强培训，学科主任指导

院科两级加强医护人员培训，科室每周进行专科理论知识及手术并发症防治培训，医院每月进行"三基三严"培训，结合医院实际制定"三基三严"培训方案，并按方案实施培训，学科主任到院进行教学查房、手术及专科知识及手术细节讲授，提升医护人员专科诊治、手术操作及术后并发症防治能力（图 2-1-5-4）。

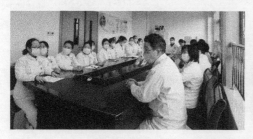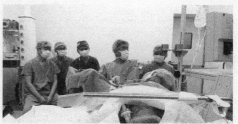

图 2-1-5-4　科室进行专科理论知识及手术并发症防治培训

（二）多种形式手术宣教

科室通过形象生动、简单易懂的手术宣教单、宣教视频、集体宣教、床旁指导等多

种形式进行手术宣教，提升患者对手术及并发症防治的认识，提升患者配合度，减少手术患者并发症发生，提升患者满意度（图2-1-5-5）。

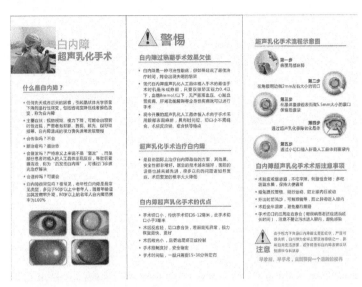

图2-1-5-5　手术宣教单（以白内障超声乳化手术为例）

（三）职能部门联合执行围术期安全督查，召开手术患者术后并发症质量追踪会

职能部门联合执行围术期安全督查，医政医管部联合护理部、感染管理科每月对手术麻醉中心及各手术科室进行术前评估、术前讨论、术前准备、手术安全核查及术后并发症防治、围手术期宣教、护理等督查，督导医护人员切实执行围术期管理制度，切实落实围手术期患者管理措施，每季度召开手术患者并发症质量追踪会，多部门科室头脑风暴讨论分析术后并发症发生原因，并针对相应问题提出切实有效整改措施，持续优化手术及护理流程，减少手术患者并发症发生，保障患者安全（图2-1-5-6）。

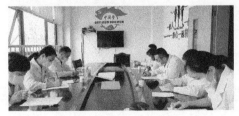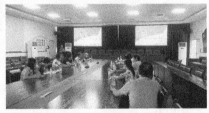

图2-1-5-6　感染病例专项讨论及手术患者并发症质量追踪会

三、S阶段

通过院科两级加强对医护人员的培训，科室开展多种形式的手术宣教，职能部门联合执行围术期安全督查，督导医护人员切实落实围手术期患者管理措施，召开手术患者并发症质量追踪会讨论分析术后并发症发生原因，持续优化手术及护理流程，减少手术患者并发症发生，医院手术患者并发症发生率由 1.08% 降低至 0.19%（图 2-1-5-7）。

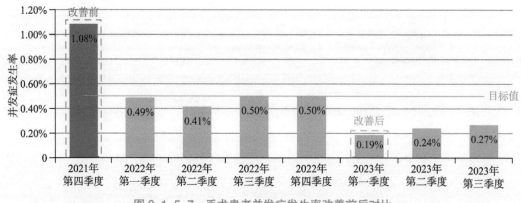

图 2-1-5-7　手术患者并发症发生率改善前后对比

四、A 阶段

医院在降低手术患者并发症发生率持续改进项目中制作并更新各类围手术期宣教单及视频 20 份，优化手术操作流程及围手术期护理流程 4 个，持续提升医疗服务质量，收获患者感谢信及锦旗 50 次，较 2021 年多 26 次，赢得患者及家属高度的认可（图 2-1-5-8）。

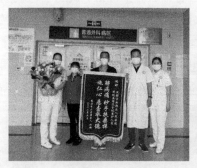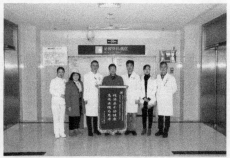

图 2-1-5-8　患者赠送锦旗

PDSA 循环贯穿于医院降低手术患者并发症发生率持续改进全过程，从改进成果可以看出运用 PDSA 质量管理工具可以有效降低医院手术患者并发症发生率。医院"降低手术患者并发症发生率"案例入围国家卫生健康委医院管理研究所"卓越"案例，在第二届"中国医疗质量大会"进行汇报分享（图 2-1-5-9）。

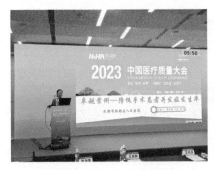
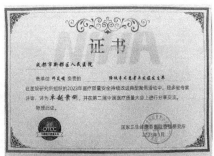

图 2-1-5-9 项目案例在第二届中国医疗质量大会汇报分享

五、项目团队介绍

该项目团队由医政医管部牵头，病案室、护理部、感染管理科室、麻醉手术中心、各手术科室等多部门科室共同参与，各部门科室主任及护士长带领部门骨干成员组成团队。翟洪建副院长负责总体规划和部署；医政医管部负责组织、协调、管理、推进项目改进各项工作；病案室、护理部、感染管理科负责督导项目措施落实情况；麻醉手术中心及各手术科室负责流程设计及优化、宣教单及视频制作、具体措施落实。项目成员均从事医院质量管理工作，具有丰富的医院管理决策和实践经验，且均为本科及以上学历，其中管理学研究生及高级职称各 5 人，团队成员责任心强，协作执行力强（图 2-1-5-10）。

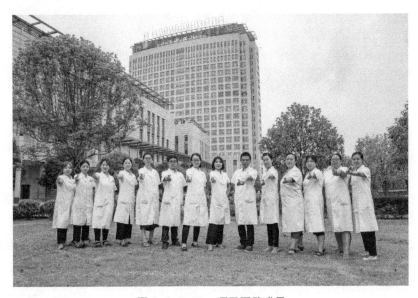

图 2-1-5-10 项目团队成员

案例 6　提高急性 ST 段抬高型心肌梗死再灌注治疗率

负责人：山东省单县中心医院　王书英，李俊

项目起止时间：2022 年 1—12 月

概述：

1. 背景和目的：急性 ST 段抬高型心肌梗死（acute ST-segment elevation myocardial infarction，STEMI）是临床常见的心血管急危重症，具有发病急、病情进展快、并发症多、病死率高等特点，是冠心病患者致死、致残的主要原因。及时、有效开通梗死相关动脉是改善 STEMI 患者预后的重要救治手段。再灌注治疗的方法：急诊行经皮冠状动脉介入术（percutaneous coronary intervention，PCI）和静脉溶栓。2021 年第四季度本院发病至首次医疗接触在 12 小时以内的 STEMI 患者实施再灌注治疗率为 58.82%，距离胸痛中心的质控要求（不低于 75%）还有差距。通过此次活动，希望提高本院急性 ST 段抬高型心肌梗死患者再灌注治疗率，使更多的患者获益。

2. 方法：运用 PDSA 质量管理工具，通过建立网络协作医院，促进区域胸痛中心的建设，通过对网络协作医院、急诊科医务人员及 120 工作人员的胸痛知识及操作技能的培训，提高 STEMI 患者的诊治水平，通过不断优化胸痛患者诊治流程及 STEMI 患者的再灌注流程，提高胸痛患者的救治率。

3. 结果：发病至首次医疗接触在 12 小时以内的 STEMI 患者实施再灌注治疗率从 58.82% 提高至 75% 以上。

4. 结论：PDSA 能有效提高急性 ST 段抬高型心肌梗死患者再灌注治疗率，提高 STEMI 患者救治率，使患者受益。

一、P 阶段

（一）主题选定

STEMI 是冠心病的严重类型，为患者致死、致残的主要原因。据统计，发病 12 小时内到达医院的 STEMI 患者有 70.8% 接受再灌注治疗，但县级医院的再灌注治疗率明显较低，从 2013 年开始，农村地区急性心肌梗死的病死率大幅超过城市。本院自 2018 年通过中国胸痛中心的认证，2021 年第四季度本院发病至首次医疗接触在 12 小时以内的 STEMI 患者实施再灌注治疗率为 58.82%，仍存在就医延迟、流程不完善及缺乏有效监督机制等问题。

（二）改进依据

1.《2022年国家医疗安全改进目标》（国卫办〔2022〕58号）目标一：提高急性ST段抬高型心肌梗死再灌注治疗率。

2.《中国胸痛中心认证标准》（中国胸痛中心认证工作委员会2020年3月）要求：发病至首次医疗接触在12小时以内的STEMI患者实施再灌注救治的比例不低于75%。

（三）监测指标

发病至首次医疗接触在12小时以内的STEMI患者再灌注治疗率。

（四）指标定义

$$再灌注治疗率 = \frac{发病至首次医疗接触在12小时以内的STEMI患者实施再灌注（PCI+溶栓）例数}{发病至首次医疗接触在12小时以内的STEMI患者总例数} \times 100\%，每季度。$$

（五）目标值

2022年第三季度本院发病至首次医疗接触在12小时以内的STEMI患者实施再灌注治疗率达到75%以上。

（六）现况值

2021年第四季度本院发病至首次医疗接触在12小时以内的STEMI患者实施再灌注治疗率为58.82%。

（七）预期延期效益

流程2个，发表论文1篇。

（八）原因分析

运用鱼骨图进行原因分析（图2-1-6-1），小组成员通过讨论找到8个要因，分别为医务人员胸痛知识培训不到位、胸痛诊治流程不熟悉、胸痛诊治流程不完善、基层医院未建立联络机制、缺乏有效监督机制、无胸痛治疗方案选择书、就医延迟、多学科协作不到位。

（九）真因验证

根据柏拉图（图2-1-6-2），按照二八法则，找到占有80%的原因，将主要问题列入首先解决的计划。

（十）对策计划

根据真因进行充分讨论，运用5W2H制订相应的实施计划和对策，进入执行阶段（表2-1-6-1）。

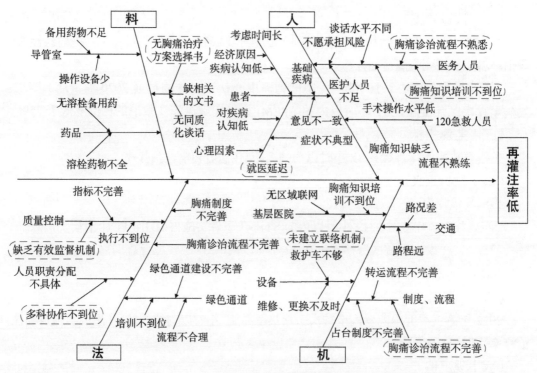

图 2-1-6-1　STEMI 患者再灌注率低的原因分析

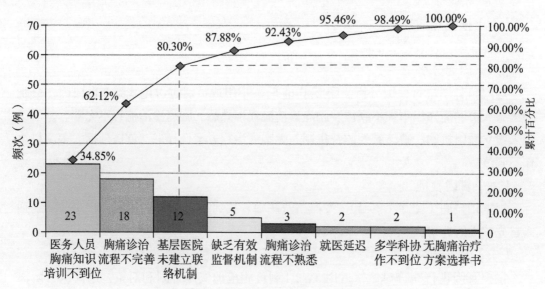

图 2-1-6-2　STEMI 患者再灌注率低的真因验证

表 2-1-6-1 5W2H 实施计划

Why	What	How	When	How often	Where	Who
医务人员胸痛知识培训不到位	本院医务人员参加胸痛相关知识培训率达到 100%,知晓率 100%	定期进行院前、院内医护人员胸痛知识的业务培训及技能培训,并考核合格	2022 年 1 月	每月	急诊科	王书英
		召开胸痛中心经验交流会	2022 年 3 月	每季度	急诊科	王书英
	基层医院医务人员参加胸痛相关知识培训率达到 100%,知晓率 100%	定期到基层医院开展胸痛知识的业务讲座和技能培训	2022 年 1 月	每月	基层医院	马林
胸痛诊治流程不完善	优化胸痛诊治流程	修订流程图并培训学习	2022 年 4 月	1 次	急诊科	时启标
基层医院未建立联络机制	建立医院协作机制	①签订医院合作协议书	2022 年 3 月	每 2 年	基层医院	时启标
		②建立协作医院网络交流群	2022 年 1 月	1 次	急诊科	李俊

二、D 阶段

(一)胸痛知识培训

1. 每月进行院前、院内医护人员胸痛知识的业务及技能培训,并考核(图 2-1-6-3)。

2. 每季度召开胸痛中心经验交流会(典型病例讨论会、质控分析会、联合例会)发现问题,及时整改,规范胸痛救治,缩短救治时间(图 2-1-6-4)。

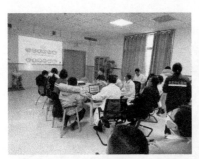 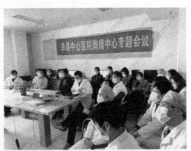

图 2-1-6-3 胸痛知识培训　　图 2-1-6-4 胸痛中心经验交流会

3. 每月到协作医院进行 1 次胸痛知识及技能操作培训，提高医务人员诊治水平（图 2-1-6-5）。

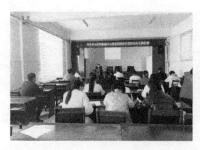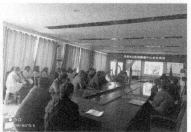

图 2-1-6-5　协作医院胸痛知识培训

（二）优化胸痛诊治流程

在现有流程图基础上，根据胸痛诊疗指南、医院条件变化，对关键救治流程进行修订，并对修订后流程给予培训学习（图 2-1-6-6）。

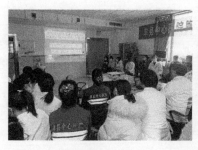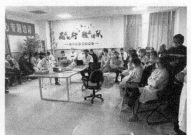

图 2-1-6-6　胸痛诊治流程培训

（三）建立医院协作机制

1. 胸痛中心扩大网络医院签约仪式（图 2-1-6-7），形成以我院为中心，全县乡镇卫生院为辐射点的区域性胸痛救治远程网络，使胸痛患者及时得到救治。

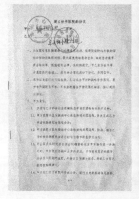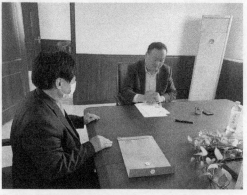

图 2-1-6-7　协作医院签订现场

2.在区域协同救治体系下，建立协作医院网络交流群，线上病例咨询解答，胸痛中心急诊绿色通道前移（图 2-1-6-8）。

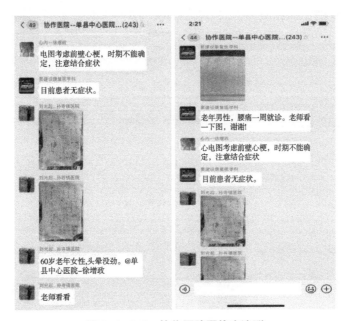

图 2-1-6-8　协作医院网络交流群

三、S 阶段

通过对医务人员胸痛知识培训不到位、胸痛诊治流程不完善、基层医院未建立联络机制等主要真因进行持续改进，在以上措施实施过程中查看胸痛数据，发现 STEMI 患者再灌注率由 58.82% 上升至 75% 以上（图 2-1-6-9）。

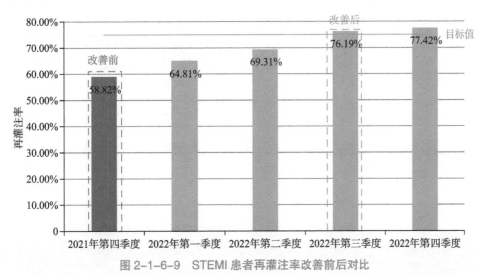

图 2-1-6-9　STEMI 患者再灌注率改善前后对比

四、A 阶段

1.形成标准化的制度和流程（图 2-1-6-10、图 2-1-6-11）。

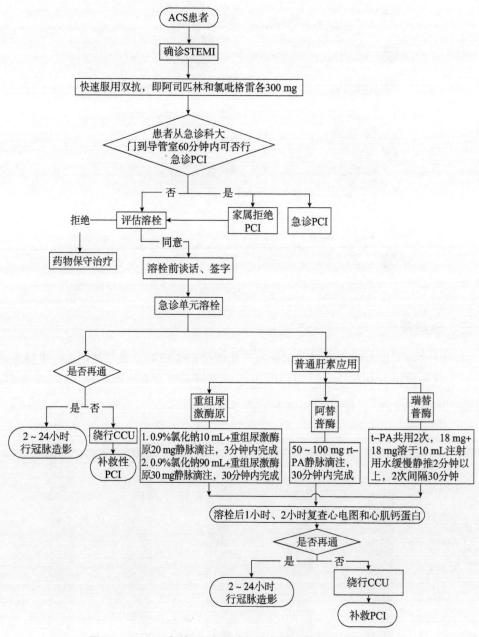

图 2-1-6-10　急性 ST 段抬高心肌梗死溶栓流程（第 4 版）

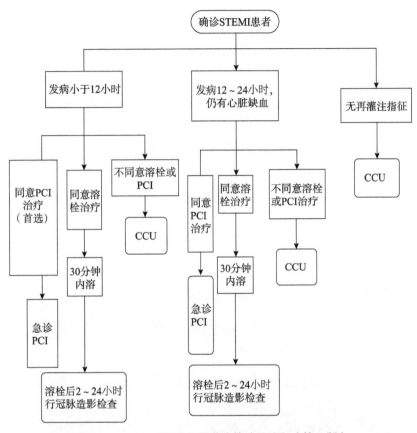

图 2-1-6-11 STEMI 再灌注策略总流程（第 4 版）

2. 医务人员业务水平及胸痛诊治水平明显提高。

3. 促进区域胸痛中心的建设，提高了 STEMI 患者的再灌注率，提高了高危胸痛患者的救治率。

五、项目团队介绍

此项目由单县中心医院急诊科、心内科、导管室、各基层社区医院及 120 院前急救工作人员共同组成，实现了与网络协作医院共同协作、院前院内紧密协作、院内多学科共同协作的合作模式，本项目由分管院长亲自挂帅，急诊科主任负责总体规划和总体部署，医务科主任、护理部主任分管推进工作，急诊科、心内科业务骨干负责设计流程、完善制度，并具体负责相关理论知识、技能操作及胸痛诊治流程的培训，具体推进工作的实施，其他科室负责人及网络协作医院的负责人进行执行并反馈，协作推进项目的进行（表 2-1-6-2、图 2-1-6-12）。

表 2-1-6-2　项目团队成员

姓名	部门	职称	参与内容
时启标	急诊科	主任医师	总体规划和总体部署
马林	心内科	副主任	胸痛中心建设及胸痛知识培训
王书英	急诊科	副主任	负责胸痛相关理论知识、技能操作及胸痛诊治流程的培训
孙彦利	心内科	副主任	胸痛中心建设及胸痛知识培训
李萍	急诊科	主治医师	负责拍摄、材料整理
李俊	急诊科	主管护师	技能操作培训、负责数据收集、PPT 制作

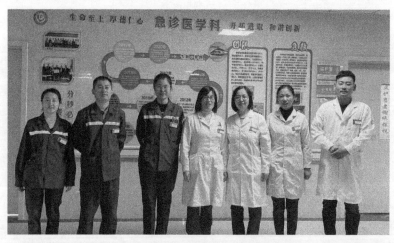

图 2-1-6-12　项目团队成员

参考文献

[1] 中华医学会心血管病学分会，中华心血管病杂志编辑委员会.急性 ST 段抬高型心肌梗死诊断和治疗指南（2019）.中华心血管病杂志，2019，47（10）：766-783.

[2] XU H Y, YANG Y J, WANG C S, et al. Association of hospitallevel differences in care with outcomes among patients with acute ST-segment elevation myocardial infarction in China. JAMA Netw Open, 2020, 3（10）：e2021677.

案例 7　提高静脉血栓栓塞规范预防率

项目负责人：兴义市人民医院　王忠安，陈文莉

项目起止时间：2021 年 7 月—2022 年 12 月

概述

1. 背景和目的：长期以来，静脉血栓栓塞症（venous thromboembolism，VTE）一直是住院患者非预期死亡的首要病因，而本院的 VTE 预防措施实施率低。本项目旨在保证患者得到早期积极预防，有效提高住院患者 VTE 规范预防比例，最大限度降低 VTE 导致的致残率及致死率。

2. 方法：运用 PDSA 质量管理工具，完善制度，规范管理，加强全员培训，通过信息化监管、医务部落实考核管理等多部门协同合作，推动医院 VTE 的早期积极预防。

3. 结果：从 2022 年第二季度起本院 VTE 预防率 ≥ 70%，医院相关性 VTE 发生率及死亡率明显下降。

4. 结论：运用 PDSA 管理工具可积极有效地进行早期预防，降低 VTE 发生率及死亡率。

一、P 阶段

（一）主题选定

2018 年国家卫生健康委提出在全国开展加强肺栓塞和医院内 VTE 防治能力建设项目，提高患者 VTE 规范预防率，实现 VTE 的早期干预，有效降低 VTE 的发生率、致残率及致死率，保障患者医疗质量安全。2021 年第三季度通过本院 HIS 系统数据统计，本院 VTE 风险评估率为 87.7%，但中高危患者预防率仅为 31.2%，VTE 预防措施实施率低，存在的问题主要有评估流程不规范、医护人员预防意识不足、信息化建设不足等，如不改进，可增加患者在住院期间的非预期死亡风险，增加患者 VTE 致残率及致死率。

（二）改进依据

1. 2018 年由国家卫健委医政医管局正式启动"全国肺栓塞和深静脉血栓形成防治能力建设项目"（国卫医资源便函〔2018〕139 号），明确指出为患者施行合理的预防措施，可以有效地降低静脉血栓栓塞症事件的发生概率，患者风险评估率 ≥ 90%，出血风险评估率 ≥ 90%，预防措施实施率 ≥ 70%。

2.《国家卫生健康委办公厅关于印发年国家医疗质量安全改进目标的通知》（卫办医函〔2021〕76 号）目标五提高静脉血栓栓塞症的规范预防率。

3. 国家卫生健康委印发的《三级综合医院评审标准实施细则（2020 版）》中将及时

识别深静脉血栓高危患者并采取规范的预防措施是提升医疗质量保障患者安全的重要措施作为医院等级评审的要点之一。

（三）主要监测指标

VTE 规范预防率。

（四）指标定义

$$VTE\ 规范预防率 = \frac{采取静脉血栓栓塞症预防措施的出院患者总例数}{风险评估为中高危的出院患者总例数} \times 100\%$$，每季度。

（五）目标值

2022 年第二季度起患者规范预防率 ≥ 70%。

（六）现状值

2021 年第三季度患者预防率为 31.2%。

（七）预期延伸效益

制定了《兴义市人民医院肺栓塞和深静脉血栓形成防治医师工作手册》1 项，制定 SOP 1 项。

（八）原因分析

运用鱼骨图进行原因分析（图 2-1-7-1），小组成员进行头脑风暴，找到信息建设不足、医护人员预防意识不足、科室重视程度不一、药物预防不规范、筛查、评估和预防流程不规范、院科两级培训不到位、患者及家属对疾病认知不足等原因。

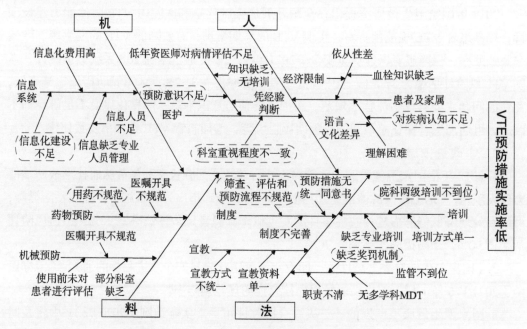

图 2-1-7-1　VTE 预防措施实施率低的原因分析

（九）真因验证

根据柏拉图（图 2-1-7-2），按照二八法则，找到 4 个主要原因，分别为筛查、评估和预防流程不规范，信息建设不足，院科两级培训不到位，医护人员预防意识不足。将这 4 个原因纳入首先要解决的问题。

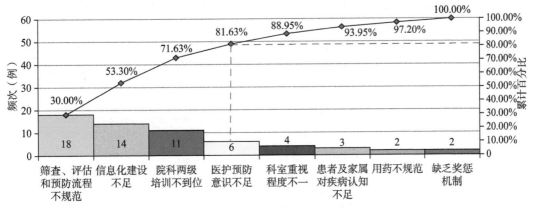

图 2-1-7-2 VTE 预防措施实施率低的真因验证

（十）对策计划

小组依据真因，经过充分讨论，运用 5W2H 制订改进对策计划（表 2-1-7-1）。

表 2-1-7-1 5W2H 实施计划

Why	What	How	When	How often	Where	Who
筛查、评估和预防流程不规范，缺乏统一标准	完善制度，建立全院标准化的评估流程	1. 由医务部统一制定 VTE 相关制度、评估流程、预防措施及应急预案 2. 制定了《医院内 VTE 防治工作手册》	2021 年 7 月	每年	医务部	陈映 陈文莉 谢光云
信息系统建设不足	实现信息化管理	医院购置 VTE 智能防治管理系统，评估表单信息化，并在评估过程中对医护进行评估提醒及卡控管理，对 VTE 中高危患者进行标识，质控监管平台可实时查看科室评估情况	2021 年 11 月	每年	信息科	钟泉涌

续表

Why	What	How	When	How often	Where	Who
院科两级培训不到位	成立医院静脉血栓防治专家小组成员并对全院人员进行分层培训提高预防意识，知晓率达100%。医务人员熟悉掌握VTE的评估及预防	1.结合最新指南分层级、分批次对全院人员通过线上、线下等不同形式开展VTE相关知识培训并在培训后进行考核 2.多种途径开展VTE防治宣教工作	2021年8月	每月	八楼会议室	医院静脉血栓防治专家小组
医护预防意识不足	提高医务人员预防意识，把VTE预防率指标纳入科室绩效考核管理，达到国家肺栓塞和深静脉血栓形成防治能力建设项目预防率≥70%	1.根据国家肺栓塞和深静脉血栓形成防治能力建设项目要求把科室预防率纳入本院制定的绩效考核管理 2.每月将VTE的质控检查情况进行反馈 3.对院内发生相关性VTE组织多学科MDT讨论	2021年9月	每月	临床科室	陈文莉

二、D 阶段

1. 由医务部统一制定 VTE 相关制度、评估流程、预防措施、应急预案及《医院内 VTE 防治工作手册》（图 2-1-7-3）。

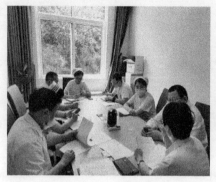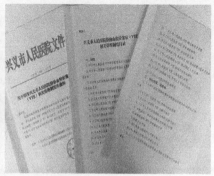

图 2-1-7-3　相关管理制度

2. 实现 VTE 全院信息化管理，评估表单信息化，对医护进行评估提醒及卡控管理，对 VTE 中高危患者进行标识，质控监管平台可实时查看科室患者评估情况（图 2-1-7-4）。

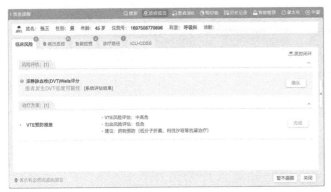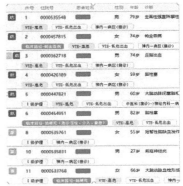

图 2-1-7-4　医院静脉血栓栓塞症信息防治系统

3. 开展培训和宣教。

（1）结合最新指南分层级、分批次对全院人员通过线上、线下等不同形式开展 VTE 相关知识培训（图 2-1-7-5）。

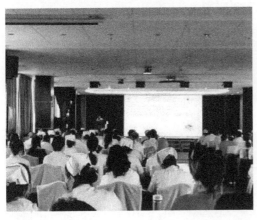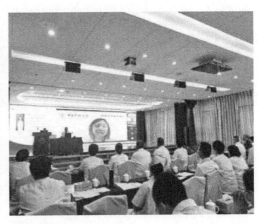

图 2-1-7-5　医院开展培训

（2）通过多种途径开展 VTE 防治宣教工作：在医院公共区域设置 VTE 知识宣教展板、开展义诊、小视频、预防血栓微信公众号、317 护理平台等进行宣教（图 2-1-7-6）。

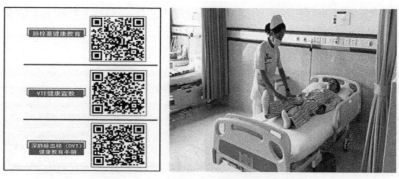

图 2-1-7-6　宣教手册及功能训练小视频

4. 根据国家肺栓塞和深静脉血栓防治能力建设项目要求对 VTE 预防率纳入科室绩效考核，每月将 VTE 的质控情况进行反馈，并组织多学科 MDT 讨论。

三、S 阶段

项目活动实施一阶段后，本院从 2021 年第四季度开始，通过 VTE 信息监管平台对全院各科室的住院患者监测指标数据进行总汇、分析、反馈，对科室进行监管、考核及持续改进，从 2022 年第二季度开始，全院出院患者预防措施实施率达到了设定目标值（≥ 70%）（图 2-1-7-7），并对监测指标进行持续监管。

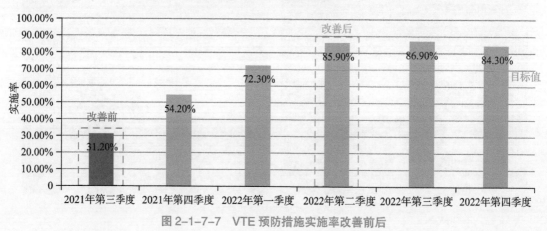

图 2-1-7-7　VTE 预防措施实施率改善前后

四、A 阶段

结合医院实际制定标准化流程管理，以信息化管理软件为平台，医务人员 VTE 预防意识得到了明显的提高，院内发生相关性 VTE 的病例数明显减少，制定了《兴义市人民医院肺栓塞和深静脉血栓形成防治医师工作手册》1 项，标准化的评估流程 1 项

（图2-1-7-8），医务人员对VTE预防意识得到了提高，患者院内发生医院相关性VTE发生率及死亡率明显减少，保障了患者医疗安全，职能部门督导检查加强，科室执行到位。

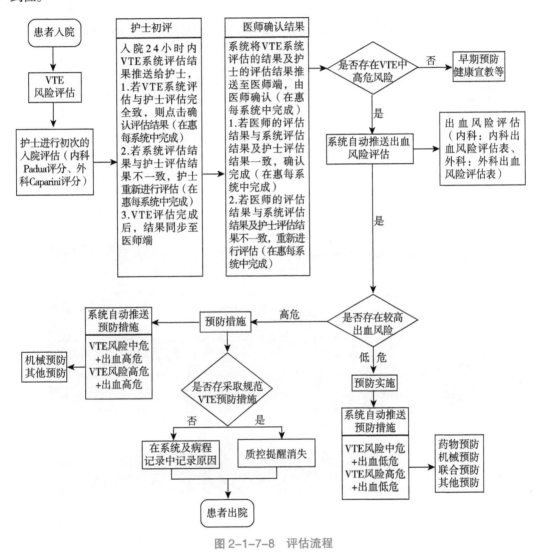

图2-1-7-8 评估流程

五、项目团队介绍

本项目由医务部、护理部、药学部、信息科及相关临床医技科室人员组成，医务部牵头组织并负责总体规划及部署，与护理部、项目小组成员协同负责制度的制定、落实及培训，信息科负责信息系统的建设落实，共同推进该项目的完成，实现了多学科协同，推动了医院静脉血栓栓塞症的规范预防（表2-1-7-2、图2-1-7-9）。

表 2-1-7-2 项目团队成员

姓名	部门	职称	参与内容
王忠安	院办	主任医师	质量案例的总体设计、指导
陈映	医务部	主任医师	制定制度、培训，数据分析。
谢光云	护理部	主任护师	协助医务部完成相关工作
吕天益	药学部	主任药师	指导临床药物应用
肖本波	呼吸与危重症医学科	主任医师	临床数据收集，落实改进措、培训
钟泉涌	信息科	高级网络工程师	对数据进行信息收集
陈文莉	医务部	副主任医师	进行数据汇总、分析、反馈，运用 PDSA 追踪工作开展情况
陈永丹	矫形关节运动医学科	主管护理师	

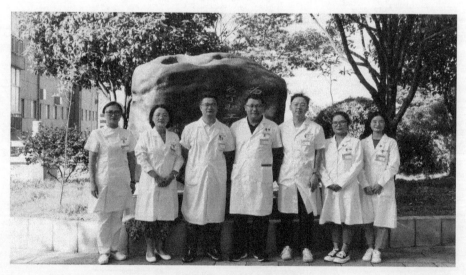

图 2-1-7-9 项目团队成员

案例8 降低NICU极低出生体重儿入院低体温的发生率

项目负责人：兴义市人民医院 李龙丽

项目起止时间：2021年7月—2022年10月

概述：

1. 背景和目的：由于国家生育政策变化，高危妊娠也明显增加，早产儿出生率呈逐年上升的趋势。极低出生体重儿（very low birth weight infants，VLBWIs）即出生体重 < 1500 g的早产儿，胎龄越小、体重越轻，入院体温 < 35.5℃、早期败血症及新生儿肺出血为影响其死亡的独立危险因素。《中国新生儿复苏指南（2021年修订）》强调保暖是早产儿复苏的第一步，成功的复苏是早产儿救治的关键点。世界卫生组织（WHO）推荐新生儿体温维持在36.5～37.5℃，将新生儿体温 < 36.5℃定义为低体温。运用PDSA质量改进方法，组建专科团队协作重视体温管理、规范流程、建立标准是降低极低出生体重儿入院低体温发生率重要环节，对提高围生期早产儿存活率及预后生存质量、减少与低体温相关并发症发生有重要意义。

2. 方法：本研究纳入2021年1月1日至2022年12月31日入院低体温质量改进（quality improvement，QI）。根据时间先后分为2组：2021年1—6月为QI前组，2021年7—12月为QI后组。比较2组入院低体温发生率（<36.5℃）、低体温措施落实率、住院期间主要并发症发生率3个主要结局指标，住院时间及住院费用2个次要结局指标；并对QI后组进行分析，比较医护人员对体温意识、低体温预防措施、保暖规范实施情况等过程指标。用SPSS 26.0进行统计分析，计数资料用频数及百分率进行描述，采用 χ^2 检验进行统计计算，$P < 0.05$ 为差异有统计学意义。

3. 结果：项目实施以来，运用质量管理工具进行原因分析及根因验证改善前后比较，本院早产儿入院低体温发生率31.25%下降至15.7%。

4. 结论：通过运用PDSA积极有效早期预防，降低低体温发生率、并发症发生率，预防低体温措施落实率，提升满意度，得到家属的认可。

一、P阶段

（一）主题选定

《中国新生儿复苏指南（2021年修订）》强调保暖是早产儿复苏的第一步，成功的复苏是早产儿救治的关键点，涉及多学科、多环节、多流程，目前我院流程不规范，医护预防意识不足，因病情危重抢救可能存在人力资源不足，医护人员都集中关注抢救治疗，而忽略抢救过程中极低出生体重儿入NICU保暖的重要性，若不改进，会增加患儿在住院期间的非预期死亡风险、并发症致残率及致死率，须及早预防，进行早期干预。

（二）改进依据

全球每年出生早产儿有 1500 多万，其中，我国极低出生体重儿出生率约占 10%。早产儿体温在出生后的几分钟内会迅速下降，并且极低出生体重儿体温每下降 1 ℃，死亡率相应增加 28%，世界卫生组织推荐新生儿体温维持在 36.5 ～ 37.5 ℃，入院体温 ＜ 36.5 ℃即为低体温。中国新生儿协作网针对我国早产儿的救治能力报告显示在全球范围内，早产是 5 岁以下儿童及婴儿目前死亡的重要原因。低体温可能会导致早产儿脑缺血缺氧、低血糖、坏死性小肠结肠炎（necrotizing enterocolitis，NEC）、颅内出血、迟发性败血症等一系列并发症。为提升早产儿生命质量、改善临床结局，运用 PDSA 降低 NICU 极低出生体重儿低体温发生率。

（三）监测指标

极低出生体重儿低体温发生率。

（四）指标定义

$$低体温发生率 = \frac{入院 NICU 时初次体温小于 36.5℃早产儿例数}{同期所有收治入院的极低出生体重儿总例数} \times 100\%$$

（五）目标值

2021 年 1—6 月将极低出生体重儿低体温发生率目标值设为 16.5%。

（六）现况数值

2020 年 1—10 月极低出生体重儿低体温发生率为 31.25%。

（七）预期延伸效益

1. 制定了《早生儿体温管理制度》《早生儿入院处置流程》《早生儿体温护理专科指标》《预防早产儿低体温措施落实监测记录表》等相关制度，规范我院早产儿的体温管理流程，在黔西南州申报继教项目举办"早产儿新进展学习班""新生儿复苏培训"，发表论文 1 篇。

（八）原因分析

小组成员进行头脑风暴，运用鱼骨图进行原因分析，找到对低体温认识不足、缺乏管理体制、未建立统一标准及保暖措施不到位等原因（图 2-1-8-1）。

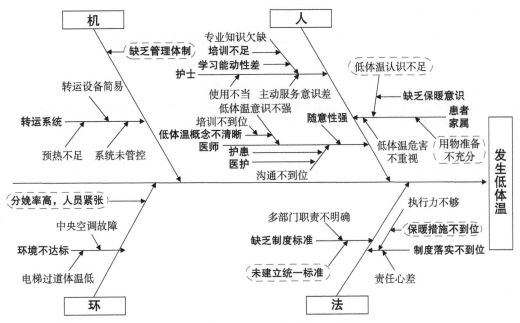

图 2-1-8-1 发生低体温的原因分析

（九）真因验证

质量小组成员运用鱼骨图依据"二八法则"，找到 4 个主要原因，分别为医护人员对保暖措施不到位、低体温认识不足、未建立统一标准及缺乏管理体制，将其纳入首先要解决的问题（图 2-1-8-2）。

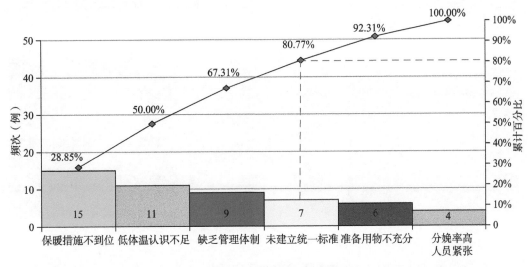

图 2-1-8-2 发生低体温的真因验证

（十）对策计划

小组依据真因，经过充分讨论，运用 5W2H 制订改进对策计划（表 2-1-8-1）。

表 2-1-8-1　5W2H 实施计划

Why	What	How	When	How often	Where	Who
对低体温认识不足	全院低体温执行率达 100%	完善制度，对临床科室人员进行专项培训。	2021 年 6 月	每月	新生儿科	王云
保暖措施不到位	实现物品及药品提前预热	环境温度调节，提前预热辐射台温度 37℃．预热用物	2021 年 12 月	每月	新生儿科	彭超
监督管理不到位	完善管理机制	建立专科敏感指标监测，进行亚专科考核管理。	2021 年 6 月	每月	医务部	陈春 王忠安
工作流程不健全	制定入院处置流程	制定低体温相关制度、评估流程、预防措施及应急预案管理。	2021 年 12 月	每月	新生儿科	李安梅 李龙丽

二、执行阶段（D 阶段）

（一）对策一：保暖措施不到位　制定标准化干预措施

1. 产房、手术室复苏前室温设置 26 ～ 28℃（图 2-1-8-3）。

2. 提前将早产儿包被、尿不湿、棉帽预热，打开辐射台，设置温度为 34 ～ 35℃（图 2-1-8-4、图 2-1-8-5）。

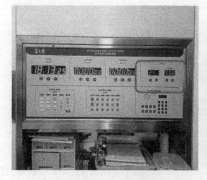 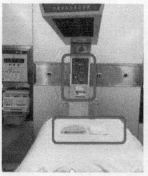 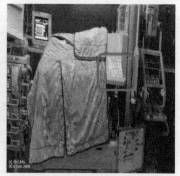

图 2-1-8-3　室温设置　　　图 2-1-8-4　提前预热物品　　　图 2-1-8-5　暖箱温度设置

3. 转运保暖：提前将转运箱推至手术室或产房预热。

4. NICU 提前将听诊器、鸟巢、床单预热于暖箱中，呼吸机湿化水加热（图 2-1-8-6）。

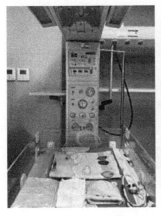
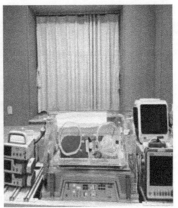

图 2-1-8-6　物品预热

（二）对策二：对低体温认识不足　组织手术室、产儿科医护人员培训

1. 定期培训早产儿低体温相关知识、危重转运保暖及低体温文献分享（图 2-1-8-7）。

2. 对产儿科、手术室医护人员进行新生儿复苏培训，重视保暖环节（图 2-1-8-8）。

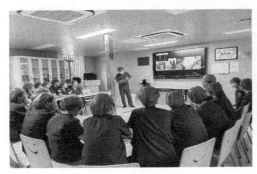
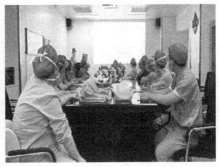

图 2-1-8-7　经验交流分享　　　　　　　　图 2-1-8-8　培训学习

（三）对策三：未建立统一标准　建立统一标准规范，全院同质化管理

1. 参照《新生儿护理规范》《新生儿专科护理》《中国新生儿复苏指南（2021 年修订）》，以及 6 篇中华核心期刊制定"早产儿体温管理标准"，参照《护理质控指标指南》建立专科指标：极低出生体重儿低体温发生率、早产儿低体温措施落实率。

2. 将以上指标纳入新生儿护理亚专科早产儿管理小组进行质控管理。

（四）对策四：缺乏管理机制　将早产儿低体温纳入院科两级管理

1. 将低体温纳入 NICU 制度化、同质化管理、实行三级质控监督，每月对异常数据进行分析、检讨、持续改进。

2. 医务部牵头每季度召开产儿合作、手术室医护座谈会进行交流，从思想上认识低体温预防对早产儿重要性。

三、S 阶段

1.本院新生儿科作为急危重症救治中心，以早产儿收治为主，早产儿体温管理的重要性已在国际上达成共识，本院多部门成立该项目组，运用 PDSA 降低 NICU 早产儿入院低体温发生率，运用质量管理工具全方面分析早产儿发生低体温的原因，制定基于循证的综合性改善措施，有效降低我院早产儿入院低体温发生率，确定标准化干预措施等，加强医护人员对极低出生体重儿体温管理的认知，优化行为控制，提升管理效能，促进临床质量改善。改善后，极低出生体重儿入院低体温发生率从 31.25% 下降至 15.7%（图 2-1-8-9），显著低于改善前（$P < 0.05$），预防低体温措施落实有效率明显提高，从而达到有效降低极低出生体重儿低体温发生率的目的。

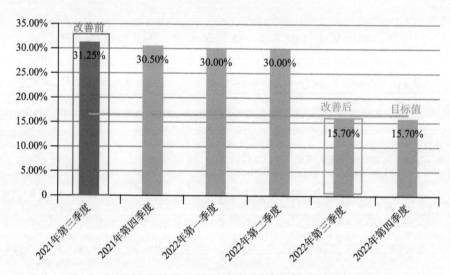

图 2-1-8-9　低体温发生率改善前后对比

2.并发症总发生率为 51.25%，通过改善颅内出血、低血糖、败血症等发生率均较改善前减低，差异有统计学意义（$P < 0.05$）。

四、A 阶段

1.结合医院制定标准化流程管理，以信息化管理软件为平台，医务人员低体温预防意识得到了明显的提高，患者院内发生相关性低体温的病例数明显减少，制定了《极低出生体重儿体温管理制度》《极低出生体重儿体温管理重点护理措施》《极低出生体重儿入院处理流程》《极低出生体重儿体温管理专科指标》《预防极低出生体重儿低体温措施落实监测记录表》等 5 项相关制度、实施标准流程，规范我院极低出生体重儿的体温管理流程。

本项目在黔西南州举办"早产儿新进展学习班"继教项目，指导区域内其他医院的早产儿转运保暖，更多关注早产儿体温管理，在本年度医师节荣获"新生儿科早产儿救治团队"二等奖。参加我院 2022 年护理质量持续改进大赛，荣获院内一等奖，荣获贵州省儿科年会优秀论文（图 2-1-8-10）。

2. 举办黔西南州"新生儿复苏培训"继教项目，并覆盖各县级医院产儿科、手术室医护人员，重视保暖环节（图 2-1-8-11）。

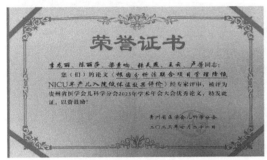

图 2-1-8-10 贵州省儿科年会优秀论文荣誉证书

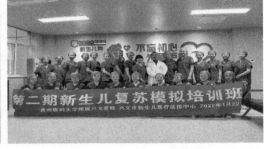

图 2-1-8-11 新生儿窒息复苏

3. 以"根因分析联合项目管理降低早产儿低体温效果评价"在贵州省儿科年荣获优秀论文表彰；将该项目申报黔西南州科技局课题。

4. 医务人员低体温预防意识得到了明显的提高，早产儿院内发生低体温的病例数明显减少，保障了医疗安全，职能部门督导检查加强，科室执行到位。

五、项目团队介绍

科学助力共协作，守护早产护温暖

此团队由院办、行政后勤、临床科室管理核心力量的主任医师及主任护师等组成，具备丰富的临床经验及科研能力，团队以临床为基础。医务部主任挂帅，负责总体规划和总体部署；医务部主任、手术室和护理部人员分管推进工作；医务部负责设计流程、建设制度，完善体系，具体推进落实；其他临床科室负责人执行并反馈，协助体系推进。项目组成员均具有从事医院管理决策实践经历，本科及以上学历或中高级专业技术职称的医院管理领域专家，在项目质量改善中专注细节化管理及同质化诊疗工作流程优化，秉承专业、敬业、创新的宗旨，做好早产儿黄金 60 分钟体温管理，对早产儿的关爱从人生的起点开始，帮助其追赶美好未来（表 2-1-8-2、图 2-1-8-12）。

表 2-1-8-2　项目团队成员

姓名	部门	职称	参与内容
王忠安	院办	主任医师	项目统筹
陈春	院办	主任医师	项目协调
赵富伦	医务部	主任医师	项目协调落实
李安梅	护理部	主任护师	制定制度，组织培训，临床分析
谢光云	护理部	主任护师	质量监控、临床分析
罗春	护理部	主任护师	组织培训，临床分析
薛新敏	护理部	副主任护师	组织培训，指导数据收集
钟泉涌	信息科	工程师	信息数据收集指导
王云	新生儿科	主任医师	质量实施监控
余万红	产科	主任医师	产房质量实施监控
李龙丽	新生儿科	主管护师	措施落实监督管理、改进、数据收集

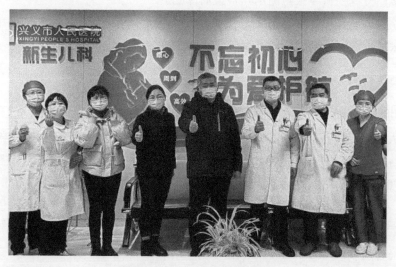

图 2-1-8-12　项目团队成员

案例9　降低手术患者并发症发生率

项目负责人：河北省人民医院　崔平

项目起止时间：2021年1月—2022年12月

概述

1. 背景和目的：手术质量和安全是医疗质量和安全的核心内容，是衡量医疗技术能力和管理水平的重要结果指标之一。2020年本院发生287例手术患者并发症，发生率高达2.40%，在国家公立医院绩效考核中该项得分不足满分值1/2，同时因手术并发症引起的医疗纠纷4起。检查中发现部分手术科室存在核心制度落实不到位、管理患者责任心差、专业技术能力有待进一步提高等问题。

2. 方法：运用PDSA质量管理工具，制定手术患者并发症发生率管理指标。采取优化手术全流程，开展围手术期专项管理，督导检查三级查房，培训考核病历书写、抗菌药物专业知识，成立"医药护保械"工作小组等措施。

3. 结果：通过此项改善案例，多部门协同机制得到进一步改善，全体医务人员的专业知识和核心制度的落实得到持续强化，2022年手术患者并发症发生率降至1.05%。

4. 结论：PDSA使手术患者并发症发生率持续降低（≤1.11%），达到前期制定的目标。

一、P阶段

（一）主题选定

预防手术后并发症发生不仅是医疗质量管理和监控的重点，也是患者安全管理的核心内容，更是提升患者就医感受和满意度，降低医保、社会和家庭经济压力的有效途径。

2020年本院统计发生287例手术患者并发症，发生率高达2.40%（图2-1-9-1），远远高于同级别省级医院。经分析约80%手术患者并发症发生在胸心外科、胃肠肝胆、血管外科、腺体外科、骨科、神经外科、妇科专业（图2-1-9-2）；并发症类型主要是肺部感染、深静脉血栓、手术相关感染、呼吸衰竭等（图2-1-9-3）。

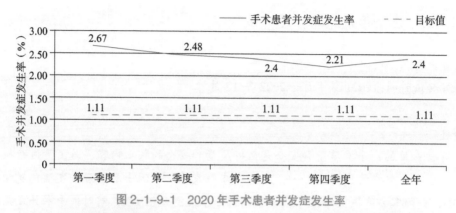

图 2-1-9-1　2020 年手术患者并发症发生率

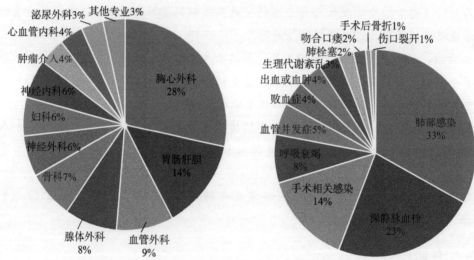

图 2-1-9-2　手术患者并发发生症发生科室占比　　图 2-1-9-3　手术患者并发症类型占比

（二）改进依据

《国务院办公厅关于加强三级公立医院绩效考核工作的意见》（国办发〔2019〕4 号）将疾病 / 手术并发症发生例数和发生率作为医疗质量安全的评价指标。手术患者并发症发生率，2020 年国考满分标准为≤ 1.11%。

（三）监测指标

手术患者并发症发生率。

（四）指标定义

$$手术患者并发症发生率 = \frac{手术患者并发症发生例数}{同期出院的手术患者人数} \times 100\%，每季度。$$

（五）目标值

2022 年手术患者并发症发生率≤ 1.11%。

（六）现况值

2020 年手术患者并发症发生率为 2.40%（287/11962）。

（七）预期延伸效益

修订制度 10 个，优化流程 15 个。

（八）原因分析

运用鱼骨图进行分析（图 2-1-9-4），找到 8 个主要原因：①术前评估不充分；②三级查房不规范；③术后护理不到位；④抗菌药物使用不合理；⑤术前诊断填写不全；⑥交接班不规范；⑦手术操作技术；⑧麻醉操作技术。

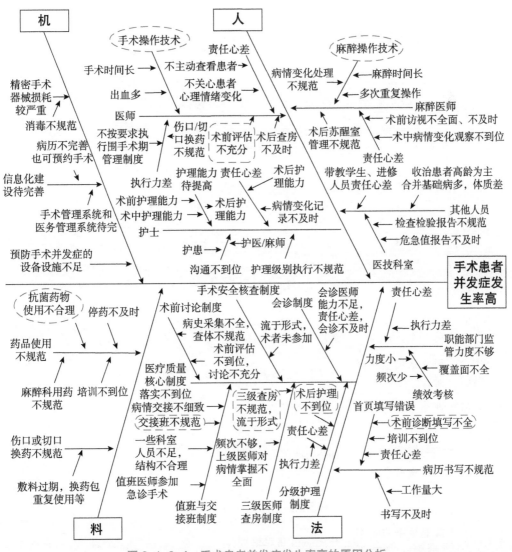

图 2-1-9-4　手术患者并发症发生率高的原因分析

（九）真因验证

根据柏拉图（图 2-1-9-5），按照二八法则，找到占有 80% 原因，将主要问题列入首先解决的计划。

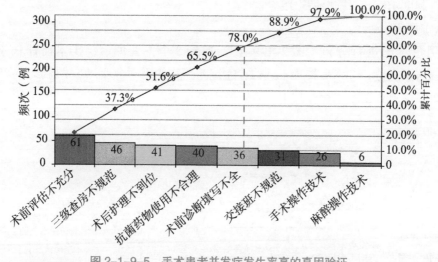

图 2-1-9-5　手术患者并发症发生率高的真因验证

（十）对策计划

根据真因充分讨论，运用 5W2H 制订相应计划与对策（表 2-1-9-1）。

表 2-1-9-1　5W2H 实施计划

Why	What	How	When	How often	Where	Who
术前评估不充分	规范术前讨论和术前术者查房记录	优化手术全流程，开展围手术期专项管理	2021 年 7 月	每年	手术室	崔平 胡湧渤
三级查房不规范	严格落实三级医师查房制度	督导检查三级查房	2021 年 2 月	每月	病区	崔平 李琪
术后护理不到位	严格落实分级护理制度	加强督导检查，成立"医药护保械"工作小组	2021 年 2 月	每月	外科病区	孙素娟 张华星
抗菌药物使用不合理	手术患者合理应用抗生素	加强抗菌药物使用强度、一类切口抗菌药物使用比例管理，开展抗菌药物培训	2021 年 2 月	每月	病区药学部	董占军 李琪
术前诊断填写不全	提高甲级病案率（≥96%）和首页合格率（≥98%）	开展病历书写培训，加强病历质控	2021 年 2 月	每半年	会议室	赵慧智 张华星

二、D 阶段

1. 自 2021 年 2 月起，实施术前讨论和术前小结完成后才能预约手术（急诊除外）信息化流程，并完善绩效考核围手术期相关指标；同时于 2021 年 7 月组织召开围手术期专项管理工作会议，加强手术患者专项质控管理（图 2-1-9-6）。

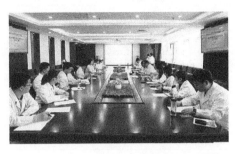

图 2-1-9-6 优化手术全流程，开展围手术期专项管理

2. 自 2021 年 2 月起，每月至少 1 次到科室督导参加三级查房（图 2-1-9-7）。

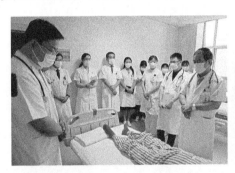
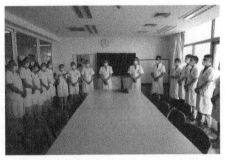

图 2-1-9-7 督导参加三级查房

3. 2021 年 2 月起，每月至少 1 次到科室督导参加护理查房，同时于 2021 年 5 月成立"医药护保械"工作小组，多部门全方位加强医疗质量管理工作（图 2-1-9-8）。

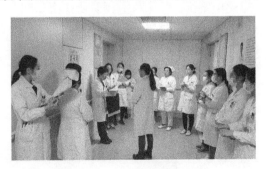

图 2-1-9-8 成立"医药护保械"工作小组，督导护理查房

4. 自 2021 年 2 月起，进一步加强监测抗菌药物使用强度和一类切口抗菌药物使用比例指标，及时反馈相关科室，加强绩效管理；定期开展抗菌药物合理应用培训和考核（图 2-1-9-9）。

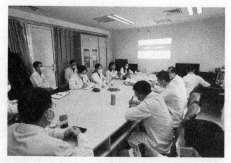

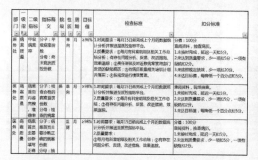

图 2-1-9-9　绩效管理抗菌药物相关指标，开展培训和考核

5. 自 2021 年 2 月起，进一步加强病历质控管理，制定甲级病案率（≥96%）和首页合格率（≥98%）指标，定期开展病历书写培训和考核（图 2-1-9-10）。

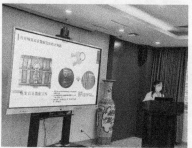

图 2-1-9-10　绩效管理病历质控指标，开展培训和考核

三、S 阶段

通过此项案例，临床科室团队协作意识和业务能力得到有效提升，医务处在医疗质量管理工具运用上有了很大提高，多部门协同机制得到进一步改善。手术患者并发症发生率 2021 年降至 1.33%（163/12 263），2022 年降至 1.05%（137/12 995）（图 2-1-9-11）。

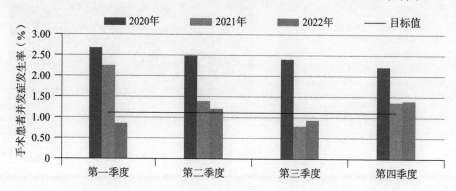

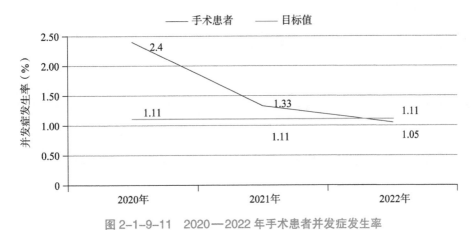

图 2-1-9-11 2020—2022 年手术患者并发症发生率

四、A 阶段

围绕降低手术患者并发症发生率，突出问题导向和短板意识，狠抓整改落实，从规范围手术期相关制度和流程，到全面提升医疗服务技术能力，从而保障手术质量和安全。2021 年本院制定了《河北省人民医院医疗质量和安全提升活动实施方案》，依托医疗质量管理委员会，梳理完善医疗质量和安全相关规章制度和工作流程 16 项，优化监管环节流程 20 个（图 2-1-9-12）。

序号	优化的环节流程
1	会诊流程
2	危急值报告流程
3	手术安全核查
4	疑难病例讨论
5	死亡病例讨论
6	病房值排班电子化
7	交接班电子化
8	大量用血审核流程
9	发血流程
10	输血流程
11	抗菌药物分级管理
12	手术分级管理
13	新技术新项目申报流程
14	临床路径管理
15	单病种管理
16	病历书写时限管理
17	病案首页校验流程
18	规范院内诊断库
19	合理用药审核
20	规范用药提醒

序号	名称
1	河北省人民医院医疗质量和安全提升活动实施方案
2	关于成立医药护技联合工作领导小组的决定
3	河北省人民医院关于修订超长住院患者的管理规定
4	关于修订医疗技术操作人员能力评价与授权的管理规定
5	河北省人民医院围手术期管理制度
6	手术分级管理制度
7	手术安全核查制度
8	手术风险评估制度
9	手术部位标识制度与工作流程
10	急诊手术管理制度及流程
11	河北省人民医院非计划再次手术管理制度
12	急诊手术绿色通道的保障措施和协调机制
13	河北省人民医院关于修订临床路径的管理规定
14	河北省人民医院关于修订单病种质量管理控制工作的实施方案
15	危急值报告制度
16	医务人员"三基三严"培训及考核管理制度

图 2-1-9-12 修订完善的制度和优化的环节流程

手术患者并发症发生率 2023 年第一季度更是降至 0.67%（30/4474），2023 年第二季度降至 0.65%（33/5064）。

五、项目团队介绍

此项目团队由医务处全体成员和护理部、药学部主任组成。医务处处长负责总体规划和总体部署，护理部、药学部主任及医务处 4 名副处长分管推进工作，其他工作人员负责围手术期关键环节的制度修订、环节优化、指标监测及定期到手术室、临床科室进行督导检查和培训考核，保障项目具体推进落实（表2-1-9-2、图2-1-9-13）。

表2-1-9-2　项目团员成员

序号	科室	姓名	分工
1	医务处	崔平	总体规划、部署
2	护理部	孙素娟	提高术后护理水平
3	药学部	董占军	保障抗菌药物合理应用
4	医务处	赵慧智	保障病历书写质量
6	医务处	李琪	落实三级医师查房制度
7	医务处	张华星	开展相关培训和考核
8	医务处	胡湧渤	规范术前讨论、优化手术流程

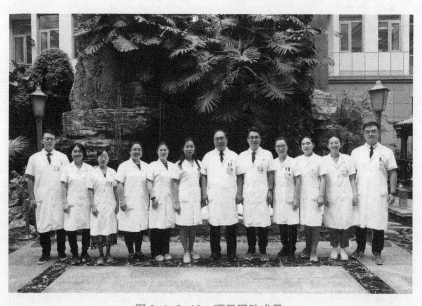

图2-1-9-13　项目团队成员

案例 10   降低输血科血浆血袋破损报废率

项目负责人：河北燕达陆道培医院   蒋文尧，周菁
项目起止时间：2022 年 1—12 月

概述

1. 背景和目的：血液是人类宝贵的财富，输血是医院工作的一个重要组成部分，是临床抢救和治疗疾病无法替代的一个重要治疗手段，直接关系患者的生命安危。其中血液报废管理是输血质量管理体系中的关键控制点，体现了医院输血科临床输血管理的能力，因此控制医院血液报废具有十分重要的意义。

2. 方法：运用 PDSA 质量管理工具，以期降低血浆血袋破损报废率。通过采取修订完善科室管理规程和融浆技术操作规范制度对融浆方式、单次拿取血浆数量等细项做出明确规定要求，并实现对融浆机及时定期维护保养、增加融浆机日常清洁消毒频次等措施。

3. 结果：血浆血袋破损报废率降至 0.11% 以下，实现血液应用于临床使用最大化，尽可能避免血液资源浪费。

4. 结论：PDSA 使血浆血袋破损报废率有所下降，提升本院输血科临床输血管理的能力，让宝贵的血液资源更大化地应用于救治患者。

一、P 阶段

（一）主题选定

血液是人类宝贵的财富，输血是医院工作的一个重要组成部分，是临床抢救和治疗疾病无法替代的一个重要治疗手段，直接关系患者的生命安危。其中血液报废管理是输血质量管理体系中的关键控制点，体现了医院输血科临床输血管理的能力，因此控制医院血液报废具有十分重要的意义。

通过科室质量管理日常监测发现 2022 年 1 月发放血浆总数为 1398 袋，而同期血袋破损数为 5 袋，血浆血袋破损报废率为 0.36%。较本院前 3 年（2019—2021 年）年均血浆血袋破损报废率的 0.11% 相比有明显上升趋势，其中对 2022 年 1 月破损 5 袋血浆的破损位置及现况分析如图 2-1-10-1 所示。为最大限度地避免血液浪费，实现宝贵血液资源应用于临床患者使用最大化，更安全有效地提升血液病患者的用血保障，我科室以期运用 PDSA 质量管理工具降低输血科血浆血袋破损报废率。

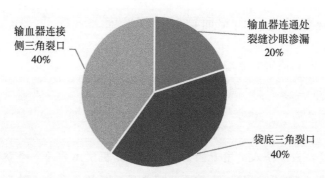

图 2-1-10-1　本院 2022 年 1 月血浆血袋破损现况分析

（二）改进依据

1.《临床输血技术规范》（卫医发〔2000〕184 号）第二十六条规定：凡血袋有下列情形之一，一律不得发出：①标签破损、字迹不清；②血袋有破损、漏血；③血液中有明显凝块；④血浆呈乳糜状或暗灰色；⑤血浆中有明显气泡、絮状物或粗大颗粒；⑥未摇动时血浆层与红细胞的界面不清或交界面上出现溶血；⑦红细胞呈紫红色；⑧过期或其他须查证的情况。

2.《河北省三级医院评审标准（2020 年版）实施细则》第三部分现场检查实施细则第九章输血管理与持续改进（一百二十三）开展血液质量管理监控，制定、实施控制输血严重危害（输血传染疾病、严重不良反应）的方案。落实输血相容性检测管理制度和实验质量管理要求，确保输血安全。

3.《全血成分血质量要求与血液标准化》（GB 18469—2012）"5 血液质量控制要求"中对外观要求：肉眼观察应呈黄色澄清液体，无色泽异常，蛋白析出，气泡及重度乳糜等情况；血袋完好，并保留注满冰冻血浆经热合的导管至少 10 cm。

（三）监测指标

输血科血浆血袋破损报废率。

（四）指标定义

$$输血科血浆血袋破损报废率 = \frac{血浆血袋破损报废袋数}{同期发放血浆总袋数} \times 100\%。$$

（五）目标值

2022 年 12 月医院血浆血袋破损报废率降低至 0.11% 以下。

（六）现况数值

2022 年 1 月医院血浆血袋破损报废率为 0.36%（5/1398）。

（七）预期延伸效益

SOP 1 个、发表论文 1 篇、会议投稿 1 篇。

（八）原因分析

1.运用鱼骨图进行原因分析（图 2-1-10-2）。通过小组成员头脑风暴对输血科血浆破损报废原因讨论分析后，得出 8 个末端原因：①血浆入库制度培训不到位，知晓率低；②融浆操作规程培训不到位，知晓率低；③输血科工作人员融浆方式不恰当；④定期维护保养不及时；⑤清洁消毒除垢不到位；⑥血液入库制度对单次拿取数量未做明确规定；⑦融浆 SOP 制度不完善，未明确拿取血浆时的注意事项；⑧科室质量管理小组自查监管不到位。

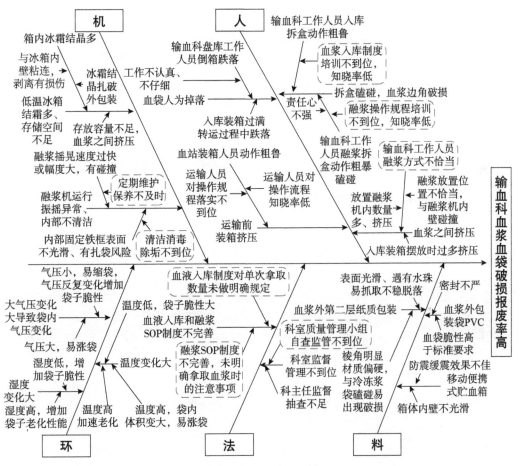

图 2-1-10-2　医院输血科血浆血袋破损报废率高的原因分析

（九）真因验证

将输血科全体工作人员作为调查对象，通过问卷调查的形式选出导致本科室血浆血袋破损报废的原因，按照二八法则，血浆血袋破损报废占百分之八十的主要原因为融浆方式不恰当、血液入库制度对单次拿取血浆数量未做明确规定、融浆机定期维护保养不及时、融浆机清洁消毒除垢不到位，绘制柏拉图（图 2-1-10-3）。为了更快速有效地改善现况，接下来将上述 4 个导致血浆破损报废的原因作为首要解决项目。

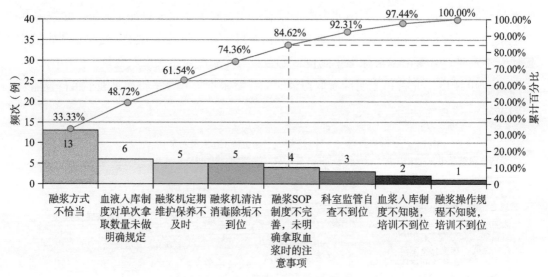

图 2-1-10-3　输血科血浆血袋破损报废率高的真因验证

（十）对策计划

根据真因进行小组活动会议讨论，运用 5W2H 制订相应的实施计划，进入执行阶段（表 2-1-10-1）。

表 2-1-10-1　5W2H 实施计划

Why	What	How	When	How often	Where	Who
融浆方式不恰当	制度完善落实到位，规范融浆容量、顺序及放置位置要求，完全避免因融浆方式不恰当，尽量降低因该原因造成的血浆血袋破损	完善科室融浆操作规程，明确血浆放置融浆机中的位置方向，明确单次融浆最大容量袋数	2022 年 2 月第 2 周	/	输血科办公室	蒋文尧
		对科室全体人员进行实操培训考核	2022 年 2 月第 3 周	每年 1 次	输血科血液处置室	周菁
		纳入科室质量管理小组自查考核细项	2022 年 2 月	每月抽查1~2次	输血科血液处置室	冯秋月蒋文尧
未对单次拿取血浆数量未做明确规定	彻底避免因人为性抓取不稳导致血浆摔落破损，将该原因造成的破损率降至 0	完善管理规程制度《血液入库管理规程》，对单次拿取血浆个数做出明确规定要求	2022 年 2 月第 2 周	/	输血科办公室	蒋文尧
		对科室全体人员进行培训	2022 年 2 月第 3 周	每年 1 次	输血科储血室	周菁

续表

Why	What	How	When	How often	Where	Who
融浆机定期维护保养不及时	保证融浆机运行顺畅，避免因融浆机器械原因导致融浆时血袋破损	科室设备管理员负责日常监督维护检查记录，医疗装备部工程师负责定期对融浆机进行维护保养和校准，保证融浆机运行无障碍	2022年2月	每年	输血科血液处置室	李鑫杨宏亮
融浆机清洁消毒不到位	保证融浆机内壁光滑整洁，尽量降低因清洁消毒不到位导致血袋破损	指定科室保洁员专项负责定期清洁融浆机工作，并增加清洁除垢频次，规范清洁除垢标准，定期检查其清洁效果和操作登记台账记录	2022年2月	每周/每月	输血科血液处置室	杨淑梅王海莹

二、D阶段

1. 完善科室《技术操作规范–BASO化浆解冻仪操作程序》（图2-1-10-4），明确血浆放置融浆机中的位置方向，明确单次融浆最大容量袋数。

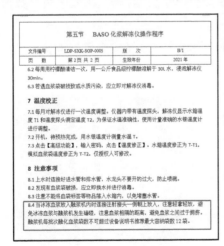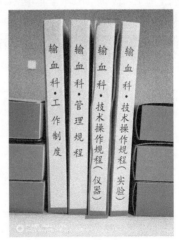

图2-1-10-4 《技术操作规范–BASO化浆解冻仪操作程序》

2. 对科室全体人员进行《技术操作规范–BASO化浆解冻仪操作程序》理论及实操培训考核（图2-1-10-5）。

3. 将科室全体人员融浆方式的正确性纳入科室质量管理小组自查细项，并在月度科室质量管理小组活动会议上汇总分析（图 2-1-10-6）。

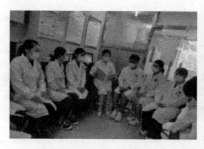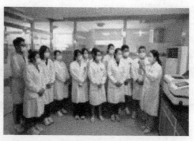

图 2-1-10-5 《BASO 化浆解冻仪操作程序》理论及实操培训

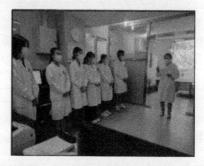

图 2-1-10-6 科室质量管理小组自查表、质量管理小组活动会议

4. 完善科室管理规程制度《血液入库管理规程》，对单次拿取血浆个数做出明确规定要求（图 2-1-10-7）。

5. 对科室全体人员进行《血液入库管理规程》理论及实操培训考核，现场实地规范科室人员在血液出入库时拿取血浆的注意事项和要求。

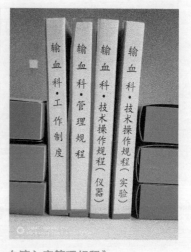

图 2-1-10-7 《管理规程 - 血液入库管理规程》

6. 科室设备管理员每月对融浆机内部及运行情况进行常规维护和自查，医疗装备部工程师负责每年至少1次对仪器故障维修及年度检查维护保养（图2-1-10-8）。

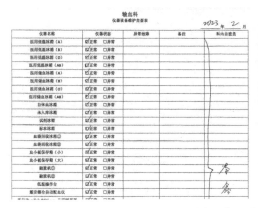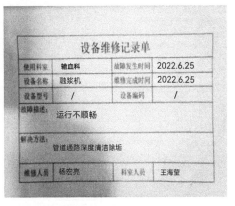

图 2-1-10-8　科室设备月度自查表、设备维修记录单

7. 指定科室保洁员专项负责定期清洁融浆机工作，并增加清洁除垢频次，规范清洁除垢标准，定期检查其清洁效果和操作登记台账记录（图2-1-10-9）。

图 2-1-10-9　融浆机清洗消毒记录

三、S 阶段

通过对上述计划措施的执行落实，截至2022年12月本院输血科血浆血袋破损报废率较项目启动前有了明显的下降，2022年12月本院血浆血袋因破损原因报废袋数为1袋，同期本院血浆发放袋数为1778袋，血浆血袋破损报废率为0.06%，达到了项目预期设定的目标值（图2-1-10-10）。

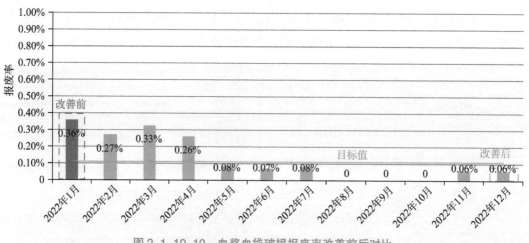

图 2-1-10-10　血浆血袋破损报废率改善前后对比

四、A 阶段

1. 本次项目主要通过采取修订完善科室管理规程和融浆技术操作规范制度对融浆方式、单次拿取血浆数量等细项做出明确规定要求，并对融浆机及时定期维护保养、增加融浆机日常清洁消毒频次等措施实现了将本院血浆血袋破损报废率降低至目标值 0.11% 以下。由图 2-1-10-10 可看出，在相关制度和措施实施执行 3 个月后，2022 年 5 月的血浆破损报废率即降至 0.08%，其中 2022 年 8 月至 10 月更是实现了血浆血袋破损"零"报废率，也说明在项目启动前期即抓住了问题的痛点，在科主任的统筹带领下、科室全体人员的共同努力下，以较短的用时、较高的效率实现了前期目标的达成。

2. 完善科室制度，修订改版输血科质量管理体系文件《管理规程》《技术操作规程》。

3. 从图 2-1-10-10 数据中可发现，在 8—10 月连续血浆破损"零"报废率后，2022 年 11 月和 12 月的报废率略有"抬头"趋势，对此现象分析即使改进落实了 80% 主要因素外，血浆的破损原因仍存在一些人为性不可控的因素存在，如血浆需要长期处于低温保存（-20℃以下），因此在患者需要输注血浆，融浆（37℃下）时随着温度的骤然变化，部分血袋包装会因温度突变而导致血袋脆裂或脆性增加而发生破裂，且血浆在融浆前均为冰冻冰块状态，只有在融浆时才会被发现。因此在接下来的科室质量持续改进与监测管理中，应在避免上述可预见性人为因素原因导致的血浆血袋破损报废的前提下，进一步深化改进，稳固维持在本院 0.11% 血浆血袋破损报废率的目标值下，尽可能降低此频率，实现血液应用于临床使用最大化，尽可能避免血液资源浪费。

五、项目团队介绍

此项目团队由医院输血科主任、输血科质量管理小组成员、医疗设备科杨宏亮共同组成，各成员分工合作，共同改进（表2-1-10-2、图2-1-10-11）。由输血科周菁主任负责案例项目的总体规划与部署，输血科质量管理小组成员主要负责相关制度、管理规程、SOP的修改和完善，以及每日及月度监督抽查管理的具体实施，医疗设备科杨宏亮负责融浆机定期维护保养及维修工作，输血科其他成员负责执行并反馈，协助项目推进。项目组成员均具有从事输血及医疗设备相关资质及相关工作实践经历，在实践工作中发现问题、提出问题，并通过小组活动会议、查阅文献、组内及科内反复讨论、达成共识，不断加强临床用血质量管理和血液质量管理监控。

表2-1-10-2 项目团队成员

姓名	部门	职称	参与内容
周菁	输血科	主管技师	总体规划部署
蒋文尧	输血科	输血技师	完善修订制度，汇总编写
冯秋月	输血科	输血医师	月度监督检查
曹文杰	输血科	输血技师	数据收集统计
李鑫	输血科	输血技师	融浆机定期维护检查
杨宏亮	医疗装备部	工程师	融浆机定期保养、维修
王海莹	输血科	中级护师	融浆机清洁消毒监督检查
杨淑梅	输血科	保洁员	融浆机定期清洁消毒除垢

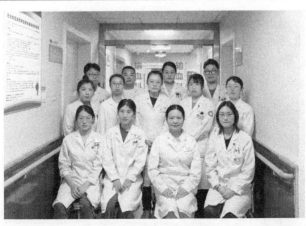

图2-1-10-11 项目团队成员

案例 11　降低乳腺癌化疗引起 3 级手足综合征的发生率

项目负责人：河南中医药大学第一附属医院　吴冰

项目起止时间：2022 年 3—12 月

概述

1. 背景和目的：化疗是乳腺癌辅助治疗的重要手段之一，而手足综合征（hand-foot syndrome，HFS）是患者接受化疗后最常见的毒副反应，尤其是 3 级手足综合征的发生，严重影响患者的生活质量。通过精细化管理，可保证化疗疗程顺利完成，提高患者满意度。

2. 方法：运用 PDSA 质量管理工具，完善制度，建立风险评估流程，通过精细化管理，建立一系列防护措施。

3. 结果：项目实施以来，乳腺癌化疗引起 3 级手足综合征发生率从 34.7% 下降至 7.69%。

4. 结论：使用 PDSA 方法实施多项改进措施，制定标准化管理流程，建立风险评估制度，形成乳腺癌化疗引起 3 级手足综合征持续改进新举措。

一、P 阶段

（一）主题选定

乳腺外科作为护理部、药剂科、肿瘤科等多部门协同交汇的平台科室，是项目实施的主要科室，在 2020 年 1 月—2022 年 3 月调查发现发生手足综合征 121 例，其中 3 级 42 例，3 级手足综合征发生率为 34.7%，严重影响患者生活质量，极大阻碍了乳腺癌患者顺利化疗。因此，在护理部等管理制度的引领下，推进标准化流程及防控措施，保证患者顺利度过化疗期，也给院内肿瘤相关科室树立标杆，建立典范。

（二）改进依据

美国国立癌症研究所生活质量评价量表 SF-36（short form 36 questionnaire）；坚持中医基础理论作为支撑的基本原则。

（三）监测指标

乳腺癌化疗引起 3 级手足综合征的发生率。

（四）指标定义

$$3\text{ 级手足综合征的发生率} = \frac{\text{化疗患者发生 3 级手足综合征的人数}}{\text{同期化疗患者发生手足综合征的总人数}} \times 100\%$$

（五）目标值

2022 年 12 月乳腺癌化疗患者 3 级手足综合征的发生率由 34.7% 下降为 10.82%。

（六）现况数值

调查期限内科室乳腺癌化疗引起 3 级手足综合征的发生率为 34.7%。

（七）预期延伸效益

优化手足综合征风险评估制度，制定护理操作标准流程，申报省内专项课题 1 项。

（八）原因分析

运用鱼骨图进行原因分析（图 2-1-11-1）。找出 8 个主要原因，分别为患者依从性差、护士宣教方式不规范、HFS 防护制度不完善、HFS 评估制度不完善、护士未规范培训、患者有基础疾病、患者治疗所需周期长、患者合并感染。

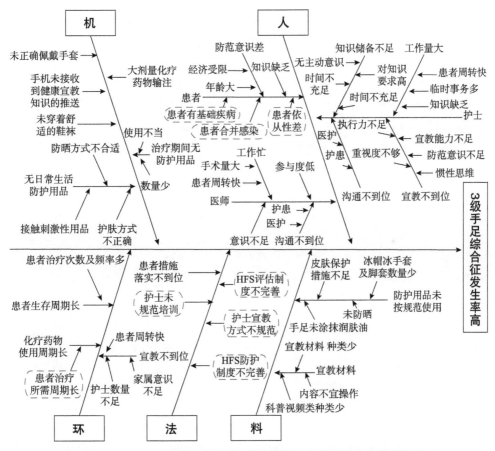

图 2-1-11-1 乳腺癌化疗患者 3 级手足综合征发生率高的原因分析

（九）真因验证

根据柏拉图（图 2-1-11-2），按照二八法则，找到占有 80% 的原因，将主要原因列入优先解决的计划。

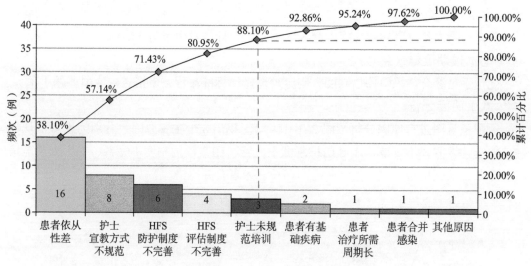

图 2-1-11-2　乳腺癌化疗患者 3 级手足综合征发生率高的真因验证

（十）对策计划

重点解决真因问题。围绕以患者为中心理念，运用 5W2H 制订相应的实施计划与对策（表 2-1-11-1）。

表 2-1-11-1　5W2H 实施计划

Why	What	How	When	How often	Where	who
患者知识缺乏依从性差	患者对手足综合征认识水平提高，患者的依从性提高	制定出健康宣教的相关制度及评分方法	2022 年 6 月	每月	乳腺外科	宋盈盈
医护人员健康宣教普及率低	医护人员对患者健康宣教普及率提高	增加健康宣教的方式及增加健康宣教知识	2022 年 6 月	每月	乳腺外科	韩 敏
HFS 防护制度不完善	手足综合征预防的集束化管理制度完善	制定医院预防手足综合征相关制度	2022 年 6 月	每年	乳腺外科	马志云
HFS 评估制度不完善						

二、D 阶段

1.提高患者对手足综合征认知水平，提高患者的依从性。

（1）制定手足综合征患者居家护理评分表，并对患者进行依从性打分，80 分以上患者为依从性好（图 2-1-11-3）。

（2）对住院期间患者采取多种形式的宣教（图 2-1-11-4），如展板上墙、图文并茂健康宣教手册、护患通、暖屏、宣教视频、口头宣教等。

（3）在微信中定期推送手足综合征相关知识，督促患者注意日常调护。

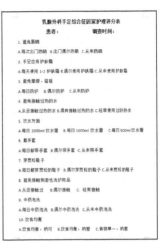

图 2-1-11-3　手足综合征
患者居家护理评分表

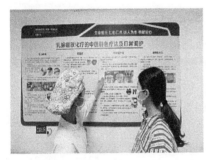
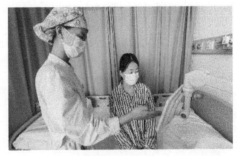

图 2-1-11-4　住院期间多种形式的健康宣教

2.提高医护人员健康宣教普及率。

（1）医护人员通过个案分享、文献阅读、查阅资料、临床经验总结分析等形式进行相关知识培训与学习（图 2-1-11-5）。

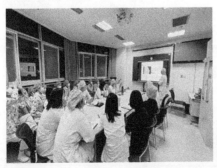
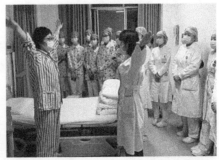

图 2-1-11-5　现场学习与交流

（2）责任护士对患者病情做到 7 掌握，通过了解患者病情以提高宣教能力。定期举办健康教育讲座以提高宣教普及率。制作手足综合征床位悬挂标识，制做手足综合征宣教视频（图 2-1-11-6、图 2-1-11-7）。

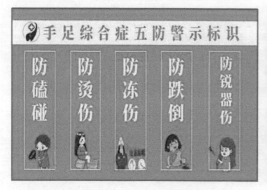

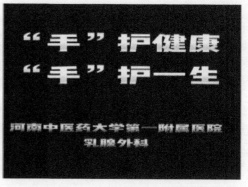

图 2-1-11-6　手足综合征标识　　　　　　图 2-1-11-7　手足综合征宣教视频

3. 手足综合征预防的集束化管理。

（1）医护团队合作，制定手足综合征诊疗标准流程。

1）化疗药前后 30 分钟给予冰手套及冰脚套冰敷，手脚包裹小毛巾，以防冻伤。目的是减少手脚部位的血流量，降低毛细血管的通透性，抑制细胞的活动，使神经末梢的敏感性降低，从而减轻手足综合征的发生（图 2-1-11-8）。

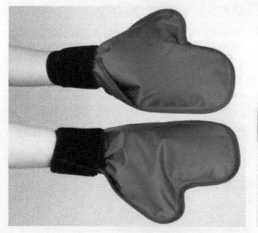

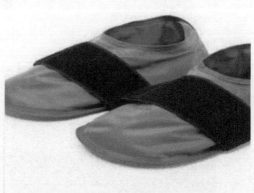

图 2-1-11-8　冰手套与冰鞋套

2）化疗期间给予中药熏洗（清热解毒，补益虚损，祛湿通络），每日 2 次，熏洗后自然晾干；给予中药涂擦（抗感染、保湿、滋养修、复皮肤），以减轻手足综合征的发生发展（图 2-1-11-9）。

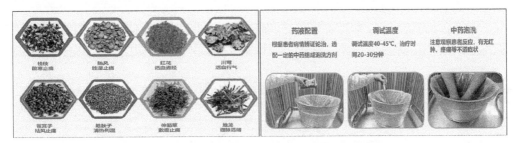

图 2-1-11-9　中药熏洗主要中药及中药熏洗操作流程

（2）制定手足综合征不同分级干预措施及流程（图 2-1-11-10）。

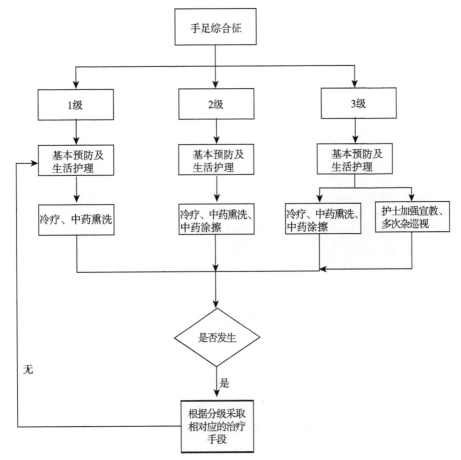

图 2-1-11-10　手足综合征不同分级干预措施及流程

（3）制定手足综合征的风险评估制度（图 2-1-11-11）。

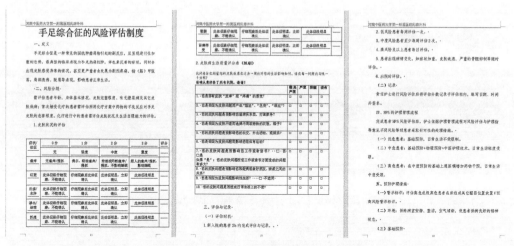

图 2-1-11-11　手足综合征风险评估制度

三、S 阶段

乳腺癌化疗引起 3 级手足综合征的发生率下降至 7.69%（图 2-1-11-12）。

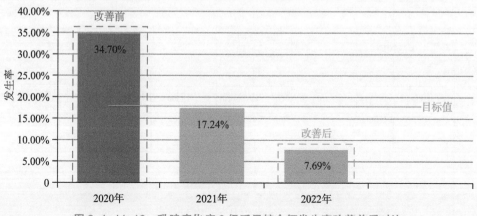

图 2-1-11-12　乳腺癌化疗 3 级手足综合征发生率改善前后对比

四、A 阶段

制做乳腺癌症状护理展板及乳腺癌患者治疗期间健康宣教科普视频，制定中药熏洗标准化流程（图 2-1-11-13）及手足综合征管理路径（图 2-1-11-14）。

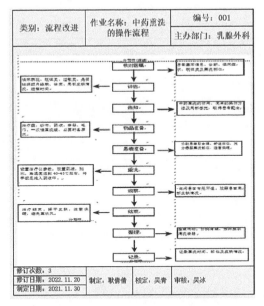
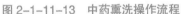

图 2-1-11-13 中药熏洗操作流程

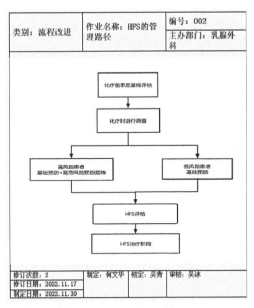

图 2-1-11-14 手足综合征管理路径

五、项目团队介绍

此项目由乳腺外科主导，多部门共同协助，实现医药护、临床与行政紧密协作，乳腺外科护士长负责总体规划与整体部署，护理部、肿瘤科、药学部相关负责人等协助推进工作，负责梳理相关规章制度，风险评估流程及各种防护治疗措施等工作（表 2-1-11-2、图 2-1-11-15）。

表 2-1-11-2 项目团队成员

姓名	部门	职称	参与内容
吴冰	乳腺外科	副主任护师	项目设计
刘姝	护理部	副主任护师	项目指导
陶晓歌	护理部	副主任护师	质量控制
曹占霞	药剂科	副主任药师	药物培训
赵慧朵	乳腺外科	副主任医师	数据收集、分析
祁薇	肿瘤科	副主任护师	制度及流程制定
吴青	乳腺外科	主管护师	制度及流程制定

续表

姓名	部门	职称	参与内容
韩 敏	乳腺外科	主管护师	组织实施
宋盈盈	乳腺外科	主管护师	组织实施
马志云	乳腺外科	主管护师	组织实施
李俊慧	乳腺外科	主管护师	数据收集
耿倩倩	乳腺外科	主管护师	宣教培训
张 夏	乳腺外科	主管护师	效果评价

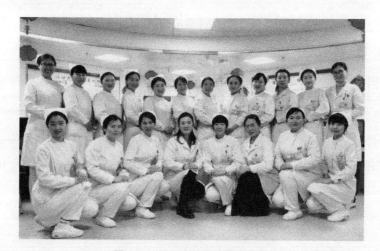

图 2-1-11-15　项目团队成员

案例 12 提高口腔门诊病历甲级率

项目负责人：厦门医学院附属口腔医院 魏婷婷
项目起止时间：2020 年 1—12 月

概述

1. 背景和目的：口腔门诊病历是诊疗工作的总结，也是处理医疗事故、医疗纠纷的法律依据，是有效地保护患者和医务人员合法权益的重要文件。本院门诊病历抽查和投诉病例中反映出病历书写质量参差不齐，书写质量有待提高。提高口腔门诊病历书写质量是重要的任务。

2. 方法：运用 PDSA 质量管理工具，改善口腔门诊病历甲级率。通过修订制度、加强培训、定期检查、落实考核等系列措施实现门诊病历甲级率提高的目标。

3. 结果：口腔门诊病历甲级率达到 90% 以上，完成阶段目标。

4. 结论：PDSA 提高了口腔门诊病历的甲级率，加强了病历的质量管理，提高了口腔门诊的医疗质量，一定程度上保障了口腔诊疗的安全。

一、P 阶段

（一）主题选定

本院门诊病历抽查和投诉病例中反映出病历书写质量参差不齐，部分病历书写过于简单，缺项漏项，门诊病历甲级率较低，2019 年第四季度门诊病历甲级率仅为 85%，门诊病历甲级率不高反映出口腔诊疗的安全隐患，也体现了门诊医疗质量管理工作的缺陷，影响等级医院评审条款的质量。

（二）改进依据

1.《卫生部关于印发病历书写基本规范通知》（卫医政发〔2010〕11 号）中要求规范我国医疗机构病历书写行为，提高病历质量，保障医疗质量和医疗安全。

2.《福建省三级口腔医院评审标准及实施细则（2017 年版）》：4.18.4.2 院科两级落实整改措施，持续改进病历质量，病历甲级率 ≥ 90%，无丙级病历。

（三）监测指标

口腔门诊病历甲级率。

（四）指标定义

$$口腔门诊病历甲级率 = \frac{抽查门诊病历甲级份数}{抽查门诊病历份数} \times 100\%，每季度。$$

（五）目标值

2020 年第三季度开始维持在 90% 以上。

（六）现况数值

2019 年第四季度 85%（170/200）。

（七）预期延伸效益

门诊电子病历后管系统 1 套、会议投稿 1 篇、制度 3 份、门（急）诊病历书写及检查标准 1 份。

（八）原因分析

运用鱼骨图进行原因分析（图 2-1-12-1），找到 7 个主要原因，分别为培训不到位、绩效考核未挂钩、制度不完善、质控未落实、模板不完善、病历无事前预警、临床工作繁忙。

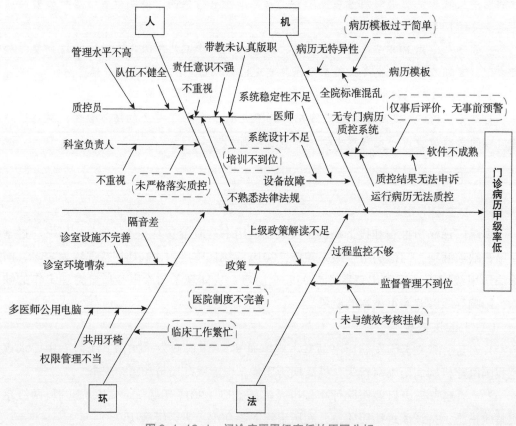

图 2-1-12-1　门诊病历甲级率低的原因分析

（九）真因验证

根据柏拉图（图 2-1-12-2），按照二八法则，找到占有 80% 的原因列入优先解决计划。

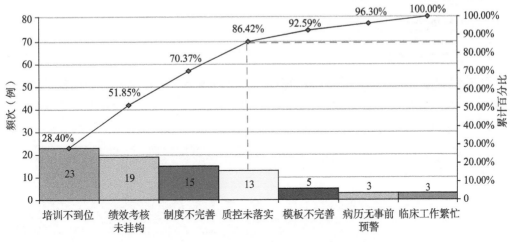

图 2-1-12-2　门诊病历甲级率低的真因验证

（十）对策计划

根据真因进行讨论，运用 5W2H 制订相应计划与对策（表 2-1-12-1）。

表 2-1-12-1　5W2H 实施计划

Why	What	How	When	How often	Where	Who
制度 不完善	标准制度 完善	修订制度	2020 年 1 月	必要时	会议室	徐东伟
		修订标准	2020 年 4 月	必要时	会议室	魏婷婷
培训 不到位	书写技能 提高	分对象、层级培训	2020 年 5 月	每年	学术厅、 临床办公室	魏婷婷 病历组长
		出勤率、培训效 果考核	2020 年 5 月	每年	学术厅	蒋秀英
质控 未落实	质控管理 规范落实	定期抽查病历	2020 年 5 月	每季度	医务部	汪燕青 林清云 质控专家 蔡坤发
绩效考核 未挂钩	建立绩效 考核机制	制定绩效考核标准	2020 年 5 月	每季度	会议室	魏婷婷
		考核结果公示反 馈科室个人	2020 年 5 月	每季度	医务部	蒋秀英

二、D 阶段

（一）修订制度标准

医院组织修订门（急）诊病历书写标准、修订病历管理制度并成册印发（图 2-1-12-3）。

（二）加强培训，落实培训效果

分对象（医师、岗前、三生）分层次（院科级）开展培训、出勤率考核、培训效果考核（图 2-1-12-4）。

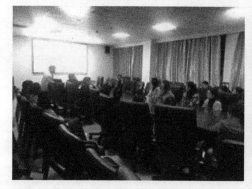 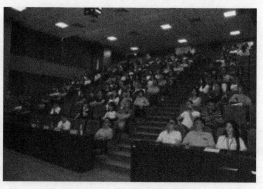

图 2-1-12-3　会议修订病历书写标准和病 　　　　　　　历管理制度

图 2-1-12-4　病历书写培训

（三）不定期抽查调整为定期抽查病历

医院定期抽查门诊病历进行质控（2020 年底信息化质控试运行）（图 2-1-12-5）。

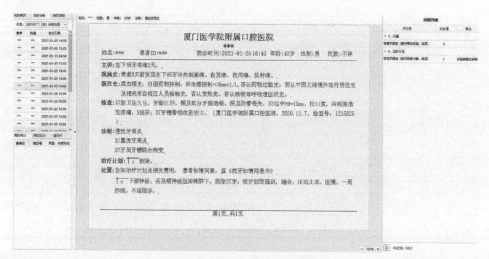

图 2-1-12-5　抽查病历质控

（四）质控结果与绩效考核挂钩

质控结果与科室和个人绩效考核挂钩（图 2-1-12-6），及时内网公示、由质控管理人员下发整改通知书至科室和个人。

厦门市口腔医院绩效考核评分表（临床科室）						
总分：100分					专家门诊部	
考核项目	考核内容序号	考核内容	分值	评分标准	扣分理由	扣分
		手术分级管理制度	2	（1）发现一例越级手术，扣0.5分。		
		新技术、新项目准入制度	2	（1）发现一例新技术新项目未申报并准予开展，私自开展手术，扣1分； （2）发现一例新开展的手术未审批上报扣0.5分。		
		危急值报告制度	1	（1）科室无危急值登记本扣0.5分； （2）未记录或未处理的扣0.5分/项； （3）记录不规范、不完整、不准确，字迹潦草无法辨认扣0.2分/项； （4）医务人员不知晓上述流程扣0.1分/人		
		值班与交接班制度	1	不履行交接班制度每次扣0.5分，填写错误、遗漏每处扣0.1分，不及时交接班扣0.2分		
		死亡病例讨论制度	2	未建立死亡病例讨论记录本扣1分，死亡病例未在规定时间内讨论扣1分。		
		临床用血审核制度	2	违反输血的相关制度每次扣1分		
		病历管理制度	5	未按病历书写规范要求书写病历的，丙级病历扣2分，乙级病历扣1分，扣完为止。		
	A054	签署知情同意书	3	知情同意书医师未签名的，每例扣1分，患者未签名的每例扣2分。		
		临床路径管理	4	（1）查入组率、查入组完成情况，临床路径入组率≥50%、入组完成率≥70%； （2）入组率＜50%，扣2分。入组完成率＜70%，扣2分； （3）不达标，但与上月相比提高10%，不扣分。		

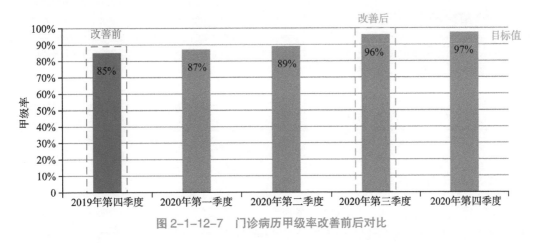

图 2-1-12-6　内网公示的绩效考核表

三、S 阶段

通过完善制度、加强培训、落实质控、关联绩效考核措施之后，口腔门诊病历甲级率由 85% 提高至 90% 以上（图 2-1-12-7）。

图 2-1-12-7　门诊病历甲级率改善前后对比

四、A 阶段

（一）本轮 PDSA 提升了门诊病历甲级率，加强了医师对病历书写的重视程度及病历书写规范的掌握程度，逐步促进院级病历质控纳入标准化轨道，为建立健全医院病历质量管理组织，完善医院病历质量控制体系开创了良好的开端。

（二）形成制度、检查标准（图 2-1-12-8）。

（三）本阶段门诊病历甲级率有较大提升，但投诉案例显示门诊病历仍有改进空间。本院门诊电子病历质控在本轮中实现信息化，下阶段改进项目拟为信息化助力全面提升门诊病历的书写质量。

厦门医学院附属口腔医院
门（急）诊病历书写及检查标准

一、检查项目及分值（初诊）

检查项目	分值（分）
1、主诉	15
2、现病史	5
3、既往史	5
4、检查	30
5、诊断	5
6、治疗计划	5
7、处置	30
8、签名	5
总分	100

复诊：主诉 15，检查 40，处置 40，签名 5

二、内容要求及评分标准（单项否决即降级）

项目	缺陷内容	减分标准	实扣分
主诉（15 分）	主诉未写（不可用"无"替代）	单项否决	
	主诉三要点缺项	缺 1 项 扣 5 分（特殊情况除外）	
	主诉与现病史、检查、处理不符	2 分/处	
	书写套用模板未修改	1 分/处	
	书写有错别字	1 分/处	
	书写不规范（指书写有欠缺、缺项、漏项等）	1 分/处	
现病史（5 分）	现病史未写（仅限初诊，复诊可不写）	单项否决	
	现病史与主诉、检查、处理不符	2 分/处	
	书写套用模板未修改	1 分/处	
	书写有错别字	1 分/处	
	书写不规范（指书写有欠缺、缺项、漏项等）	1 分/处	
既往史（5 分）	既往史未写（仅限初诊，复诊可不写）	单项否决	

病历管理制度

一、基本规范

（一）病历是指医务人员在医疗活动过程中制成的文字、符号、图表、影像、切片等资料的总和，包括门（急）诊病历和住院病历。病历归档以后形成病案。

（二）按照病历记录形式不同，可区分为纸质病历和电子病历。完成电子签名的电子病历与纸质病历具有同等效力。

（三）病案室负责归档病案的管理。信息科协助进行电子病历的管理。质控科负责与病历和病案质量相关的质量管理工作。

（四）各相关管理部门、人员以及全体医务人员应当严格保护患者隐私，禁止以非医疗、教学、研究目的泄露患者的病历资料。

二、病历的建立

（一）逐步建立和完善门（急）诊病历和住院病历编号制度。为同一患者建立唯一的标识号码。电子病历在建立过程中，应当将病历标识号码与患者身份证明编号相关联，使用标识号码和身份证明编号均能对病历进行检索。

门（急）诊病历和住院病历应当标注页码或者电子页码。

（二）医务人员应当按照《病历书写基本规范》《口腔门（急）诊病例书写规范》《关于病历书写基本规范的实施

图 2-1-12-8　门诊病历书写标准和病历相关管理制度

五、项目团队介绍

本项目团队由医务部、信息科、各临床科室多部门共同组成。以医务部质控人员为主导，各临床科室参与人员均为科主任与病历管理组长。医务部负责总体规划、部署和考核反馈，信息科负责门诊电子病历后管系统研发，各临床科室负责病历质控、整改通知书接收与反馈。项目成员均有从事病历质量控制的管理经验（表 2-1-12-2、图 2-1-12-9）。

表 2-1-12-2　项目团队成员

姓名	部门	职称	参与内容
魏婷婷	医务部	主治医师、助理研究员	规划、协调、培训
蒋秀英	医务部	助理研究员	活动措施落实、记录
徐东伟	医务部	副主任医师	活动措施落实
林清云	临床科室	主治医师	活动措施落实
汪燕青	临床科室	主治医师	活动措施落实
蔡坤发	信息科	助理工程师	信息系统支持

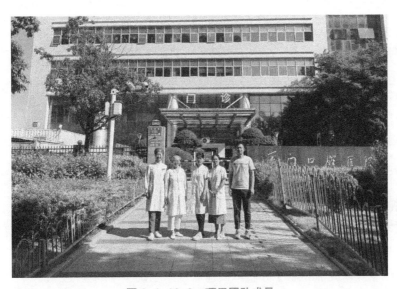

图 2-1-12-9　项目团队成员

案例 13 提高新生儿脑电图监测结果合格率

项目负责人：深圳市龙岗区妇幼保健院 谢映梅，李婷婷，何幼鸣
项目起止时间：2022 年 4—10 月

概述

1. 背景和目的：振幅整合脑电图（amplitude integrated electroencephalogram，aEEG），是一种无创运用于新生儿脑功能监测的方法，是神经功能监护的重要手段。新生儿是发生脑损伤的高危人群，目前脑损伤仍没有较好的治疗方法，重点在于预防。脑电图图像存在的干扰大、痫样放电捕捉与描记困难、新生儿配合度差等都会导致脑电图监测结果不合格。提高脑电图监测结果合格率，确保医疗护理安全，充分体现安全生产需求。

2. 方法：运用 PDSA 质量管理工具，完善脑电图监测操作流程；申请发明专利，优化降阻方法；邀请专家理论培训，组织医护学习；总结巡视时间点，加强巡视力度等系列措施。

3. 结果：经过 4 个月的改善，新生儿脑电图监测结果合格率从 90.57% 上升至 100%。

4. 结论：PDSA 使新生儿脑电图监测结果合格率明显升高，充分保障了医疗质量。

一、P 阶段

（一）主题选定

由于脑电图像存在干扰大、痫样放电捕捉与描记困难、新生儿配合度差容易导致新生儿脑电图监测结果不合格，从而可能导致影响结果判读，延误诊断、消耗医疗资源、增加护理工作量。研究显示新生儿脑电图监测结果正确率平均为 94%，为了解本院脑电图监测情况，质量改进小组成员调取《新生儿脑电图监测登记本》对 2021 年 9—12 月我科 148 例脑电图监测结果进行分析，发现有 15 例脑电图监测不合格，2021 年第四季度脑电图监测结果合格率为 89.86%，监测结果合格率偏低，需要提高脑电图监测结果的合格率，保障患者安全，提升医疗质量，减少因监测结果不准确带来的不良医疗事件。

（二）改进依据

1.《新生儿脑电生理监测分级管理专家共识（2022 年）》中提出基于视频脑电图和 aEEG 特点，根据当地医疗资源和患儿疾病特征，视频脑电图和 aEEG 可以互相补充应用，适用于不同级别的新生儿病房。该共识对促进新生儿、儿童神经和神经电生理专业人员之间的合作和远程脑电图监测实施提出了建议。

2.《新生儿脑电图操作和报告书写最低技术标准专家共识（2022 年）》中的要求。

新生儿脑电图监测不同于成人和儿童，其操作和解读容易受记录电极数量、导联编排和监测质量的影响。因此必须遵守严格的操作规范才能保证脑电信号采集的质量和正确解读，进而确保对危重新生儿做出正确处理。改进依据未按照模板要求格式，未写明发布部门或组织及文件号，参照样例格式。

（三）监测指标

脑电图监测结果合格率。

（四）指标定义

$$脑电图监测结果合格率 = \frac{新生儿科住院患儿脑电波监测结果合格例数}{新生儿科住院患儿脑电波监测总例数} \times 100\%，每月。$$

（五）目标值

2022年第三季度开始维持在100%。

（六）现况数值

2021年第三、第四季度82.6%（26/148）。

（七）预期延伸效益

制度1个，流程1个。

（八）原因分析

运用鱼骨图进行原因分析（图2-1-13-1）。找到6个主要原因，分别为监测环境嘈杂、操作流程不完善、巡视不到位、电极固定效果不佳、培训不到位、电极位置不正确。

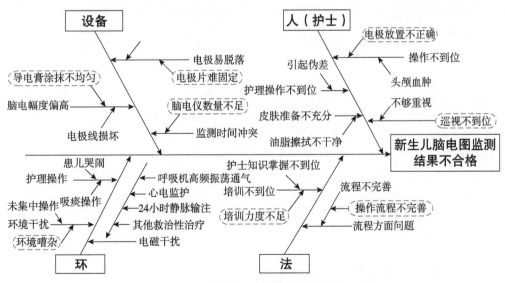

图2-1-13-1 新生儿脑电图监测结果不合格的原因分析

（九）真因验证

根据柏拉图（图 2-1-13-2），按照二八法则，找到占有 80% 原因，将主要问题列入首先解决的计划。

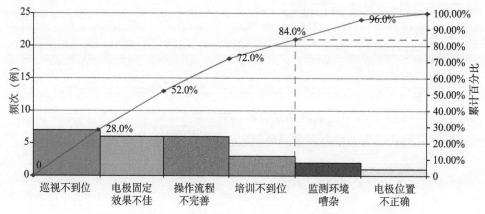

图 2-1-13-2　新生儿脑电图监测结果不合格的真因验证

（十）对策计划

根据真因充分讨论，运用 5W2H 制订相应计划与对策（表 2-1-13-1）。

表 2-1-13-1　5W2H 实施计划

Why	What	How	When	How often	Where	Who
操作流程不完善	完善操作流程	完善监测操作流程	2022 年 6 月	每月	示教室	谢映梅李婷婷
脑电固定效果不佳	脑电固定效果良好	申请发明专利，优化降阻方法	2022 年 7 月	每月	新生儿科	庞小媛何旭
培训不到位	人人掌握脑电图监测方法	邀请专家理论培训，组织医护学习	2022 年 8 月	每月	示教室	何幼鸣袁康燕
巡视不到位	脑电图监测期间巡视患儿	总结巡视时间点，加大巡视力度	2022 年 9 月	每月	新生儿科	程海萍刘巧红

二、D 阶段

（一）完善脑电图监测操作流程

完善《新生儿脑电图监测技术标准》（图 2-1-13-3），确保脑电图监测操作的规范性，并提高监测结果合格率。

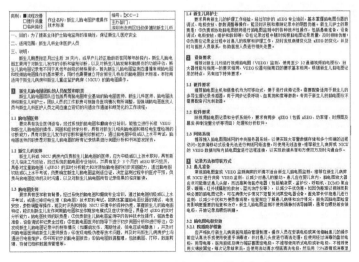

图 2-1-13-3 脑电图监测技术标准

（二）申请发明专利，优化降阻方法

改良"脑电电极固定帽"（图 2-1-13-4），固定帽根据新生儿体重分为大、中、小 3 个型号，帽体上直接标记电极位置，电极位置呈孔状，可有效固定电极片。

（三）邀请专家理论培训，组织医护学习

利用互联网＋对科室人员进行业务学习及培训，利用"腾讯课堂"实现翻转课堂，将预习－学习－复习有效结合，通过微信平台及时反馈脑电图监测完成情况（图 2-1-13-5）。

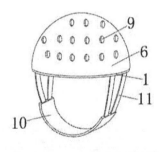

图 2-1-13-4 脑电电极监测固定帽（改良版）

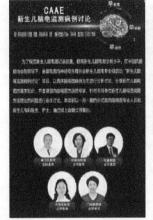

图 2-1-13-5 脑电图监测培训与考核

（四）总结巡视时间点，加强巡视力度

总结重要的巡视时间点（图2-1-13-6），说明不同"干扰"的纠正方法，使责任护士明确"干扰"的纠正要点，及时纠正"干扰"。

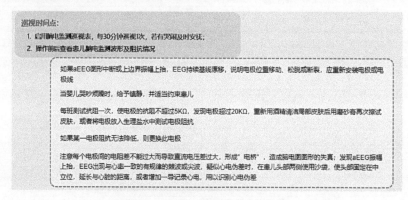

图 2-1-13-6　重要的巡视时间点

三、S 阶段

通过制定脑电图监测操作流程，优化器具，改进降低阻抗的方法，加强培训监督力度，加强脑电图监测过程中的质控和监督，新生儿脑电图监测合格率由90.57%上升至100%（图2-1-13-7）。

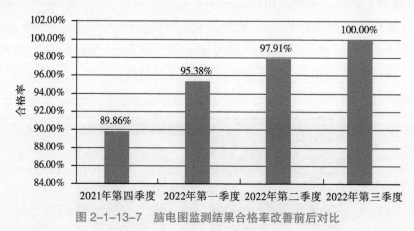

图 2-1-13-7　脑电图监测结果合格率改善前后对比

四、A 阶段

通过质量改进措施的实施，项目制定了《新生儿脑电图监测流程》（图2-1-13-8）及《新生儿脑电图监测技术标准》（图2-1-13-3），对今后临床上脑电图监测具有规范的指导作用。

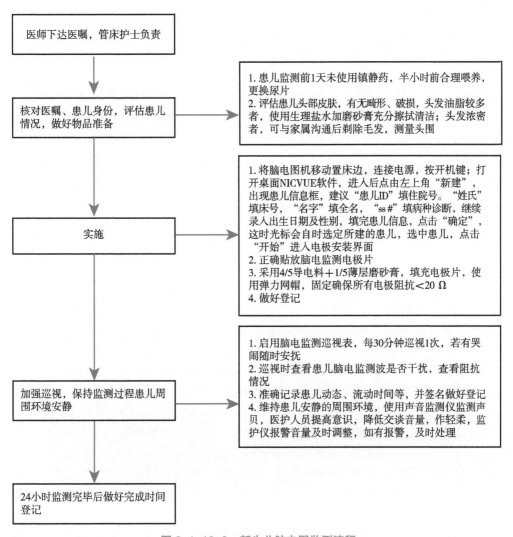

图 2-1-13-8　新生儿脑电图监测流程

五、项目团队介绍

此项目团队由新生儿科、儿童神经康复科组成，实现多学科紧密协作。参与此次质量改进项目的成员共有9人，其中高级职称3人，中级职称7人，均具备丰富的临床经验和理论基础。2022年我科被评为"岭南杰出护理团队"，参与人员多为新生儿科的业务骨干，具备良好的团队协作能力，可及时发现问题，并有效地解决问题（表2-1-13-2、图2-1-13-9）。

表 2-1-13-2　项目团队成员

姓名	部门	职称	参与内容
谢映梅	新生儿科	副主任护师	负责总体规划、组织协调
李婷婷	新生儿科	主管护师	负责方案组织、策划
刘巧红	新生儿科	副主任护师	负责协调、督查、评价
何幼鸣	新生儿科	主管护师	数据收集、追踪评价
庞小媛	新生儿科	主管护师	项目实施、数据收集
程海萍	新生儿科	主管护师	数据汇总、绘制图表
何旭	新生儿科	主治医师	项目质控
袁康燕	新生儿科	主治医师	数据收集、项目质控
吕智海	儿童神经康复科	技师	项目质控

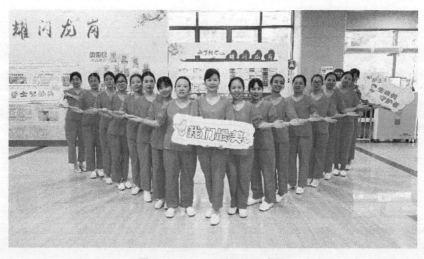

图 2-1-13-9　项目团队成员

参考文献

［1］王璇, 迟姗姗, 王小雨, 等. 振幅整合脑电图监测在新生儿脑损伤患儿中的应用价值. 临床医学研究与实践, 2022, 7（11）: 101-104.

［2］中华医学会儿科学分会新生儿学组, 中国当代儿科杂志编辑委员会, 国家卫生健康委员会新生儿疾病重点实验室, 等. 新生儿脑电生理监测分级管理专家共识. 中国当代儿科杂志, 2022, 24（2）: 115-123.

［3］中华医学会儿科学分会新生儿学组, 中国当代儿科杂志编辑委员会, 国家卫生健康委员会新生儿疾病重点实验室, 等. 新生儿脑电图操作和报告书写最低技术标准专家共识. 中国当代儿科杂志, 2022, 24（2）: 124-131.

案例 14　提高甲级病历率

项目负责人：四川大学华西医院　陈相军，高芸艺

项目起止时间：2021 年 7 月—2022 年 12 月

概述

1. 背景和目的：本院在日常病历质量管理过程中发现病历质量管理存在人力不足、病历书写不规范、不及时等问题。为进一步提高四川大学华西医院甲级病历率，提升病历质量控制成效，运用 PDSA 管理工具，持续改善病历质量。

2. 方法：头脑风暴法深入分析病历质量存在问题，制订 5W2H 对策计划，落实制定并完善管理制度、开发系统质控功能、开展严重缺陷病历专项治理等改进措施，定期收集并汇总监测指标数据。

3. 结果：病历书写及时率稳定在 90% 以上，月均时限性乙等份数减少 45.2%，严重缺陷病历发生份数自 2022 年第三季度起稳步减少，病案首页填写正确率提高 7.7%。甲级病历率提高 0.91%，并稳定在 99% 以上。

结论：通过 PDSA 质量管理工具，可有效提高甲级病历率，持续提升病历质量。

一、P 阶段

（一）主题选定

为有效落实核心制度，持续改进病历质量，保障医疗质量安全，2021 年上旬医务部组建专家团队调查病历质量存在问题，深入分析影响病历质量提升的根本原因，基于目标制订病历质量提升工作计划。

对 2018—2020 年纳入各临床科室年终考核总计 178 份乙等病历和 2019—2020 年共计 3261 份出院病案首页质量进行检查，发现本院问题病历主要涉及病历书写不完整（60.6%）、书写不及时（23.9%）、书写不准确（9.2%）及知情告知不规范（6.3%）等问题，问题病案首页共 535 份，其中基本信息缺陷构成比为 0.78%；住院信息缺陷构成比为 23.44%；诊疗信息缺陷构成比为 75.78%（图 2-1-14-1）。

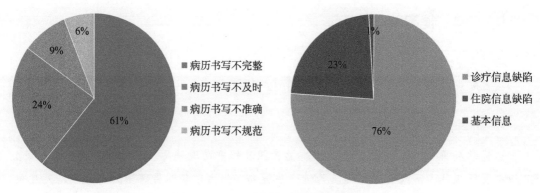

图 2-1-14-1　病历问题现状数据统计

（二）改进依据

1.《病历书写基本规范》（卫医政发〔2010〕11 号）中要求"病历书写应准确、及时、完整、规范"。

2.《国家卫生健康委办公厅关于印发病案管理质量控制指标（2021 年版）的通知》国卫办发〔2021〕28 号。

（三）监测指标

甲级病历率。

（四）指标定义

$$甲级病历率 = \frac{甲级出院患者病历数}{同期出院患者病历总数} \times 100\%，每月。$$

（五）目标值

2021 年 11 月病历书写及时率达到 90%，2022 年 8 月甲级病历率达到 99%。

（六）现况数值

2021 年 4 月病历书写及时率为 70.6%，2021 年 8 月甲级病历率为 95.40%。

（七）预期延伸效益

SOP1 个，发表论文 1 篇。

（八）原因分析

运用鱼骨图进行原因分析（图 2-1-14-2），找到 7 个主要原因，分别为临床一线医师工作量大、病历书写培训不到位、上级医师病历审核不严、电子病历质控系统功能不足、标准病历模板少、严重问题无奖罚措施及院级质控管理不足。

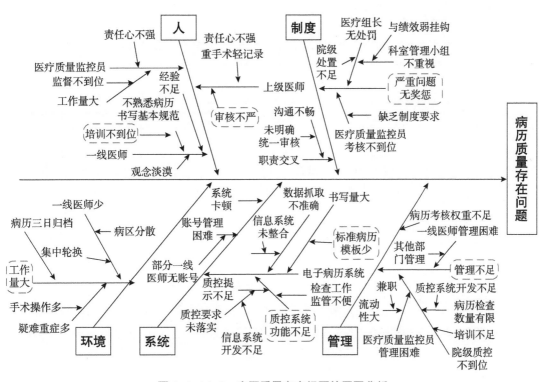

图 2-1-14-2 病历质量存在问题的原因分析

（九）真因验证

根据柏拉图（图 2-1-14-3），按照二八法则，找到占有 80% 原因，将主要问题列入首先解决的计划。

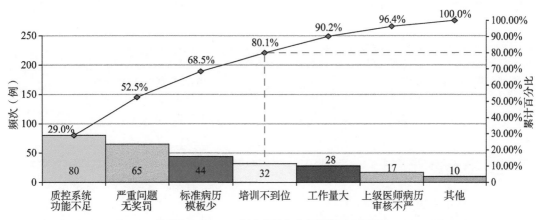

图 2-1-14-3 病历质量存在问题的真因验证

（十）对策计划

根据真因充分讨论，运用 5W2H 制订相应计划与对策（表 2-1-14-1）。

表 2-1-14-1　5W2H 实施计划

Why	What	How	How often	Who	When	Where
质控系统功能不足	开发系统质控功能规则	1. 修订病历书写评分细则 2. 制定系统质控判定标准 3. 设计系统质控闭环 4. 院内宣传培训	1. 2～3 年/次 2. 必要时 3. 必要时 4. 持续开展	医务部信息中心临床科室	2021 年 7 月—10 月	四川大学华西医院
严重问题无奖罚	公示考核落实到个人	1. 重点病历专人检查 2. 制定严重缺陷病历管理制度、落实病历责任人处罚要求 3. 提交问题病历整改反馈、公示、提醒谈话、建议暂停医疗工作等措施 4. 修订科室、质控员月考核、科室年终考核病历质量考核方式与权重 5. 科室制定问题病历处罚措施	1. 持续开展 2. 必要时 3. 持续开展 4. 必要时 5. 持续开展	医务部运营管理部临床科室	2021 年 7 月—2022 年 12 月	四川大学华西医院
标准病历模板少	落实院级、专科、专病模板	1. 梳理病历模板 2. 组织临床科室整理专科、专病模板 3. 信息系统开发 4. 院内推广	持续开展	医务部临床科室信息中心	2022 年 1—12 月	四川大学华西医院
培训不到位	落实三级培训	1. 落实岗前培训 2. 监督入科、入组和岗中培训 3. 严格出科、结业考核 4. 重点科室、医务人员专项培训	持续开展	医务部临床科室研究生部继续教育部	2021 年 9 月—2022 年 12 月	四川大学华西医院

二、D 阶段

（一）制定并完善管理制度

专家团队多次讨论和修改，确定了基于《四川大学华西医院病历书写基本规范及评分细则》中纳入时效性质控的评分标准，结合本院实际情况，制定了系统质控评分规则。根据纠纷及内涵质量常见问题，制定了《严重缺陷病历管理制度》。

（二）严重缺陷病历专项治理

严重缺陷病历认定后具体措施：①严重缺陷病历的医疗组全体成员必须全体参加病历书写基本规范、病历检查方法、病历质量导致纠纷赔付案例分享培训会；②质控科提供病历检查库，医疗组长必须参与检查病历。须检查出一份严重缺陷病历，方可返回临床科室。若未检查出严重缺陷病历，检查满3个工作日后返岗工作（图2-1-14-4）。

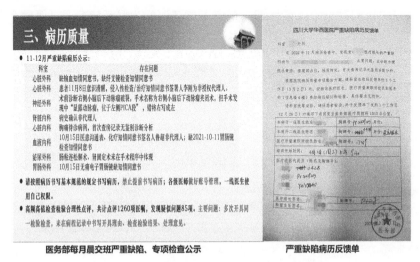

医务部每月晨交班严重缺陷、专项检查公示　　严重缺陷病历反馈单

图2-1-14-4　严重缺陷病历专项检查反馈

（三）标准化病历模板建设

结合单病种质量管理、临床路径管理工作，根据各临床科室需求，持续进行专科、专病病历文书优化、标准化病历模板建设（图2-1-14-5）。

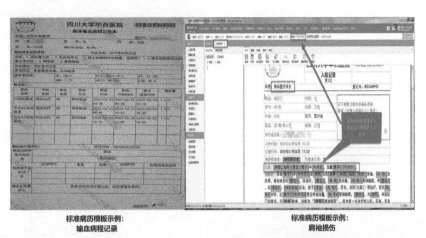

标准病历模板示例：　　　　　标准病历模板示例：
输血病程记录　　　　　　　　肩袖损伤

图2-1-14-5　标准化病历文书模板建设

（四）开展多级宣传培训

通过开展岗前三级培训、重点问题或对象培训等多形式、多层级的培训，提高临床医师病历规范书写意识和能力。岗前三级培训：①入科前由医疗质控科对新进人员进行集中培训；②入科后由质控员、住院总、教学岗对一线医师开展培训；③入组前由医疗组长对一线医师开展培训。病历书写培训开展情况纳入本院医师三基三严培训考核。重点问题培训：①每月通过医务部参加晨交班的形式对科室开展病历问题公示、典型问题宣讲；②重点科室问题集中反馈培训、重点人员培训；③每年持续通过医师大会，举行问题病历展、优秀病历展，表扬优秀病历，开展问题病历警示教育（图 2-1-14-6）。

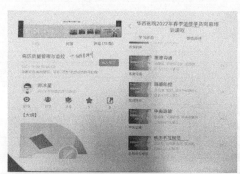

华西云课堂线上培训

本科生实习岗前线下培训

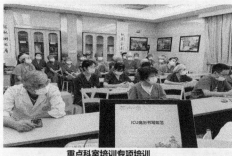

重点科室培训专项培训

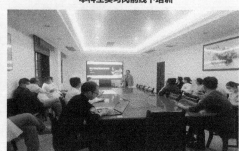

质控员定期集中培训

图 2-1-14-6　病历书写多途径培训

三、S 阶段

每月提取数据，分析科室执行情况；对执行不好的科室和医师个人进行原因分析，开展沟通和督导整改工作。

1. 病历书写及时率。2021 年 4 月我院病历书写及时率仅 70.60%，自 7 月系统质控时限性乙等病历纳入科室月考核起，每月向各临床科室反馈病历书写及时率数据，通过晨交班、企业微信等公示病历书写及时率较差科室和医疗组长情况，11 月病历书写及时率提高到 90.54%，并持续保持 90% 以上（图 2-1-14-7）。月均时限性乙等份数从 629.2 份减少为 344.5 份，时限性乙等病历份数减少 45.2%。

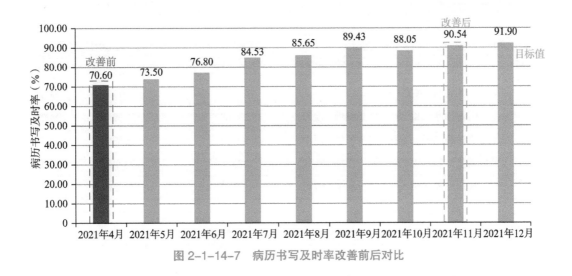

图 2-1-14-7　病历书写及时率改善前后对比

2.病案首页填写正确率。病案首页患者基本信息来源入院服务中心登记内容、患者住院信息自动抓取病历文书内容或医嘱信息，并设置同步更新功能。通过系统抓取数据后，已无患者基本信息、药物过敏、血型和输血情况漏填或错填现象，缺陷发生率显著下降11.3%（表2-1-14-2）。病案首页填写正确率从2021年第一季度平均值84.2%逐渐提高到2022年第四季度91.9%，提高了6.9%。

表 2-1-14-2　住院病案首页信息缺陷内容

项目	缺陷类别	缺陷内容	整改前缺陷构成比（%）	整改后缺陷构成比（%）	增减情况
基本信息	联系人姓名	误填	0.16	0	减少
住院信息	联系人关系	误填	0.62	0	减少
	医师签字	漏填/误填	4.53	3.23	减少
	出院日期	漏填/误填	1.87	0	减少
	住院时间	误填	2.81	0	减少
	入院途径	误填	12.97	10.87	减少
	随诊时间	漏填	0.62	0.34	减少
	离院方式	漏填	0.16	0.12	减少
	病危情况	漏填	0.16	0.12	减少
	临床路径选择	误填	0.16	0.11	减少

续表

项目	缺陷类别	缺陷内容	整改前 缺陷构成比（%）	整改后 缺陷构成比（%）	增减 情况
诊疗 信息	辅助检查情况	漏填	0.16	0	减少
	门诊诊断、编码	漏填 / 误填	4.69	4.32	减少
	主要诊断选择、编码	漏填 / 误填	4.53	3.67	减少
	其他诊断、编码	漏填 / 误填	22.03	23.56	增加
	病理诊断、编码	漏填 / 误填	9.53	10.23	增加
	药物过敏	漏填	7.81	0	减少
	血型	漏填	1.56	0	减少
	输血情况	漏填 / 误填	6.72	0	减少
	输白蛋白情况	漏填 / 误填	0.47	0.35	减少
	手术、操作名称及编码	漏填 / 误填	16.72	13.27	减少
	手术麻醉医师	漏填	0.78	0.6	减少
	抗生素使用	误填	0.78	0.58	减少
	切口愈合等级	误填	0.16	0.14	减少

3. 甲级病历率。甲级病历率逐渐升高，并达到 99% 以上（图 2-1-14-8）。

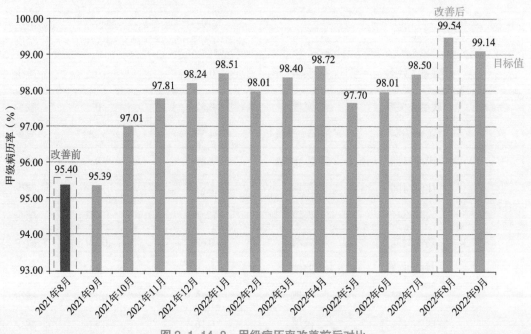

图 2-1-14-8　甲级病历率改善前后对比

四、A 阶段

形成标准化的制度和质控闭环

建立系统时效性质控闭环项目实施标准化流程，确定时限性乙等病历和严重缺陷病历的管理制度，并纳入科室月考核和年终绩效考核重要指标。通过培训进修人员，将此管理模式推广到其他医疗机构，同时进行成果转化发表论文 1 篇。

五、项目团队介绍

本项目团队由医务部、信息中心、临床科室、运营管理部组成。医务部牵头组织，负责总体规划和部署，具体推进落实和定期分析总结、反馈；临床科室提供结构化病历模板，质控系统使用建议；信息中心改进系统，提供监测数据；运营管理部落实绩效考核。项目组成员均具有医院管理决策实践经历，是医院管理和专业技术领域的专家（表 2-1-14-3、图 2-1-14-9）。

表 2-1-14-3　项目团队成员

姓名	部门	职称	参与内容
陈相军	医务部	助理研究员	牵头工作，组织与协调相关部门开展项目
李大江	医务部	研究员	指导项目开展，协助组织和协调工作，把握项目开展方向
帅冰星	医务部	助理研究员	指导项目开展，协助组织和协调工作，参与制定实施方案
张伟义	医务部	副主任医师	指导项目开展，协助组织和协调工作
高芸艺	医务部	实习研究员	参与制定实施方案，落实项目开展的具体工作，监测、分析数据，定期总结项目进展
汪勇	医务部	主治医师	参与制定实施方案，落实项目开展的具体工作
方明旺	医务部	助理研究员	参与制定实施方案，落实项目开展的具体工作
苑伟	医务部	助理研究员	参与制定实施方案，落实项目开展的具体工作
闫娟	信息中心	工程师	落实质控规则，建立数据报表

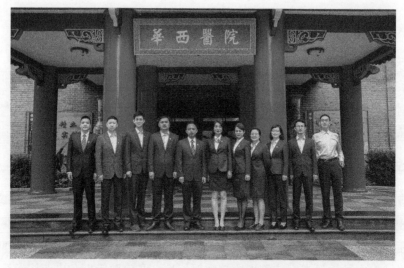

图 2-1-14-9　项目团队成员

案例 15　提高静脉血栓栓塞风险评估率

项目负责人：苏州大学附属第二医院　连一新，黄倩倩，李莎
项目起止时间：2022 年 1—12 月

概述

1. 背景和目的：静脉血栓栓塞（venous thromboemblism，VTE）指血液在静脉内不正常的凝固使管腔部分或完全阻塞，包括深静脉血栓形成和肺血栓栓塞症，是导致医院内患者非预期死亡的重要原因，已经成为医院管理者和临床医务人员面临的严峻问题。国内外研究显示，虽然 VTE 缺乏临床特异性表现，极易造成临床误诊、漏诊，但积极有效的评估和规范预防可显著降低其发生风险。本院 VTE 防治工作虽起步较早，但仍存在评估未能覆盖所有住院患者的情况，因此，要提高 VTE 风险评估率，降低患者 VTE 发生风险。

2. 方法：运用 PDSA 质量管理工具，结合医院内实际，制定管理制度、构建质控体系、引入质控管理软件、加强院内防治培训，不断优化院内 VTE 防治管理流程，持续推动医院 VTE 防治科学、规范、精细化及高质量发展。

3. 结果：VTE 风险评估率达 100%，中高危患者出血风险评估率达 100%。

4. 结论：PDSA 循环可有效提升院内 VTE 防治质量，实现院内医院 VTE 防治科学、规范、精细化及高质量发展，可向区域内进行推广，推进区域 VTE 防治联盟建设。

一、P 阶段

（一）主题选定

为进一步规范 VTE 的防治和管理，降低 VTE 发生风险，国家医政管理部门、中华医学会各分会陆续出台了多项管理和诊治规范和指南。目前，本院的 VTE 风险评估率仅为 48%，中高危患者出血风险评估率仅为 87%，VTE 防治质量有待进一步提升，因此，需要积极评估、规范预防，有效降低医院相关性 VTE 发生，保障患者安全。

（二）改进依据

1. 国家卫生健康委发布的《关于同意开展加强肺栓塞和医院内静脉血栓栓塞症防治能力建设项目的复函》（国卫医资源便函〔2018〕139 号）旨在"通过医院内项目建设，规范医院内临床管理，构建防治和管理体系，以提升 VTE 防治水平"。

2. 国家卫生健康委《三级医院评审标准（2020 年版）》明确将 VTE 防治列入医疗安全指标、重点专业质量控制指标（包括 ICU、呼吸科、神经内科等）、单病种（术种）质量控制指标及现场检查部分临床服务质量与安全管理。

3.《VTE 防治质量评价与管理建议（试行版）》中指出 VTE 风险评估率和出血风险评估率均应 ≥ 90%。

4.《2021 年国家医疗质量安全改进目标》（国卫办医函〔2021〕76 号）中目标五：提高 VTE 规范预防，实现 VTE 的早期干预，可以有效降低 VTE 的发生率、致残率及致死率。

（三）监测指标

VTE 风险评估率。

（四）指标定义

$$VTE 风险评估率 = \frac{接受 VTE 风险评估的出院患者人数}{同期出院患者人次} \times 100\%，每月。$$

（五）目标值

2022 年 9 月始，VTE 风险评估率达 95% 以上。

（六）现况值

2022 年 1 月，本院的 VTE 风险评估率仅为 48%。

（七）预期延伸效益

发表论文 1 篇、制定 SOP 1 个，持续提升区域 VTE 防治能力与水平。

（八）原因分析

运用鱼骨图进行原因分析（图 2-1-15-1），找到 8 个主要原因，分别为医师评估意识不足、量表不统一、评估表未完全信息化、制度不健全、培训宣教不到位、缺乏激励机制、缺乏考核机制、流程不智能。

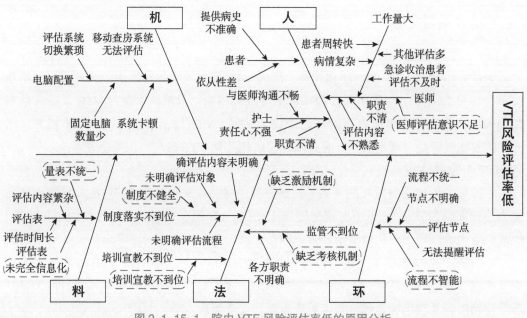

图 2-1-15-1　院内 VTE 风险评估率低的原因分析

（九）真因验证

根据柏拉图（图 2-1-15-2），按照二八法则，找到占有 80% 的原因，将主要问题列入首要解决的计划。

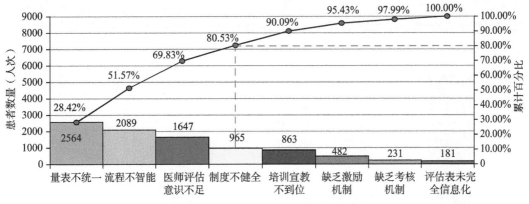

图 2-1-15-2 院内 VTE 风险评估率低的真因验证

（十）对策计划

根据真因充分讨论，运用 5W2H 制订相应计划与对策（表 2-1-15-1）。

表 2-1-15-1 5W2H 实施计划

Why	What	How	When	How often	Where	Who
量表不统一	院内使用评估量表规范统一	明确手术患者使用 Caprini 量表，非手术患者使用 Padua 量表	2022 年 1 月	每月	全院各科室	古小松黄倩倩
流程不智能	优化流程，实现评估信息智能化，住院患者评估全覆盖	引入并完善 VTE 管理信息系统	2022 年 1—4 月	每月	全院各科室	李莎李伟
医师评估意识不足	培训常态化，评估意识提高	纳入考核，设置电子病历文书卡控，强制评估	2022 年 1—12 月	每季	全院各科室	黄倩倩、陈香凤
制度不健全	评估、防治规范化	制定制度，明确指标，定期检查，反馈监督	2022 年 2—12 月	每月	医务部	连一新黄倩倩

二、D 阶段

（一）引入系统，优化评估流程

与信息中心协作，不断优化院内 VTE 防控流程，运用医院 VTE 质控管理软件，打通系统间壁垒，联动各系统信息流，关键节点强制卡控，AI 智能评估，充分发挥质量控制与信息化建设在 VTE 防治管理工作中的重要作用，加强数据指标监测和内涵质量监测（图 2-1-15-3）。

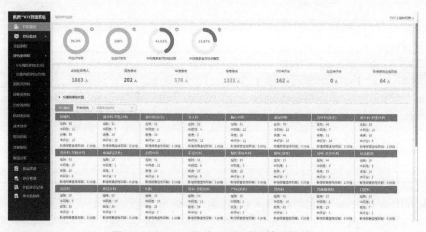

图 2-1-15-3　医院 VTE 质控管理软件

（二）完善制度

根据国家 VTE 防治相关指南，讨论并制定医院 VTE 质量评价与管理办法，将 VTE 防治质量评价工作纳入病历质控内容，将 VTE 质控指标住院患者 VTE 风险评估率等完成情况纳入 KPI 考核，规范诊疗（图 2-1-15-4）。

表 1 住院患者 VTE（出血）风险评估率和预防措施实施率 KPI 扣分办法		
评估率指标	实施率指标	KPI 扣分
评估率≥95%	实施率=100%	0分
90%≤评估率<95%	95%≤实施率<100%	1分
85%≤评估率<90%	90%≤实施率<95%	2分
80%≤评估率<85%	85%≤实施率<90%	3分
75%≤评估率<80%	80%≤实施率<85%	4分
评估率<75%	实施率<80%	5分

图 2-1-15-4　院内 VTE 质量评价与管理办法

（三）构建质控体系

结合国家 VTE 防治相关质控要点，根据医院自身情况，统一量表，明确评估节点，并且制定医院 VTE 防治质量指标，形成医院 VTE 防治质控体系。

1. 量表选择：手术患者 Caprini 评分，非手术患者 Padua 评分，中高危患者同时进行出血风险评估、机械禁忌评估、DVT/PE Wells 评估。

2. 评估节点：患者住院期间，医师根据患者病情进行入院 24 小时内、手术后 24 小时内、转科后 24 小时内、出院前 24 小时内动态评估，病情变化随时评估。

3. 结合患者危险分层，并根据指南规范推荐实施恰当预防措施。

4. 关注三类核心指标，包括风险评估质量、预防质量和结局质量；关注重点人群，加强预防，降低 VTE 发生风险。

5. 对住院期间新发生的医院相关性 VTE 病例及时实施规范合理的治疗，同时纳入质控管理，持续总结反馈。

（四）加强培训，强化防治理念

在医院内开展多场次、多形式院内 VTE 防治管理宣教培训并贯彻到日常诊疗中，真正做到 VTE 防治入脑、入心、入行，规范院内 VTE 防治与管理；制作 VTE 科普微视频，在病区滚动播出，持续加强患者健康宣教（图 2-1-15-5）。

每周医务部开展全院 VTE 防治质控工作例会，对全院 VTE 防治情况进行分析总结；每月终末病历质控的同时进行 VTE 防治质量质控，并纳入绩效考核；每季度医院运行分析会，对全院 VTE 对全院 VTE 防治情况进行分析总结反馈各科室。

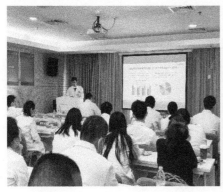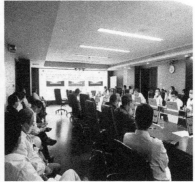

图 2-1-15-5　院内 VTE 防治管理宣教培训

三、S 阶段

通过引入系统，完善制度，构建质控体系，加强培训及定期总结与反馈，截至 2022 年 12 月，本院 VTE 风险评估率从 48% 上升至 100%，中高危患者出血风险评估率从

87% 上升至 100%（图 2-1-15-6）。

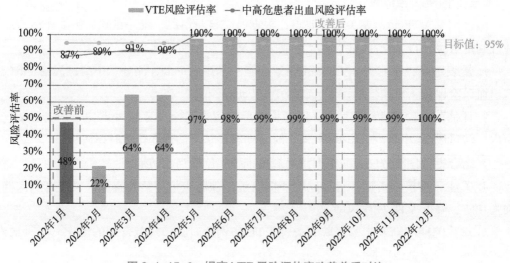

图 2-1-15-6　提高 VTE 风险评估率改善前后对比

四、A 阶段

1. 院内 VTE 发生率降低，全年无致死性 PE 发生。

2. 实现评估流程、评估节点、评估内容的标准化；实现质控流程、质控表单标准化（图 2-1-15-7）。

苏州大学附属第二医院VTE质控检查表

科室：________ 病区：________ 病历号：________ 主治医师：________

序号	项目	质控内容	分值	扣分	存在问题
1	评估的及时性和准确性（65分）	手术患者选择Caprini风险评估 非手术患者选择Padua风险评估	5		
2		入院、术后、转科后等病情变化时应有风险评估	10		
3		VTE风险评估表评分准确性	10		
4		VTE风险评估中/高危患者应有出血风险评估表	5		
5		出血风险评估表评分准确性	10		
6		机械预防禁忌评估准确性	10		
7		所有评估表在入院、术后、转科后24小时内完成	5		
8		VTE风险评估后有评估病程记录	10		
9	预防措施合理性（35分）	根据VTE风险评估、出血风险评估和机械禁忌症评估结果对患者应使用相应的基础/机械/药物预防措施	15		
10		VTE预防的规范使用（包括基础预防、机械预防或药物预防措施等），预防时间、剂量、疗程是否正确	20		
		得分	100		

检查人员：________ 检查时间：________

（一）重点对以下五类人群重点关注评估和预防的质量：
1.重症患者：入住麻醉ICU、急诊科ICU、呼吸科RICU、心内科CCU、神经内科ICU、神经外科NICU等重症科室的患者。
2.骨科手术患者：髋/膝关节置换术患者、创伤外科手术患者、脊柱外科手术患者等。
3.肿瘤手术患者：因恶性肿瘤行外科手术的患者。
4.特殊内科患者：40岁以上合并感染（如脓毒血症、肺炎、腹部感染等），或合并心衰、呼衰等的患者。
5.易栓症患者：入住血液科（如骨髓增殖性疾病或淋巴瘤）、消化科（如炎性肠病）、肾内科（如肾病综合征）、风湿科（如原发性或继发性抗磷脂综合征）等遗传性或获得性的易栓症人群。
（二）评估和预防时可排除的人群
1.儿科患者（不强制要求评估和预防）；
2.入出院时间小于等于24小时的患者；
（三）预防措施推荐
1.风险评估【低危】，推荐进行【基础预防】；
2.风险评估【中/高危】，出血风险评估【低危】，机械禁忌症【无】，推荐进行【药物或机械预防】
3.风险评估【中/高危】，出血风险评估【低危】，机械禁忌症【有】，推荐进行【药物预防】
4.风险评估【中/高危】，出血风险评估【高危】，机械禁忌症【无】，推荐进行【机械预防】
5.风险评估【中/高危】，出血风险评估【高危】，机械禁忌症【有】，推荐进行【基础预防】

【基础预防】：①饮食：控制血脂、血糖；戒烟、少酒；多饮水；②体位：抬高下肢；③早期下床活动；④肢体活动(踝泵运动、肌肉舒缩运动等)；⑤尽量避免下肢穿刺；
【机械预防】：弹力袜、气压治疗；
【药物预防】：按医嘱

第1.0版 服务部（质）2022.04 制 2022.04 生效

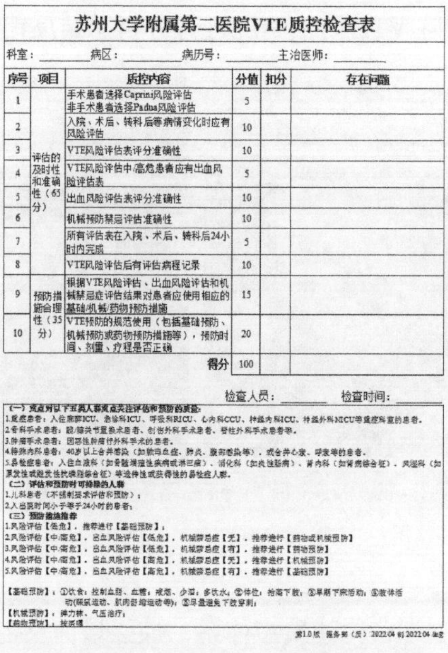

图 2-1-15-7　标准化

3. 获得多项管理和临床科研成果。获得院内临床和管理科研项目 3 项, 多个项目获评省、市 PDCA、QCC 比赛奖项。

4. 举办各级 VTE 防治继续教育学习班。举办国家级、省级、市级 VTE 防治管理继续教育学习班, 进行相关院内 VTE 防治管理、预防、治疗、护理及患者出院后管理的相关经验分享交流, 推进 VTE 防治能力与水平整体提升 (图 2-1-15-8)。

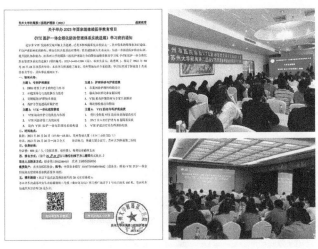

图 2-1-15-8　VTE 防治继续教育学习班

5. 扩大区域影响力。牵头成立苏州市 VTE 防治联盟, 共计 33 家成员单位; 积极协助苏州大市范围内其他地市级 VTE 防治联盟成立, 以点带面, 推动更多基层医疗机构开展 VTE 防治工作, 实现全覆盖的 VTE 防治质量管理体系; 积极接待江阴、盐城、南通等地医院来访参观学习, 指导构建与完善院内 VTE 防治管理体系, 推动 VTE 防治能力与水平提升; 积极接待省内外医院医务管理人员来本院进修学习 (图 2-1-15-9)。

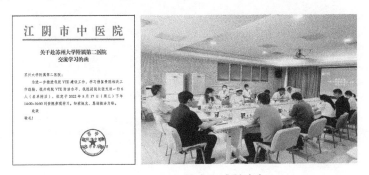

图 2-1-15-9　扩大区域影响力

五、项目团队介绍

此项目由医务部、护理部、信息处、临床医技科室人员共同组成, 构建多部门、多学科共同参与的协作合作模式。医务部负责制定院内 VTE 防治管理制度、质控流程，并对相关数据进行收集、整理、分析、反馈，与信息处协作完善 VTE 防治管理系统，临床医技科室人员协助推进工作开展，提高风险评估率与规范预防率，共同促进院内 VTE 防治质量提升。项目组成员均具有从事医院或医疗管理决策实践经历，本科及以上学历或中高级专业技术职称的医院管理领域专家（表 2-1-15-2、图 2-1-15-10）。

表 2-1-15-2　项目团队成员

姓名	部门	职称	参与内容
连一新	医务部 / 呼吸科	主任医师	专家咨询、政策实施
古小松	医务部 / 心内科	主任医师	专家咨询、政策实施
黄倩倩	医务部	助理研究员	组织策划、项目实施、结果评价
李莎	医务部	医师	组织策划、项目实施、结果评价
陈香凤	护理部	主任护师	护理咨询、护理管理
李伟	信息处	工程师	信息处理、信息提供
朱珠	药剂科	主管药师	药物咨询、用药指导
黄辉	医务部	副研究员	项目实施、结果评价
张正鹏	医务部	助理研究员	查阅文献、记录组织活动
应曜宇	医务部	医师	查阅文献、记录组织活动
王晓乐	医务部	医师	收集资料、配合
顾鑫欣	医务部	研究实习员	收集资料、配合

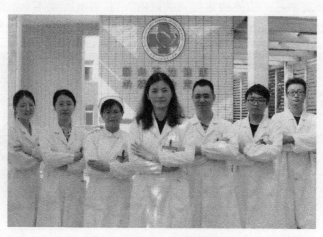

图 2-1-15-10　项目团队成员

案例 16　提高急性脑梗死再灌注治疗率

项目负责人：银川市第一人民医院　白向东

项目起止时间：2021 年 11 月—2022 年 6 月

概述

1. 背景：卒中已经跃居为我国居民死亡和成人致残的首位原因，其中缺血性卒中的比例超过全部卒中的 80%。急性脑梗死治疗的关键是尽早开始再灌注治疗。提高急性脑梗死再灌注治疗率有助于降低急性脑梗死患者的致残率及死亡率，改善患者生活质量，减轻家庭负担。本院目前急性脑梗死再灌注治疗率与发达国家相比较低，主要原因为绿色通道建设不完善，故通过此次活动，提高急性脑梗死再灌注治疗率，使更多急性脑梗死患者从中获益。

2. 方法：运用 PDSA 质量管理工具，制定急性脑梗死再灌注治疗率目标值。采取优化再灌注治疗流程、建立专项工作组织架构、加强脑卒中知识宣传力度、加强对急诊医护脑卒中知识培训等措施，建立完善的急性脑梗死救治绿色通道。

3. 结果：发病 6 小时内脑梗死患者静脉溶栓率由 67% 提高至 83%；发病 6 小时内前循环大血管闭塞患者血管内治疗率未达到目标值。

4. 结论：提高急性脑梗死再灌注治疗率关键在于救治团队紧密且有组织的配合及群众对脑梗死识别及再灌注治疗医学常识的提高。

一、P 阶段

（一）主题选定

提高急性脑梗死再灌注治疗率有助于降低急性脑梗死患者的致残率及死亡率。中国卒中中心联盟（CSCA）的数据显示自 2015 年至今，急性脑梗死患者适应证人群中静脉溶栓率仅为 22.9%，而同期欧美等发达国家的静脉溶栓治疗率已超过 90%，2018—2020 年发病 6 小时内到院进行血管内治疗患者的比例仅为 4.0%。本院目前静脉溶栓比例 67%，血管内治疗比例 90%，与发达国家相比，目前本院的急性脑梗死再灌注治疗率偏低。因此通过此次活动，提高急性脑梗死再灌注治疗率，有助于降低急性脑梗死患者的致残率及死亡率，改善患者生活质量，减轻社会和家庭负担。

（二）改进依据

《2022 年国家医疗质量安全改进目标》（国卫办医函〔2022〕58 号）中目标二为提高急性脑梗死再灌注治疗率。

（三）监测指标

急性脑梗死再灌注治疗率，包括发病 6 小时内脑梗死患者静脉溶栓率及前循环大血管闭塞性脑梗死患者血管内治疗率。

（四）指标定义

发病 6 小时内脑梗死静脉溶栓率 ＝

$$\frac{发病 6 小时内静脉溶栓治疗的脑梗死患者数}{同期发病 6 小时到院的脑梗死患者总数} \times 100\%，每月。$$

发病 6 小时内前循环大血管闭塞性脑梗死患者血管内治疗率 ＝

$$\frac{发病 6 小时内行血管内治疗的前循环大血管闭塞性脑梗死患者数}{同期发病 6 小时内到院的前循环大血管闭塞性脑梗死患者总数} \times 100\%，每月。$$

（五）目标值

2022 年 6 月发病 6 小时内脑梗死患者静脉溶栓率提升至 80%，发病 6 小时内前循环大血管闭塞患者血管内治疗率提升至 95%（根据急性缺血性卒中再灌注治疗医疗质量评价与改进专家建议及本院实际情况制定上述目标）。

（六）现况值

本院 2021 年 4 季度静脉溶栓率 67%，血管内治疗率 90%。

（七）预期延伸效益

制定 SOP 1 个，改善急性脑梗死患者的生活质量，减轻社会和家庭负担。

（八）原因分析

运用鱼骨图进行原因分析（图 2-1-16-1）。找到 7 个主要原因，分别为患者主观缺乏对卒中知识的了解、急诊–CT 室时间延误、患者家属拒绝、CT 室–科室时间延误、急诊评估至通知卒中小组时间延误、完善 CT 时间延误、家属商议时间延误。

（九）真因验证

根据柏拉图（图 2-1-16-2），按照二八法则，找到占有 80% 原因，将主要问题列入首先解决的计划。

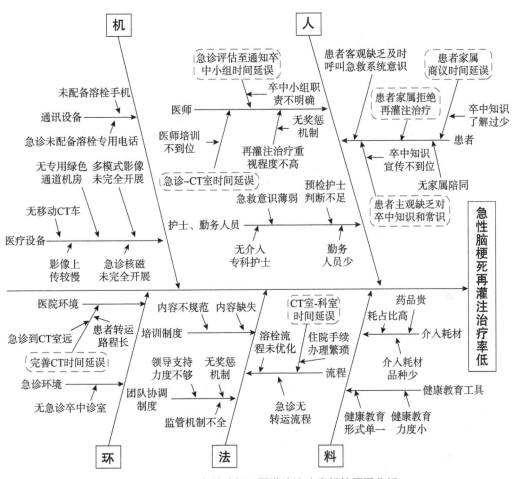

图 2-1-16-1　急性脑梗死再灌注治疗率低的原因分析

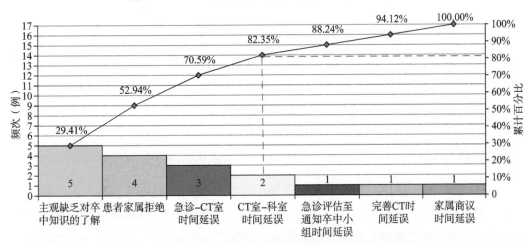

图 2-1-16-2　急性脑梗死患者再灌注治疗率低的真因验证

（十）对策计划

根据真因充分讨论，运用 5W2H 制订相应计划与对策（表 2-1-16-1）。

表 2-1-16-1　5W2H 实施计划

Why	What	How	When	How often	Where	Who
患者主观缺乏对卒中知识的了解	使患者及社区群众熟知脑卒中防控知识	加强脑卒中知识宣传力度及卒中防控宣传进社区	2022 年 3 月	每月	门诊病房社区	邓长林
		建立医患交流群	2022 年 3 月	每天	门诊病房社区	邓长林
急诊 –CT 室时间延误	缩短急诊 –CT 室时间至 20 分钟以内	加强对急诊医护脑卒中知识培训，提高业务水平	2022 年 4 月	每季度	急诊	马艳
		优化再灌注治疗流程，建立专项工作组织架构，确定流程中各岗位职责	2022 年 4 月	每月	急诊	马艳
患者家属拒绝	提高时间窗内且具有适应证的再灌注治疗率为 100%	制定脑卒中知识培训手册	2022 年 5 月	–	住院病区	郝婧
		学习急性缺血性卒中再灌注治疗谈话经验	2022 年 5 月	每月	科室	郝婧
CT 室 – 科室时间延误	缩短 CT 室 – 科室时间至 20 分钟内	简化办理住院流程	2022 年 3 月	每天	科室	秦亦欣
		对勤务人员加强培训	2022 年 4 月	每季度	急诊	秦亦欣

二、D 阶段

（一）针对客观缺乏及时呼叫急救系统或主观缺乏对卒中知识和常识的了解

1. 科室积极开展脑梗死识别及再灌注治疗医学常识普及教育的爱脑行动，制定卒中宣传手册，卒中防控宣传进社区，提高群众对脑血管疾病的认识（图 2-1-16-3）。

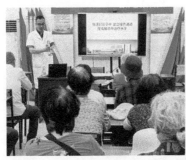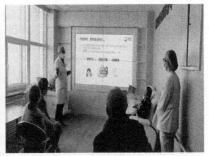

图 2-1-16-3　开展脑梗死识别及再灌注治疗医学常识普及教育的爱脑行动

2. 建立医患交流群、开展再灌注治疗医学微视频宣传，提高脑卒中防治知识等信息传播可及性，有效普及脑卒中防治知识，提高群众自我防护意识（图 2-1-16-4）。

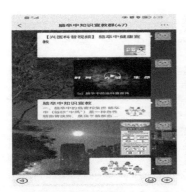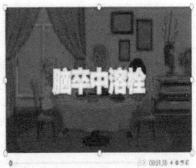

图 2-1-16-4　开展脑梗死识别及再灌注治疗医学常识普及教育的爱脑行动

（二）针对要因患者急诊 –CT 室时间及 CT 室 – 科室时间延误

1. 优化急性缺血性卒中绿色通道救治流程图，缩短患者从发病到接受再灌注治疗的时间。

2. 针对急性缺血性卒中绿色通道救治及单一症状起病如头晕脑卒中识别对急诊科医师开展培训（图 2-1-16-5）。

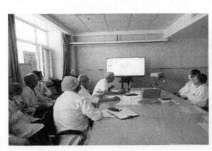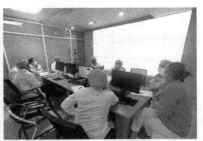

图 2-1-16-5　开展卒中知识培训

3. 简化住院办理流程，神经内科住院部直接办理住院手续。

4. 加强对勤务中心工作人员、护士急救知识培训（图 2-1-16-6）。

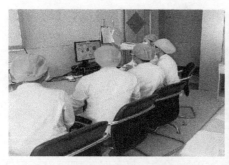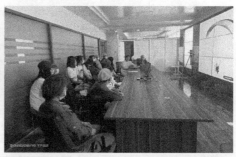

图 2-1-16-6　开展卒中救治流程培训

5. 建立专项工作组织架构，确定 DNT 流程中各岗位职责。

6. 通过脑卒中绿色通道应急演练，提高对急性脑卒中的应急反应能力，确保了各环节急救流程的通畅（图 2-1-16-7）。

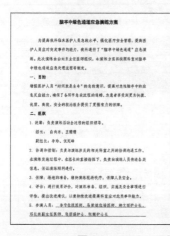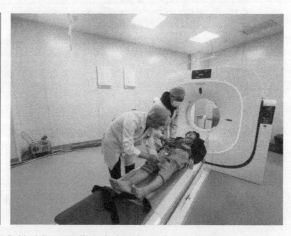

图 2-1-16-7　开展急性脑梗死再灌注治疗绿色通道应急演练

7. 基于信息监测，通过"急性缺血性卒中再灌注治疗时间追踪表"建立合理的信息反馈，精确的评估具体时间延误节点，发现问题，各工作团队之间及时沟通。

8. 卒中小组对每例溶栓患者进行病例分析，每月召开 1 次卒中会议，回顾上月的监控数据，综合干预和跨团队协作。

9. 质量改进小组会议，协调各部门工作。

（三）针对患者家属拒绝

针对性开展提高患者及家属接受再灌注治疗的教育，编写相关患教教材，增加依从性、缩短知情同意时间。

三、S 阶段

发病 6 小时内脑梗死患者静脉溶栓率由 67% 提高至 83%；发病 6 小时内前循环大血管闭塞患者血管内治疗率未达到目标值（图 2-1-16-8、图 2-1-16-9）。

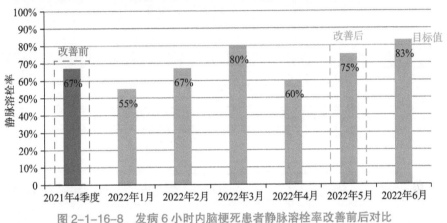

图 2-1-16-8　发病 6 小时内脑梗死患者静脉溶栓率改善前后对比

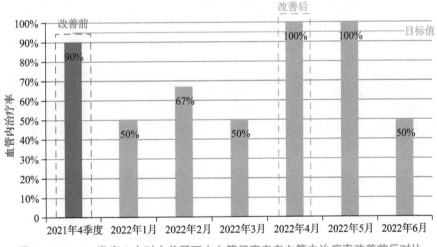

图 2-1-16-9　发病 6 小时内前循环大血管闭塞患者血管内治疗率改善前后对比

四、A 阶段

通过本院经过卒中团队的不懈努力，建立专项工作组织架构，确定各岗位职责，优化我院卒中绿色通道流程（图 2-1-16-10），提高了群众对脑梗死识别及再灌注治疗率。

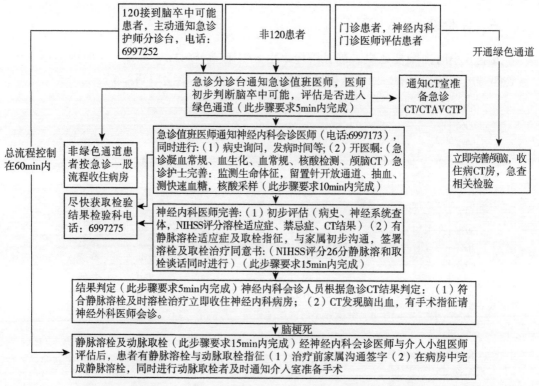

图 2-1-16-10　急性脑梗死再灌注治疗绿色通道流程

五、项目团队介绍

本项目团队由神经内科、医务科、急诊科、放射科、神经外科、检验科相关科室成员组成，进行多学科协作。由神经内科白向东主任牵头，负责总体规划；医务科协调多个科室完成任务，保障医疗质量和医疗安全；神经内科主要负责收集数据、流程设计、建设制度、完善体系、推进工作落实；其他科室协调配合提供相关本科室数据，并保证数据的真实性、准确性、及时性（表 2-1-16-2、图 2-1-16-11）。

表 2-1-16-2　项目团队成员

姓名	职称 / 职务	组内分工
白向东	神经内科科主任	组长
陈林宝	医务部副部长	副组长
王珊珊	急诊医学科主任	副组长
陈彤	放射科主任	副组长

续表

姓名	职称 / 职务	组内分工
马艳	神经内科主治医师	组员
邓长林	神经内科副主任医师	组员
郝婧	神经内科主治医师	组员
薛华	勤务中心护士长	组员
张婉	神经内科护士长	组员
任峥	检验科主任医师	组员
李杨	神经外科主任医师	组员

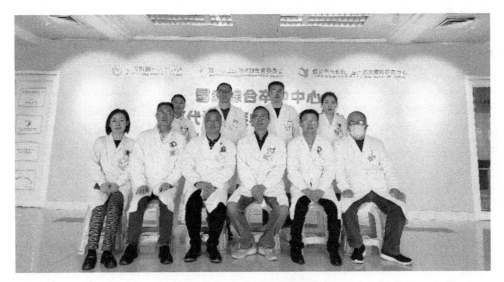

图 2-1-16-11 项目团队成员

参考文献

[1] 国家神经系统疾病医疗质量控制中心，中国卒中学会 . 急性缺血性卒中再灌注治疗医疗质量评价与改进专家建议 . 中国卒中杂志，2021，16（7）：705-715.

第二节　药学类

案例 17　降低住院患者超说明书用药不合理率

项目负责人：东南大学附属中大医院　许译尹

项目起止时间：2021 年 9 月—2022 年 8 月

概述：

1. 背景和目的：研究显示 23% 的处方存在超说明书用药，70% 的患者至少接受过一种超说明书用药。我国新《医师法》首次指出超说明书用药的合法性，并表示具有循证医学证据是重要前提之一。通过前期调研，本院超说明书用药环节存在尚无超说明书用药管理团队、无超说明书用药查询平台等系列问题。

2. 方法：运用 PDSA 质量管理工具，降低住院患者超说明书用药不合理率指标。采取建超说明书用药查询平台 off-label 小程序、完善前置审方超说明书用药精细化规则、组建点评小组、增设超说明书用药联络员、制作院内超说明书用药品种手册、举办超说明书用药知识竞赛、增设公众号超说明书用药咨询端口等系列措施。

3. 结果：截至 2022 年 6 月降低超说明书用药不合理率至 14.31%。

4. 结论：PDSA 成功规范了院内超说明书用药流程，保障医、药、护、患者用药合理性及安全性。

一、P 阶段

（一）主题选定

通过前期调研，本院超说明书用药环节存在的问题：医师未认识到自身超说明书行为、对超说明书用药的风险不够重视、缺乏足够的时间、精力对各种药品超说明书用药循证医学证据进行检索和整理、尚无超说明书用药管理团队、无超说明书用药查询平台（图 2-2-17-1）。

（二）改进依据

《中华人民共和国医师法》（中华人民共和国主席令第九十四号〔2022〕）中第二十九条中首次指出"在尚无有效或者更好治疗手段等特殊情况下，医师取得患者明确知情同意后，可以采用药品说明书中未明确但具有循证医学证据的药品用法实施治疗。"

（三）监测指标

超说明书用药不合理率。

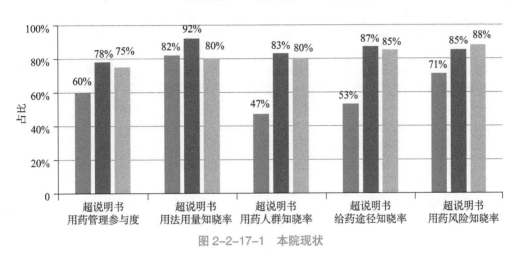

图 2-2-17-1 本院现状

（四）指标定义

$$超说明书用药不合理率 = \frac{超说明书用药医嘱不合理数}{超说明书用药医嘱总数} \times 100\%，每季度。$$

（五）目标值

截至 2022 年 6 月降低超说明书用药不合理率至 14.31%。

（六）现况值

2022 年 8 月超说明书用药不合理率为 32.09%（147/458）。

（七）预期延伸效益

申请计算机软件著作权 1 项，院内新技术 1 项，申报课题 1 项，发表文章 1～2 篇；构建超说明书用药查询平台，构建超说明书数据库，提升超说明书用药认知能力。

（八）原因分析

运用鱼骨图进行原因分析（图 2-2-17-2），找到 7 项要因：药学知识有限、规则指定不完善、缺乏规范操作、无用药查询平台、无超说明书用药规则、场地不足、点评机制不健全。

（九）真因验证

按照二八法则，经查证讨论，制作真因验证查检表和柏拉图（图 2-2-17-3），最终将 3 条原因纳入真因：无超说明书用药查询平台、无前置审核规则、缺乏用药规范。

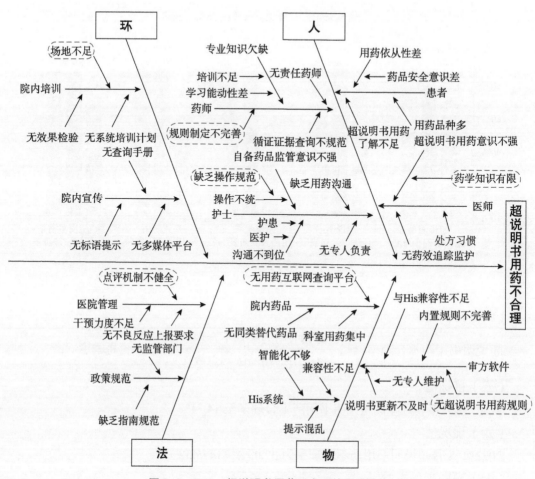

图 2-2-17-2　超说明书用药不合理的原因分析

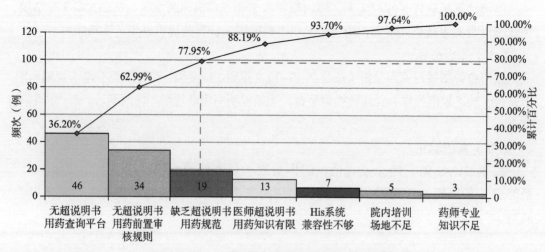

图 2-2-17-3　超说明书用药不合理的真因验证

（十）对策计划

根据真因充分讨论，运用 5W2H 制订相应计划与对策（表 2-2-17-1）。

表 2-2-17-1　5W2H 实施计划

Why	What	How	When	How often	Where	Who
无超说明书合理用药查询平台	建立超说明书合理用药查询平台	构建超说明书循证数据库	2021 年 11 月	每月	临床药学	李晓敏 查娴
		建立 off-label 查询小程序	2022 年 4 月	每季度	信息中心	陈燕 杨乐
无超说明书用药前置审核规则	制定前置审方系统相应规则	完善用药精细化规则	2022 年 3 月	每月	肾内科	牛一民 查娴
		新增开立医嘱警示	2022 年 4 月	每月	审方中心	王倩 许译尹
缺乏超说明书用药规范	建立点评及反馈机制	建立超说明书合理用药团队	2021 年 12 月	每月	会议室	张学丽 陈燕
		制定分级点评规范	2022 年 5 月	每季度	临床药学	张玲 李晓敏

二、D 阶段

（一）构建超说明书循证数据库，建立 off-label 查询小程序

建立不合理超说明书用药处理办法。按照超说明书用药风险程度与循证用药情况分为 4 个等级，分级点评管理（图 2-2-17-4）。与审方中心沟通，完善说明书用药精细化规则；建立超说明书用药开立医嘱警示；同时建立超说明书网络查询平台——Off-label 小程序。

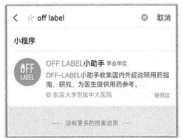

图 2-2-17-4　分级点评及 Off-label 小程序

（二）完善用药精细化规则，新增开立医嘱警示

利用新媒体定期推送超说明书宣教文章、视频；同时根据院内公示，制作院内超说明书用药品种速查手册（图 2-2-17-5）。定期开展院内、科室内针对性超说明书用药培训，开展患者宣教会，线上线下同时进行，并举办超说明书用药知识竞赛，以增加积极性。

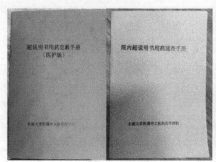
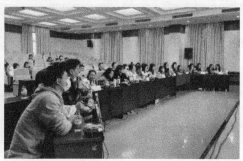

图 2-2-17-5　速查手册及竞赛

（三）建立超说明书合理用药团队，制定分级点评规范

筛选科室对应临床药师，组建点评小组，定期进行专项点评，增设科室超说明书用药联络员，增强及时反馈；同时增设信息药师，创建医师、临床药师、审方药师，科普人员联合管理团队（图 2-2-17-6）。

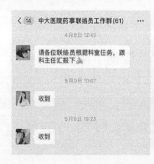
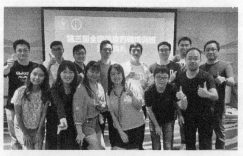

图 2-2-17-6　建立超说明书合理用药团队

三、S 阶段

本次项目显示通过对药品说明书的整体学习，可提高医务人员对药品使用的理解；基于信息化平台辅助临床用药决策对改善超说明书用药不合理现象十分必要；需发挥医院药事管理与药物治疗学委员会作用，制定超说明书用药制度和审批流程，规范超说明书用药流程；相关管理部门应尽早出台超说明书用药的法律法规，为临床超说明书用药提供法律依据。

通过构建超说明书合理用药查询平台、增设超说明书用药前置审核规则、细化超说明书用药规范等系列措施，超说明书用药不合理率由32.09%降至13.79%（图2-2-17-7）。

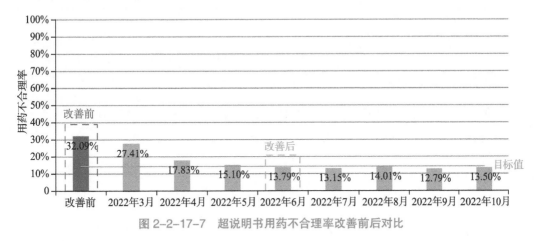

图 2-2-17-7　超说明书用药不合理率改善前后对比

四、A阶段

本次项目达标率为102.92%，进步率为57.03%，完成情况良好。

本阶段对未完成或待改进的事项：①课题需进一步跟踪，观察模式有效性；②需加强与信息科沟通，实现信息支持；③需多部门联动评估最优方案。

最终梳理现有流程，制定多项标准化作业书进行推广（图2-2-17-8）。同时获得计算机软件著作权1项，院内新技术1项，申报课题1项，发表文章1～2篇，并多次进行经验交流分享。

编号	标准规范	制定/修订
QCC-202201	院内超说明书用药管理制度	修订
QCC-202202	超说明书用药审方规则维护流程	制定
QCC-202203	超说明书用药申请备案流程	修订
QCC-202204	超说明书用药处方点评流程	制定
QCC-202205	超说明书用药反馈流程	制定
QCC-202206	不合理超说明书用药申诉流程	制定
QCC-202207	超说明书数据库纳入、维护流程	制定
QCC-202208	超说明书用药平台使用流程	制定

图 2-2-17-8　标准化作业书

五、项目团队介绍

本次项目由药学部邵华主任挂帅，负责总体部署；临床药学组长陈燕分管推进工作；外科药师许译尹牵头规划汇报；主任助理张学丽、主任秘书张玲负责建设制度，完善体系；肾内科药师李晓敏、审方中心药师王倩、老年科药师杨乐、ICU 药师查娴等主要参与执行。项目组成员均具有从事医院管理决策实践经历，本科及以上学历或中高级专业技术职称（表 2-2-17-2、图 2-2-17-9）。

表 2-2-17-2　项目团队成员

姓名	部门	职称	参与内容
邵华	药学部	主任药师	科室沟通
张学丽	办公室	副主任药师	文献查阅、循证研究
陈燕	临床药学	主管药师	头脑风暴、评价法
许译尹	临床药学	主管药师	执行计划、成果汇报
张玲	办公室	主管药师	直方图、雷达图
李晓敏	临床药学	主管药师	流程图、问卷调查
牛一民	临床药学	副主任药师	头脑风暴、小组讨论
王倩	审方中心	主管药师	小组讨论、甘特图
杨乐	临床药学	主管药师	头脑风暴、小组讨论
查娴	临床药学	主管药师	管理图

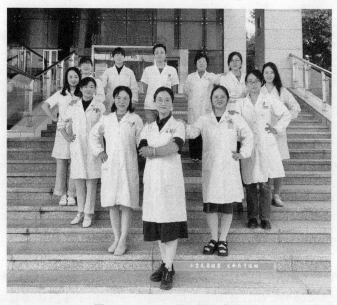

图 2-2-17-9　项目团队成员

参考文献

［1］张镭，谭玲，陆进.超说明书用药专家共识.药物不良反应杂志，2015，17（2）101-103.

［2］LAI L L, KOH L, HO A C, et al. Off-Label prescribing for children with migraines in U.S. Ambulatory Care Settings. J Manag Care Spec Pharm, 2017, 23（3）382-387.

［3］侯齐书，叶继锋，朱光辉，等.新生儿常见超说明书用药的合理性探讨.中国现代应用药学，2018，35（5）：760-763.

［4］张翠翠，张镭，陆进.某"三甲"医院2015—2016年超说明书用药调查分析.中国药房，2017，28（29）：4065-4068.

［5］中华人民共和国医师法.中华人民共和国全国人民代表大会常务委员会公报，2021（6）：1163-1171.

［6］陈孝，黄志军，侯连兵，等.药品未注册用法专家共识.广东省药学会，2010.

［7］吴晔.中国儿科超说明书用药专家共识.中华儿科杂志，2016，54（2）：101-103.

［8］HEERSPINK H, STEFÁNSSON B V, CORREA-ROTTER R, et al. Dapagliflozin in patients with chronic kidney disease. N Engl J Med, 2020, 384（15）：1436-1446.

案例 18 提高门诊患者基本药物处方占比

项目负责人：广州市花都区妇幼保健院（胡忠医院）李翠丽
项目起止时间：2022 年 1—12 月

概述

1. 背景和目的：门诊患者基本药物处方占比是体现医院优先使用基本药物的重要指标。本院 2021 年门诊基本药物处方占比为 66.11%。广州市医疗机构安全合理用药监测考核指标中门诊患者基本药物处方占比标准值为 ≥ 70%，本院未达到广州市考核标准。本次活动目的在于规范临床用药，2022 年门诊患者基本药物处方占比 ≥ 70%，达到广州市医疗机构安全合理用药监测考核指标的标准值。

2. 方法：运用 PDSA 循环法，通过调整优化药品供应目录、建立专科基本药物常用药目录、督导反馈与绩效考核相结合的模式等多途径构建基本药物占比管控方案。

3. 结果：2022 年全院门诊患者基本药物处方占比 73.67%，较 2021 年上升 7.54%；基本药物品种占比较 2021 年上升 7%；重点整改科室的基本药物金额的占比较 2021 年提高 6%。

4. 结论：通过构建基本药物占比管控方案，可有效提高门诊患者基本药物占比，规范临床用药，促进合理用药。

一、P 阶段

（一）主题选定

2021 年广州市医疗机构安全合理用药监测中，该项指标标准值为 ≥ 70%。本院 2021 年门诊患者基本药物处方占比为 66.11%，未达到广州市医疗机构安全合理用药监测考核指标的标准值。以"提高门诊患者基本药物处方占比"为主题开展医疗质量安全改进项目活动。

门诊患者基本药物处方占比与各科室总处方量相关，处方量大的门诊科室基本药物处方占比的改变对医院总体占比影响显著。因此，收集本院 2021 年各门诊科室总处方量，80% 以上的处方来自儿科、产科、妇科、五官科、口腔科、内科、儿保科（图 2-2-18-1）。因此，本次整改将改善重点定位于上述 7 个科室。

分析 2021 年上述 7 个科室门诊基药处方占比，其中产科、妇科、口腔科及儿保科基本药物处方占比低于目标值。考虑口腔科的非基本用药大部分与牙科医疗器械匹配，暂无可替代药物。最终确定将产科、妇科及儿保科作为本次活动整改对象。

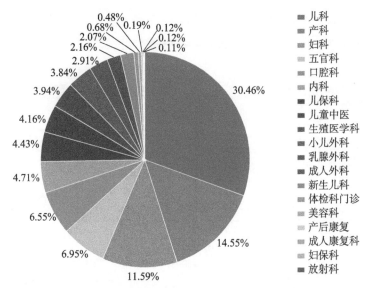

各图例标签：
- 儿科
- 产科
- 妇科
- 五官科
- 口腔科
- 内科
- 儿保科
- 儿童中医
- 生殖医学科
- 小儿外科
- 乳腺外科
- 成人外科
- 新生儿科
- 体检科门诊
- 美容科
- 产后康复
- 成人康复科
- 妇保科
- 放射科

图 2-2-18-1　本院 2021 年各门诊科室患者处方人次占比

（二）改进依据

《广州市卫生健康委办公室关于进一步做好安全合理用药监测评价工作的通知》（穗卫办函〔2021〕285号）中，门诊患者基本药物处方占比指标考核标准值为 ≥ 70%，且逐步提高。

（三）监测指标

门诊患者基本药物处方占比。

（四）指标定义

$$门诊患者基本药物处方占比 = \frac{门诊使用基本药物人次数}{同期门诊诊疗总人次数} \times 100\%，每月。$$

（五）目标值

2022 年 12 月全院门诊患者基本药物处方占比 ≥ 70%。

（六）现况数值

2021 年 12 月全院门诊基本药物处方占比为 66.11%。

（七）预期延伸效益

药事管理绩效方案 1 个。

（八）原因分析

运用鱼骨图分析法共找到 9 个要因（图 2-2-18-2），分别是现有药品目录中基本药物品种少、缺少基本药物使用目录、医师和患者不了解基本药物知识、缺少基本药物处方占比督导反馈机制、系统缺少基本药物标识、患者不了解基本药物、无定期基本药物培训计划、无基本药物使用指南、专科患者就诊量大。

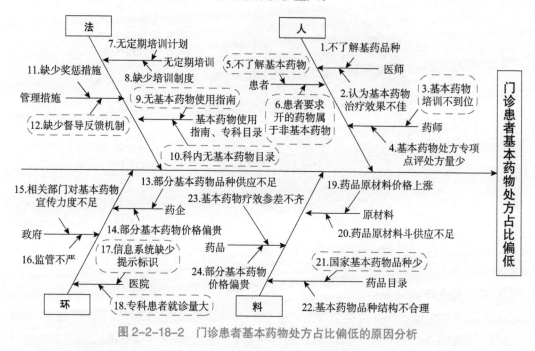

图 2-2-18-2　门诊患者基本药物处方占比偏低的原因分析

（九）真因验证

活动小组将 9 个要因通过问卷调查，收集数据并绘制柏拉图（图 2-2-18-3），按照 80/20 原则进行真因验证。

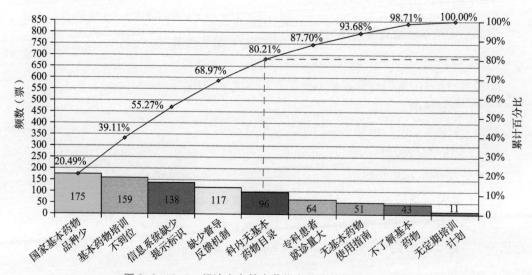

图 2-2-18-3　门诊患者基本药物占处方偏低的真因验证

（十）对策计划

根据真因充分讨论，运用5W2H制订相应计划与对策（表2-2-18-1）。

表2-2-18-1　5W2H实施计划

Why	What	How	When	How often	Where	Who
国家基本药物品种少	提高本院基本药物品种占比	引进基本药物，剔除不常用非基本药物	2022年12月	每季度	行政会议室	任菁
基本药物宣传培训不到位	做好基本药物宣传工作	临床药师对临床科室医师进行基本药物知识和专科基药目录的培训	2022年6月	1次	产科妇科儿保科	梁家李
		药学义诊活动对公众宣传基本药物的知识	2022年9月	1次	医院大堂	任建辉
信息系统缺少提示标识	信息系统增加基本药物相关提示标识	药剂科、信息科对信息系统进行完善，在相应基本药物中添加标识	2022年5月	每月	全院	吉兆炳
缺少督导反馈机制	建立基本药物处方占比督导反馈管理机制	建立药剂科-质控科-临床科室负责人督导反馈机制	2022年8月	每月	全院	李翠丽
科内无基本药物目录	建立整改科室专科基本药物目录	临床药学室与整改科室共同制定专科基本药物目录	2022年6月	每季度	临床药学室	万俐

二、D阶段

1. 实施对策一：调整药品目录，优化目录结构。药剂科每季度对医院基本供应目录进行整理，通过药事管理委员会审核，对不常用的或可替代的非基本药物进行剔除，在新药引进中优先引进属于国家基本药物范畴的新药，替代非基本药物。

2. 实施对策二：药剂师下临床对临床医师进行基本药物知识和专科基本药物目录的培训；通过义诊活动向公众宣传基本药物的知识（图2-2-18-4）。

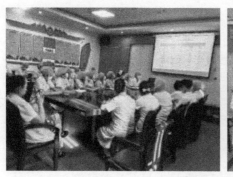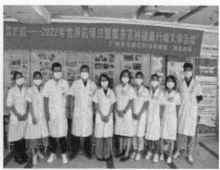

图 2-2-18-4　临床基本药物培训及公众活动

3.实施对策三：完善医院信息系统对门诊开具药品的分类标识（图 2-2-18-5）。

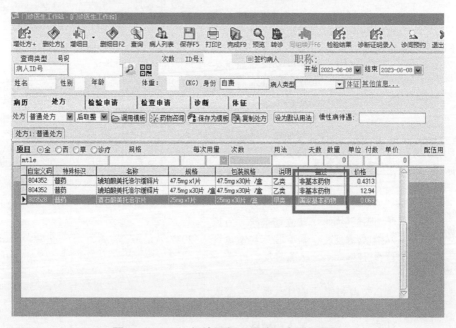

图 2-2-18-5　门诊医师工作站处方开具界面

4.实施对策四：建立药剂科 – 质控科 – 临床科室负责人督导反馈机制（图 2-2-18-6）。

（1）通过药事管理绩效方案，将基本用药处方占比这一指标的完成情况与绩效分相联系。临床药师每月对全院处方进行基本药物处方点评，出具点评报告。

（2）质控科每月收集并审核药剂科反馈的点评报告及监控结果，在医院 OA 平台进行全院公布。通过医疗指标质控反馈的结果和绩效考核相挂钩，督导不达标的科室进行整改。

药剂科定期检查整改反馈记录

检查时间：2022-4-29	被检查科室：内科	检查人员：任菁、梁家李
反馈时间：2022-4-25	反馈科室：药剂科	反馈人：任菁、梁家李
检查项目	第一季度产科门诊基本药物处方占比	
存在问题	2022 年第一季度产科门诊基本药物处方占比为 35.34%，未达到目标值≥60%。请产科分析。 科室：药剂科 日期：2022 年 4 月 29 日	
原因分析	1、产检门诊常用的基本药物品种较少； 2、产检门诊医生不清楚哪些是属于基本药物； 3、部分患者经济条件较好要求使用进口等价格高的药品或者使用方便的药品，而非首选基本药物。 科室：产科 日期：2022 年 4 月 29 日	
改进措施	1、向药剂科反馈产检门诊的基本药物品种少，难以满足临床诊疗的需求。建议引进适宜的基本药物。 2、邀请药剂师下临床进行基本药物培训，学习国家基本药物临床应用指南、遴选原则；整理现有的产检门诊基本药物。 3、对于基本医疗保险、新型农村合作医疗就诊患者首选基本药物。科室不定期抽查医保处方，发现没有优选基本药物的处方，扣罚开处方医生，每次 100 元。 4、对于每月院感质控反馈中存在的门诊不合理处方用药情况，扣罚到个人，每次 200 元。 科室：产科 日期：2022 年 5 月 6 日	
整改追踪（由药剂科填写）： 第二季度产科门诊基本药物处方占比 52.34%，同比上升 13%。6 月份产科门诊基本药物处方占比为 65.84%，达到目标值。 科室：药剂科 日期：2022 年 7 月 22 日		

广州市花都区妇幼保健院 制

图 2-2-18-6　临床科室整改反馈记录

5. 实施对策五：整理各门诊科室常用基本药物目录。药剂科制定《专科门诊常用国家基本药物目录》，并持续更新（图 2-2-18-7）。

产科门诊常用国家基本药物目录

安胎	消化系统
滋肾育胎丸	乳果糖口服溶液
黄体酮注射液	蒙脱石散
心血管系统	奥美拉唑肠溶胶囊
盐酸拉贝洛尔片	复方氢氧化铝片(胃舒平)
硝苯地平控释片(拜新同)	多潘立酮片
硝苯地平片(心痛定)	开塞露(含甘油)
阿司匹林肠溶片	呼吸系统
阿司匹林肠溶片(拜阿司匹灵)	吸入用异丙托溴铵溶液
达肝素钠注射液	吸入用布地奈德混悬液
那屈肝素钙注射液	硫酸沙丁胺醇雾化吸入溶液(达芬科闯)
生血宝颗粒	盐酸氨溴索口服液
内分泌系统	其他
左甲状腺素钠片	叶酸片
丙硫氧嘧啶片	维生素 B_6 片
丙硫氧嘧啶片(进口)	地西泮片(安定)
（乙肝）病毒/真菌/细菌感染	氯雷他定片
富马酸替诺福韦二吡呋酯片	炉甘石洗剂
克霉唑阴道片(凯妮汀)	米非司酮片
克霉唑阴道片	米索前列醇片
伊曲康唑分散片	缩宫素注射液(马鞍山)
甲硝唑片	

妇科门诊常用国家基本药物目录

安胎	活血调经
滋肾育胎丸	坤宁口服液
黄体酮注射液	妇科千金胶囊
促排卵/防止妊娠	补血益母丸
注射用绒促性素(HCG)	坤泰胶囊
盐酸二甲双胍片	益母草颗粒
米非司酮片	桂枝茯苓丸
缩宫素注射液(马鞍山)	少腹逐瘀胶囊
米索前列醇片	乌鸡白凤丸
抗细菌、真菌、病毒	心血管系统
盐酸克林霉素棕榈酸酯分散片	那屈肝素钙注射液
伊曲康唑分散片	凝血酶冻干粉
氟康唑片	氨甲苯酸注射液
头孢呋辛酯片	苯磺酸氨氯地平片
阿昔洛韦片	阿司匹林肠溶片
甲硝唑片	内分泌系统
甲硝唑氯化钠注射液	甲磺酸溴隐亭片
呋喃妥因肠溶片	来曲唑片
左氧氟沙星片	左甲状腺素钠片
富马酸替诺福韦二吡呋酯片	手术麻醉

儿保科门诊常用国家基本药物目录

内分泌系统	消化系统
注射用人生长激素(赛增)	蒲地蓝口服液
注射用人生长激素(安苏萌)	熊去氧胆酸片
溴吡斯的明片	口服补液盐散(Ⅲ)
左甲状腺素钠片	地衣芽孢杆菌活菌颗粒
呼吸系统	神经系统
吸入用异丙托溴铵溶液	左旋多巴片(思利巴)
吸入用布地奈德混悬液	丙戊酸钠口服溶液(德巴金)
硫酸沙丁胺醇雾化吸入溶液(达芬科闯)	其他
盐酸氨溴索口服液	硫酸亚铁片
中成药	氯雷他定片
小儿柴桂退热口服液	
健儿消食口服液	
小儿肺热咳喘颗粒	
小儿热速清颗粒	
参苓白术颗粒	
醒脾养儿颗粒	

图 2-2-18-7　专科门诊常用国家基本药物目录

三、S 阶段

2022 年全院、产科、妇科、儿保科门诊基本药物处方占比分别较 2021 年上升 7.54%、20.93%、7.39%、5.05%，均达到整改目标值，本院 2022 年达到广州市医疗机构安全合理用药监测的考核标准值≥ 70% 的要求，整改有成效（图 2-2-18-8）。

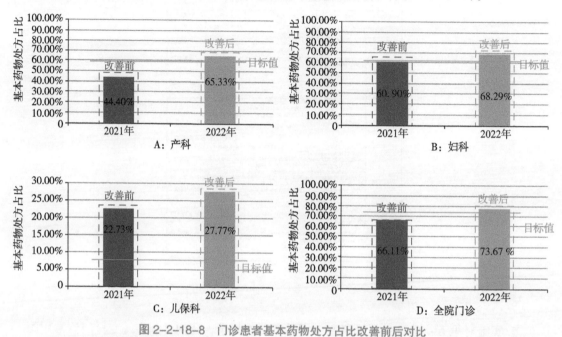

图 2-2-18-8　门诊患者基本药物处方占比改善前后对比

四、A 阶段

本院建立各临床科室药事管理指标绩效方案。将各项药事指标的完成情况与绩效分相联系。通过医疗指标质控反馈的结果和绩效考核相挂钩，督导不达标的科室进行整改（图 2-2-18-9）。

2022年广州市花都区妇幼保健院（胡忠医院）
产科药事管理质控指标绩效方案

序号	指标项目	科室目标	出数频率	分值	评分标准
1	门诊基本药物处方占比	≥60%	月/季/年	10	(1)≥60%，得满分(10分) (2)≥55%，得80%标准分(8分) (3)≥50%，得60%标准分(6分) (4)<50%不得分。
2	门诊处方合格率	≥99%	月/季/年	5	(1)≥99%，得满分(5分) (2)≥97%，得80%标准分(4分) (3)≥95%，得60%标准分(3分) (4)<95%不得分。
3	住院医嘱合格率	≥95%	月/季/年	5	(1)≥95%，得满分(5分) (2)≥90%，得80%标准分(4分) (3)≥80%，得60%标准分(3分) (4)<80%不得分。
4	住院患者抗菌药物使用率	≤45%	月/季/年	20	(1)≤45%，得满分(20分) (2)≤46%，得80%标准分(16分) (3)≤47%，得60%标准分(12分) (4)>47%不得分。
5	住院患者抗菌药物使用强度	≤20DDs	月/季/年	20	(1)≤20DDs，得满分(20分) (2)≤21DDs，得80%标准分(16分) (3)≤22DDs，得60%标准分(12分) (4)>22DDs不得分。
6	门诊次均药品费用	≤-1%	月/季/年	20	(1)≤-1%，得满分(20分) (2)≤-0.5%，得80%标准分(16分) (3)≤0%，得60%标准分(12分) (4)>0%不得分。
7	住院次均药品费用	≤-5%	月/季/年	20	(1)≤-5%，得满分(20分) (2)≤-2.5%，得80%标准分(16分) (3)≤0%，得60%标准分(12分) (4)>0%不得分。

备注：此方案于2022年6月1日开始实施。

图 2-2-18-9　临床科室药事管理指标绩效方案

五、项目团队介绍

该项目是由质量监控科联合药剂科共同完成。项目负责人：李翠丽，质量监控科科长，副主任医师，负责主题拟定，协调组织。项目成员：任菁，药剂科主任，主任药师，负责协调组织，监督指导；主管药师梁家李和副主任医师万俐负责数据整理，资料分析；主管药师吉兆炳、主管药师任建辉、何方洁、叶秋丽负责数据收集、现场实施（表2-2-18-2、图2-2-18-10）。

表2-2-18-2　项目团队成员

姓名	部门	职称	参与内容
李翠丽	质量监控科	副主任医师	主题拟定，协调组织
任菁	药剂科	主任药师	协调组织，监督指导
梁家李	药剂科	主管药师	数据整理，资料分析
万俐	质量监控科	副主任医师	数据整理，资料分析
任建辉	药剂科	主管药师	数据收集、现场实施
何方洁	药剂科	药师	数据收集、现场实施
叶秋丽	药剂科	药师	数据收集、现场实施

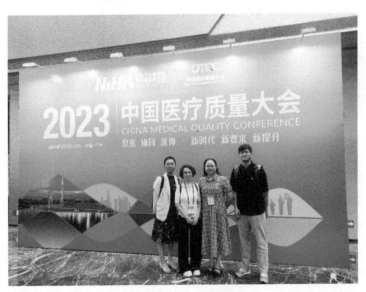

图2-2-18-10　项目团队成员

案例 19　提高临床科室药品不良反应上报例数

项目负责人：河北燕达陆道培医院　张银刚，周洁

项目起止时间：2021 年 7 月—2022 年 9 月

概述

1. 背景和目的：药品不良反应是药品的固有属性，一般来说，所有药品都会存在或多或少、或轻或重的不良反应。在医疗实践中，通过医务人员主动上报药品不良反应，能及时了解患者在接受治疗过程中药品不良反应的发生情况、发生表现和程度。通过对药品不良反应监测信息和收集，最大限度地避免由于药品原因产生的对患者的伤害，也是保证患者用药安全的重要措施。本院药师与临床科室沟通中发现，部分科室不知晓应上报药品不良反应，或者知晓上报，但对上报相关要求不了解，导致本院药品不良反应上报例数较低。

2. 方法：运用 PDSA 质量管理工具，明确药品不良反应上报指标，采取对医务人员进行药品不良反应相关知识的培训，完善药品不良反应上报制度及流程，药师深入科室进行上报指导，药剂科每月反馈临床科室药品不良反应上报情况等措施。

3. 结果：临床科室药品不良反应上报例数从改善前 2021 年第一季度药品不良反应上报 7 例，改善后 2021 年第四季度上报 121 例，继续监测至 2022 年第三季度药品不良反应上报 39 例。

4. 结论：PDSA 质量管理工具的应用提高临床科室积极上报药品不良反应，并持续改进。

一、P 阶段

（一）主题选定

本院为三级血液病专科医院，以收治疑难危重患者为主，大多数患者需要在疾病的治疗过程中采取化疗或移植的方法。患血液病由于治疗周期较长，疾病比较复杂导致患者免疫低下，在患者的治疗过程中，会使用到抗肿瘤药物、免疫抑制剂、抗菌药物、抗病毒药物等多种药物，由于药品使用品种较多，药品联合使用会增加药品不良反应发生的概率。然而 2020 年本院药品不良反应上报例数为 51 例，2021 年 1—6 月共计上报 24 例。通过对药品不良反应上报的情况，尽可能地对患者的用药情况进行合理性分析。对于可能存在药物配伍、相互作用、药品质量问题，以及药品上市后可能产生的不良反应，通过汇总分析反馈临床医务人员，以减少临床应用过程中可能产生的药品使用相关的风险，提示临床做好防范，保证患者安全。本院日常工作中发现临床用药过程中发生

了相关的不良反应，但是科室没有及时上报，导致不能正确、真实的反馈药品的安全性及有效性的信息。

（二）改进依据

1.《中华人民共和国药品管理法》（中华人民共和国主席令第45号）第七章第八十一条　药品上市许可持有人、药品生产企业、药品经营企业和医疗机构应当经常考察本单位所生产、经营、使用的药品质量、疗效和不良反应。发现疑似不良反应的，应当及时向药品监督管理部门和卫生健康主管部门报告。

2.《药品不良反应报告和监测管理办法》（卫生部令第81号）第一章第三条国家实行药品不良反应报告制度，药品生产企业（包括进口药品的境外制药厂商）、药品经营企业、医疗机构应按规定报告所发现的药品不良反应。

3.《三级医院评审标准（2020年版）实施细则》（国卫医发〔2021〕19号）中（一百一十三）建立药物监测和警戒制度，观察用药过程，监测用药效果，按规定报告药品不良反应并反馈临床，不良反应情况应记入病历。

4. 目前药品不良反应上报例数远低于三河市市场监督管理局药品不良反应监测工作培训会要求的三级医院年上报数不少于150例。

（三）监测指标

临床科室药品不良反应上报例数。

（四）指标定义

临床科室药品不良反应上报例数。

（五）目标值

2021年第四季度药品不良反应上报≥38例。

（六）现况值

2021年第一季度药品不良反应上报7例。

（七）预期延伸效益

制度1个、SOP 2个、发表论文1篇。

（八）原因分析

从人、机、料、法、管等5个方面进行分层分析（图2-2-19-1），通过问卷星制作问卷调查表对临床科室医务人员进行调查及小组成员讨论后，分析出末端原因，找到6个主要原因，分别为未按照培训计划落实培训、药品不良反应上报制度流程不完善、未制定相关考核标准、反应轻微没必要报告、药品字典库不完善、填报不合格，返回增加工作量。

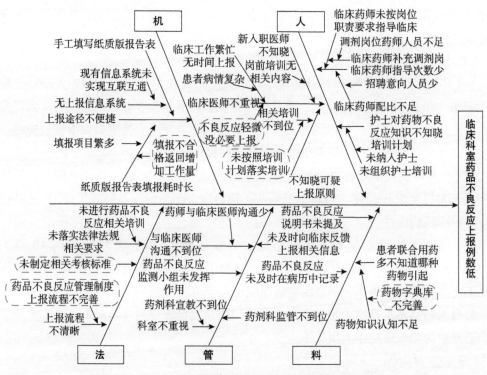

图 2-2-19-1　临床科室药品不良反应上报例数低的原因分析

（九）真因验证

通过对医师、药师进行访谈及收集调查问卷，按照二八法则（图 2-2-19-2），占百分之八十的原因为未按照培训计划进行培训、药品不良反应上报制度流程不完善、未制定相关考核标准，列入首先解决的计划中。

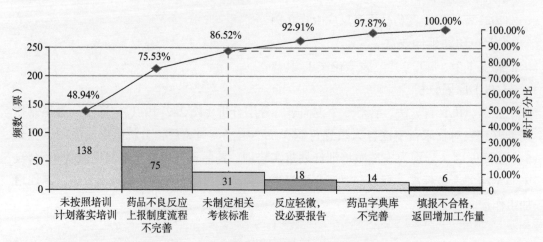

图 2-2-19-2　临床科室药品不良反应上报例数低的真因验证

（十）对策计划

根据真因充分讨论，运用 5W2H 制订相应计划与对策（表 2-2-19-1）。

表 2-2-19-1　5W2H 实施计划

Why	What	How	When	How often	Where	Who
未按照培训计划进行培训	按照培训计划进行培训	对医务人员进行药品不良反应相关知识的培训	2021 年 7 月	每年	地下一层会议室	周洁
药品不良反应上报制度流程不完善	医务人员知晓药品不良反应上报流程	完善药品不良反应上报制度及流程	2021 年 7 月	每年	药剂科	张银刚周洁
		药师深入科室进行上报指导	2021 年 7 月	每月	临床科室	王雷周彬
未制定相关考核标准	各科室每年上报不少于 10 例	制定相关考核标准	2021 年 7 月	每年	会议室	张银刚
		药剂科每月反馈临床科室药品不良反应上报情况	2021 年 7 月	每月	临床科室	王雷

二、D 阶段

（一）对医务人员进行药品不良反应相关知识的培训

与医务部沟通后，由医务部组织，在 7 月医师例会上由药师对药品不良反应上报相关知识进行培训（图 2-2-19-3）。

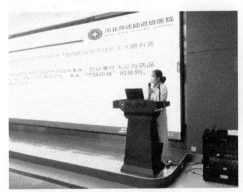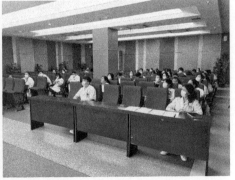

图 2-2-19-3　药品不良反应相关知识培训

（二）修订完善药品不良反应上报制度及流程

经药品不良反应监测小组成员讨论修订药品不良反应与药害事件监测报告管理制度与程序（图 2-2-19-4），报药事管理与药物治疗委员会审议通过。

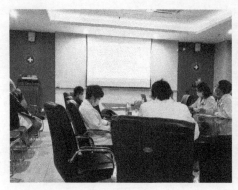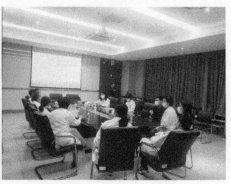

图 2-2-19-4　药品不良反应与药害事件监测报告管理制度与程序修改讨论会议

（三）药师深入科室进行上报指导

临床药师在日常查房中，协助医师、护士发现识别 ADR，并进行分析，及时查找原因（图 2-2-19-5），在实践中提高医务人员对不良反应的认识。

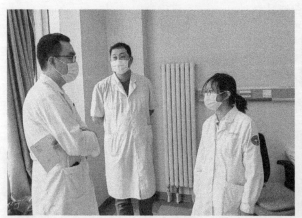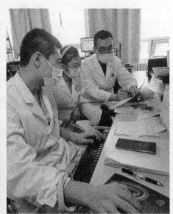

图 2-2-19-5　药师下科室进行指导

（四）制定相关考核标准，药剂科每月反馈临床科室药品不良反应上报情况

各科室每年上报例数不少于 10 例，药剂科每月初通过药事质量检查反馈分析表（图 2-2-19-6）反馈临床科室上报情况，科室每月进行自查、总结、分析、整改。

2021年9月河北燕达陆道培医院药事质量检查反馈及分析

血液二病区	检查时间：2021.9.30	
监控指标	目标值	实际值
住院患者抗菌药物使用率	≤60%	49.63%
分子：出院患者使用抗菌药物的总例数——67		
分母：同期出院患者总例数——135		
住院患者抗菌药物使用强度	≤125000s/100人·天	91.28DDDs/100人·天
分子：出院患者抗菌药物消耗量——1746.11		
分母：同期收治患者人天数(人天)——1913		
抗菌药物治疗性应用病原学送检率（特殊使用级）	≥80%	86.27%
分子：出院患者中治疗性应用抗菌药物病原学送检人数（特殊使用级）——44		
分母：出院患者中治疗性应用抗菌药物的人数（特殊使用级）——51		
特殊使用级抗菌药物会诊率	=100%	75%
分子：特殊使用级抗菌药物会诊例数——30		
分母：特殊使用级抗菌药物使用例数——40		
门诊处方合格率	≥99%	100%
分子：合格处方数——10		
分母：处方总数——10		
各科室上报药品不良反应/事件例数	每个科室上报不少于10例（年度）	8月上报0例，截止8月底共上报2例
基本药物品种总数所占比例	66.22%	
分子：基本药物品种总数——2607		
分母：药品品种总数——3937		
基本药物金额所占比例	22.43%	
分子：基本药物总金额——472001.2		
分母：药品总金额—2104028.9		

2021年9月河北燕达陆道培医院药事质量检查反馈及分析

移植八病区	检查时间：2021年9月30日	
监控指标	目标值	实际值
住院患者抗菌药物使用率	≤60%	33.33%
分子：出院患者使用抗菌药物的总例数——42		
分母：同期出院患者总例数——126		
住院患者抗菌药物使用强度	≤200000s/100人·天	160.64DDDs/100人·天
分子：出院患者抗菌药物消耗量——1773.5		
分母：同期收治患者人天数(人天)—— 1104		
抗菌药物治疗性应用病原学送检率（特殊使用级）	≥80%	82.35%
分子：出院患者中治疗性应用抗菌药物病原学送检人数（特殊使用级）——28		
分母：出院患者中治疗性应用抗菌药物的人数（特殊使用级）——34		
特殊使用级抗菌药物会诊率	=100%	77.50%
分子：特殊使用级抗菌药物会诊例数——31		
分母：特殊使用级抗菌药物使用例数——40		
门诊处方合格率	≥99%	95%
分子：合格处方数——19		
分母：处方总数——20		
各科室上报药品不良反应/事件例数	每个科室上报不少于10例（年度）	9月上报0例，截止9月底共上报2例
基本药物品种总数所占比例	55.27%	
分子：基本药物品种总数——1504		
分母：药品品种总数——2721		
基本药物金额所占比例	16.49%	
分子：基本药物总金额——272046.3529		
分母：药品总金额——1649399.4125		

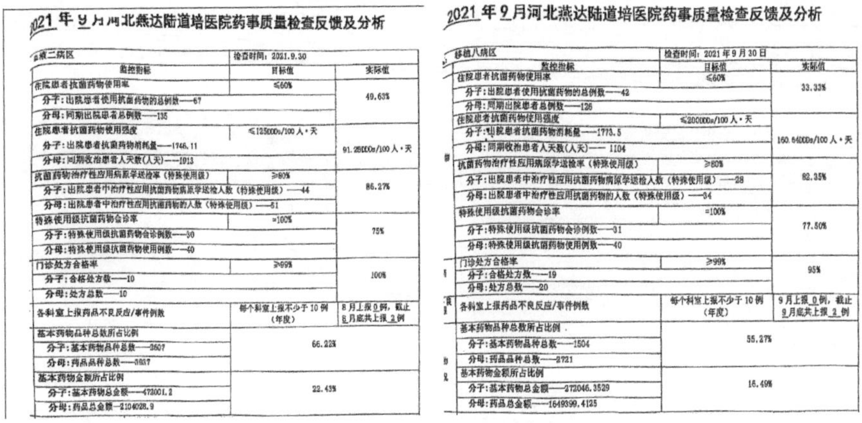

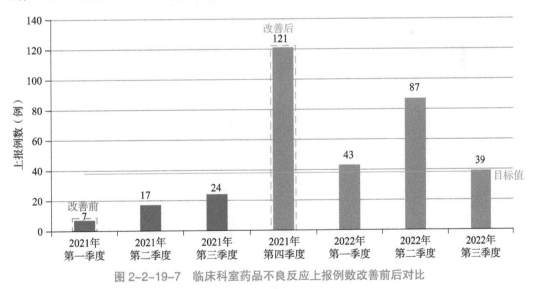

图 2-2-19-6　药事质量检查反馈分析表

三、S 阶段

通过对医务人员药品不良反应上报相关知识培训、完善药品不良反应上报制度与流程，药师下科室面对面与医师交流，协助医师进行上报，制定相关考核标准，药剂科每月反馈临床科室药品不良反应上报情况，临床科室药品不良反应上报例数由改善前2021年第一季度药品不良反应上报7例，至2022年第三季度上报39例，2021年共上报169例，2022年上报203例，每年上报例数均大于150例（图 2-2-19-7）。

图 2-2-19-7　临床科室药品不良反应上报例数改善前后对比

四、A 阶段

1. 增强了医务人员对药品不良反应监测工作的认识，上报数量有了明显提升，促进了本院临床合理用药，取得了很好的效果。

2.完善药品不良反应上报管理制度1个，工作流程2个（图 2-2-19-8），发表论文
1篇（图 2-2-19-9）。

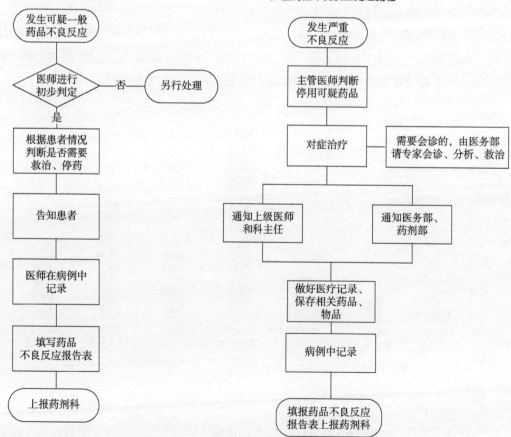

图 2-2-19-8 药品不良反应上报管理制度与流程

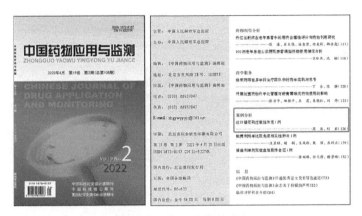

图 2-2-19-9 发表的论文

3. 计划进入下一个持续改进循环。

（1）通过运用 PDSA 质量管理工具，大部分医师对药品不良反应上报原则、上报时限要求、院内对药品不良反应上报的要求基本了解，但仍有部分科室未积极参与，之后将对科室未完成药品不良反应上报例数的科室进行督导。

（2）通过收集大量药品不良反应报告表发现医师对药品不良反应的事情经过描述不清楚，评价标准不明确，表格填写不完整，之后将加强临床科室填报不良反应报告表质量。

（3）2023 年 4 月我院已启用 HIS 系统直报药品不良反应上报，减少纸质填报错误返修时间，提高填报效率。

五、项目团队介绍

此项目团队由药剂科、医务部、护理部、临床科室组成，药剂科负责实施落实，医务部、临床科室积极配合，临床药师负责下科室收集与指导药品不良反应上报具体工作，其他药师负责反馈，通过团队协作，有效沟通，积极配合，共同推进项目的完善与落实（表 2-2-19-2、图 2-2-19-10）。

表 2-2-19-2 项目团队成员

姓名	部门	职称	参与内容
张银刚	药剂科	副主任药师	参与主题选定、活动计划、原因分析、目标设定、要因确认、制定对策等内容为项目主要负责人
周洁	药剂科	副主任药师	参与主题选定、活动计划、现状调查、原因分析、目标设定、要因确认、制定对策对策实施、对策改善等内容为项目主要负责人

姓名	部门	职称	参与内容
周彬	药剂科	主管药师	现状调查、要因确认、对策实施
王雷	药剂科	主管药师	要因确认、对策实施
李浩	医务部	无	对策实施
张翠萍	护理部	主管护师	原因分析、要因确认、对策实施
颜述	移植八病区	主治医师	原因分析、要因确认
王静宇	移植一病区	主治医师	原因分析、要因确认

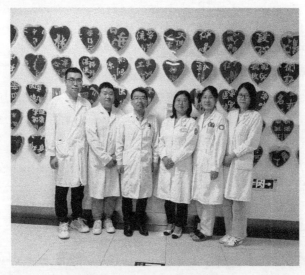

图 2-2-19-10　项目团队成员

案例 20　提高中药饮片库存周转率

项目负责人：河北燕达医院　彭军，张丽荣，吴晓杰
项目起止时间：2022 年 8 月—2023 年 3 月

概述

1.背景和目的：通过对本院 2022 年 1-8 月中药饮片月库存周转率的数据统计发现，目前本院中药饮片的月库存周转率低，月最高值为 70.57%，月最低值为 36.97%，不仅造成医院资金、场地和人员等成本的增加，且易造成饮片质量安全和患者用药安全的隐患。提高中药饮片库存周转率，确保饮片储存质量安全，进而确保患者用药安全、有效。

2.方法：运用 PDSA 质量管理工具，制定中药饮片库存周转率指标。采取减少采购量、缩小库存，优化采购流程、缩短记账时间，考虑医师出诊和季节因素，按批号码垛、先进先出等系列措施。

3.结果：中药饮片库存周转率由平均的 52.92% 提高至 146.52%，库存周转天数由平均 60 天降低至 20 天，实现了预期目标值。

4.结论：PDSA 使中药饮片库存周转率得到了显著提高，进一步确保了中药饮片的质量安全。

一、P 阶段

（一）主题选定

汇总 2022 年 1—8 月的数据表明目前本院中药饮片的库存周转率低、周转慢，易造成饮片质量安全和患者用药安全的隐患（图 2-2-20-1）。

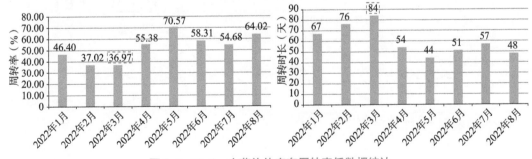

图 2-2-20-1　中药饮片库存周转率低数据统计

（二）改进依据

《河北省三级医院评审标准（2023 年版）实施细则》（冀卫医函〔2023〕40 号）中

第一百一十一条关于药品管理的相关规定"建立全流程药品质量和供应保障监控体系，定期开展质量监督管理工作。"

（三）监测指标

中药饮片库存周转率。

（四）指标定义

$$中药饮片库存周转率 = \frac{中药饮片月销售金额}{中药饮片月平均库存金额} \times 100\%，每月度。$$

（五）目标值

2023 年 1 月开始维持在 100%。

（六）现况值

2022 年 1—8 月平均值 52.92%（63.75 万 /120.46 万）。

（七）预期延伸效益

发表论文 1 篇。

（八）原因分析

运用鱼骨图进行原因分析（图 2-2-20-2）。找到 7 个主要原因，分别为饮片购进量大、采购时间长、人员变动频繁、饮片未先进先出、小包装与散货统一记账、饮片库面积小、电脑系统不完善。

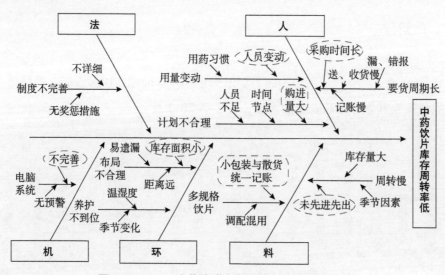

图 2-2-20-2　中药饮片库存周转率低的原因分析

（九）真因验证

根据柏拉图（图 2-2-20-3），按照二八法则，找到占有 80% 原因，将主要问题列入首先解决的计划。

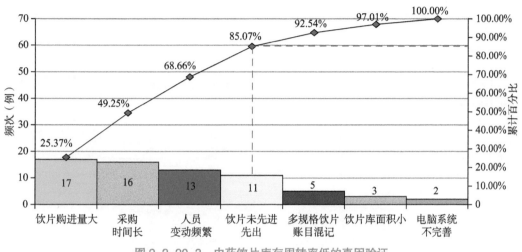

图 2-2-20-3　中药饮片库存周转率低的真因验证

（十）对策计划

根据真因充分讨论，运用 5W2H 制订相应计划与对策（表 2-2-20-1）。

表 2-2-20-1　5W2H 实施计划

Why	What	How	When	How often	Where	Who
饮片购进量大	合理制订采购计划	减少采购计划量，缩短备货时间，月底基本清空库存	2022 年 11 月	每月	中药房	程进
采购过程等待时间长	优化饮片采购流程	优化采购流程，缩短饮片入库记账等待时间	2023 年 1 月	每年度	中药房采购科	张百玲
人员变动频繁	实现备药与医师用药需求相符	及时了解医师出诊信息，采购计划时考虑医师和季节因素，合理备药	2023 年 2 月	每月	中医科	田廷雷
饮片未先进先出	实现饮片先进先出	在库饮片按批号码垛、并按先进先出使用，缩短在库时间	2023 年 2 月	每月	中药库	杨光

二、D 阶段

（一）合理制订采购计划

减少采购计划量，缩短备货时间，月底基本清空库存（图 2-2-20-4）。

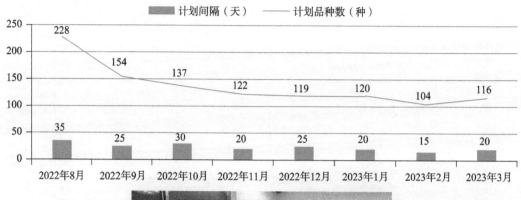

图 2-2-20-4　2022 年 8 月—2023 年 3 月饮片采购情况（减少采购量和库存量）

（二）优化饮片采购流程

优化采购流程，缩短饮片入库记账等待时间（图 2-2-20-5）。

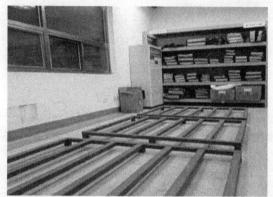

单据号 ZYR0002568	库　房 中药房	日　期 2023-03-06	☑ 已经记帐
类　别 申请入库	供货方 草药库		
应付款 483,351.60	已付款 .00	附加费 .00	备　注

药品名称	药品编号	规格	单位	厂家	批号	有效期	数量
黄柏	30401024651	1g	g	北京盛世龙	X	2027-06-28	10,000.
炒枳实	30301051651	1g	g	北京盛世龙	X	2027-10-29	10,000.
白果仁	30301077651	1g	g	北京盛世龙	X	2027-10-17	1,000.
白花蛇舌草	30201031651	1g	g	北京盛世龙	X	2027-11-08	15,000.
白及	30101049651	1g	g	盛世龙药业	X	2026-10-27	5,000.
白茅根	30101048651	1g	g	北京盛世龙	X	2027-10-12	8,000.
白前	30101090651	1g	g	北京盛世龙	X	2027-12-21	2,000.
白芍	30101072651	1g	g	北京盛世龙	X	2027-11-14	50,000.

图 2-2-20-5　2022 年 8 月—2023 年 3 月饮片采购情况（缩短饮片入库记账时间）

（三）实现备药与医师用药需求相符

及时了解医师出诊信息（图 2-2-20-6），采购计划时考虑医师和季节因素，合理备药。

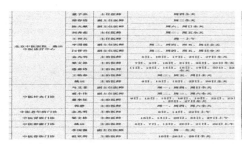
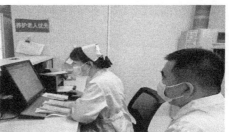

图 2-2-20-6　根据医师出诊信息合理备药

（四）实现饮片先进先出

在库饮片按批号码垛、并按先进先出使用，缩短在库时间（图 2-2-20-7）。

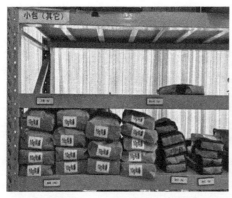
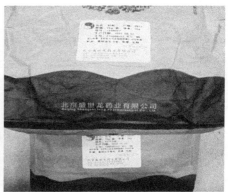

图 2-2-20-7　饮片按先进先出码垛使用

三、S 阶段

1. 通过减少采购计划量，优化采购流程，考虑医师和季节因素合理备药，缩短饮片在库时间，中药饮片库存周转率由平均的 52.92% 提高至 146.52%（图 2-2-20-8）。

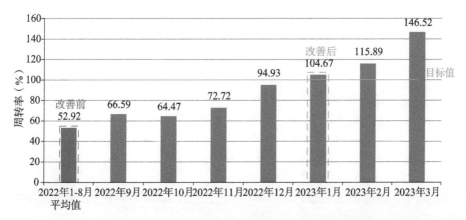

图 2-2-20-8　中药饮片库存周转率改善前后对比

2. 从此次项目中学习、思考其中存在的问题和不足：部分饮片出现断货、缺货的现象，影响临床用药供应；电脑系统无法实现饮片库存的信息化、可视化（图 2-2-20-9）。

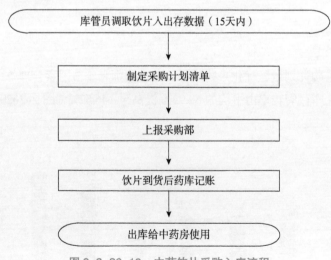

图 2-2-20-9　电脑系统信息化功能不完善

四、A 阶段

提高中药饮片库存周转率、确保饮片周转链条运转流畅，不仅可以降低医院成本、提高经济效益，更是确保中药饮片质量安全的重要措施和内容。通过此次整改，使饮片库存周转率有了明显提高、周转天数逐月降低，成效显著，并制定了高效率的饮片采购入库流程（图 2-2-20-10）。

库管员调取饮片入出存数据（15天内）

↓

制定采购计划清单

↓

上报采购部

↓

饮片到货后药库记账

↓

出库给中药房使用

图 2-2-20-10　中药饮片采购入库流程

通过参加中国医疗质量大会，将此管理模式推新到其他医疗机构，与更多同行分享交流经验。

五、项目团队介绍

本项目成立了以河北燕达医院药学部人员为主的项目小组，由药学部彭军主任任组长、张丽荣任副组长，负责总体规划和总体部署；由中药房吴晓杰、张百玲等多名药师负责信息收集、数据汇总分析、资料整理等各个环节的具体整改、落实，并得到采购科、中医科相关人员的互助支持，项目成员均具有本科及以上学历或中高级专业技术职称的医护技人员，团队相互协作、团结一致、积极向上，共同完成了此次 PDSA 项目（表 2-2-20-2、图 2-2-20-11）。

表 2-2-20-2　项目团队成员

姓名	部门	职称	参与内容
彭军	药学部	主任药师	项目制定和规划
张丽荣	药学部	药剂师	项目具体内容部署
吴晓杰	药学部	主管中药师	数据资料汇总分析
程进	药学部	主管中药师	整改措施落实
张百玲	药学部	主管中药师	整改措施落实
田廷雷	药学部	主管中药师	信息收集整理

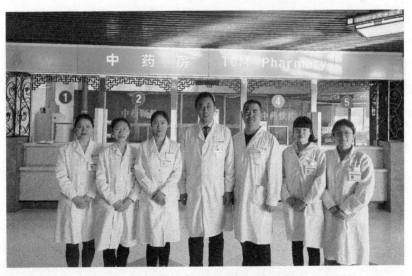

图 2-2-20-11　项目团队成员

案例 21 提高超药品说明书用药合规率

项目负责人：四川大学华西医院 冉隆耀，朱清
项目起止时间：2022 年 3—12 月

概述

1. 背景和目的：本院临床实践中发生 1 例使用利妥昔单抗超药品说明书适应证治疗肾病综合征，患者出现不良反应的医疗安全（不良）事件。通过调查发现院内超药品说明书用药备案审批率较低，流程管理不完善；超药品说明书用药前医患沟通不充分，知情同意书签署情况欠规范；超药品说明书用药相关的医疗不良事件及医患纠纷时有发生。存在较大的医疗质量安全隐患和患者安全风险。

2. 方法：在基线调查的基础上，依据相关法律法规及行业管理要求，组建工作小组，明确超药品说明书用药定义、明确超药品说明书用药原则、明确院内申请及审批流程、制定专用的超药品说明书用药知情同意书、建立追踪监管机制等，并在院内 OA 系统发文。同时通过专题讲座、医务部参加临床科室晨交班等形式进行全院宣讲，线上、线下相结合，开展相关培训，并进行效果监测。运用 PDSA 开展该不良事件的闭环管理。

3. 结果：管理项目启动后，本院 2022 年第二季度（4—6 月）、第三季度（7—9 月）、第四季度（10—12 月）院内超药品说明书用药备案审批率、超药品说明书用药前知情同意书规范签署率较基线值逐步改善，第四季度已到达目标值 100%。由此看出本院提高院内超药品说明书规范化用药管理已初见成效。

4. 结论：本案例在 1 例用药不良事件基础上，以点带面分析院内超药品说明书用药存在的共性问题，并用全面质量管理理论中"人、机、料、环、法"五元素原因分类法予以归类，并用鱼骨图呈现，采用真因分析柏拉图方法提炼主要因素，针对存在的问题组建 PDCA 管理团队，逐步实现闭环管理。项目实施以来监测值逐渐向好，管理效果显著。项目实施过程中制定的 SOP 流程、专用的超药品说明书用药知情同意书可供同行借鉴。

一、P 阶段

（一）主题选定

用药不良事件概述：患者 A，女，51 岁，因"反复双下肢水肿 7 年，诊断肾病综合征 4+ 年"于 2022 年 2 月入某院肾脏内科住院治疗。入院诊断：①微小病变肾病综合征；②高脂血症；③低白蛋白血症。患者入院后完善相关检查及评估，经医患沟通后予以利妥昔单抗 500 mg 静脉缓慢输注。输注药物前予以患者床旁心电监护、异丙嗪及地塞米松预防炎症反应，输注 1.5 小时后，患者出现全身不自主抖动、心率快、气紧、体

温升高等症状，立即暂停输注，完善相关检查，予以抗炎、镇静等处理，后患者症状逐渐好转，恢复正常。7月2日患者再次尝试小剂量分批次缓慢输注利妥昔单抗（合计500 mg），输注过程顺利。经积极治疗后，患者病情好转并于7月29日出院。患者认为医师第一次使用利妥昔单抗（500 mg）剂量过大，导致其出现不良反应，致其价值7000余元的自费药废弃，引发患者不满。

存在问题：①使用利妥昔单抗治疗肾病综合征属于超药品说明书用药，虽然该用法具有充分的循证医学证据，但经治医师未向医院备案审批；②患者使用利妥昔单抗治疗肾病综合征，使用前未书面签署超药品说明书用药知情同意书。③调查发现院内超药品说明书用药备案审批率较低，流程管理不完善；超药品说明书用药前医患沟通不充分，知情同意书签署欠规范；超药品说明书用药相关的医疗不良事件及医患纠纷时有发生。

（二）改进依据

1.《中华人民共和国医师法》（中华人民共和国主席令第九十四号）（2022年3月1日施行）第二十九条规定：医师应当坚持安全有效、经济合理的用药原则，遵循药品临床应用指导原则、临床诊疗指南和药品说明书等合理用药。在尚无有效或者更好治疗手段等特殊情况下，医师取得患者明确知情同意后，可以采用药品说明书中未明确但具有循证医学证据的药品用法实施治疗。医疗机构应当建立管理制度，对医师处方、用药医嘱的适宜性进行审核，严格规范医师用药行为。

2.《中华人民共和国药品管理实施条例》（中华人民共和国国务院令第360号）（2002年9月15日起施行）第二十七条规定：医疗机构向患者提供的药品应当与诊疗范围相适应，并凭执业医师或者执业助理医师的处方调配。

3.《处方管理办法》（卫生部令第53号）（2007年5月1日起施行）第三十五条　药师应当对处方用药适宜性进行审核，审核内容包括：（一）规定必须做皮试的药品，处方医师是否注明过敏试验及结果的判定；（二）处方用药与临床诊断的相符性；（三）剂量、用法的正确性；（四）选用剂型与给药途径的合理性；（五）是否有重复给药现象；（六）是否有潜在临床意义的药物相互作用和配伍禁忌；（七）其他用药不适宜情况。

4.《国家基本药物目录（2012年版）》（卫生部令第93号）（2013年5月1日起施行）。

（三）监测指标

（1）院内超药品说明书用药备案审批率。

（2）超药品说明书用药前知情同意书规范签署率。

（四）指标定义

（1）季度院内超药品说明书用药备案审批率 ＝

$$\frac{\text{季度内院内超药品说明书用药备案审批的处方种类数}}{\text{同期院内超药品说明书用药总的处方种类数}} \times 100\%。$$

（2）季度超药品说明书用药前知情同意书规范签署率 ＝

$$\frac{\text{季度内超药品说明书用药前知情同意书规范签署份数}}{\text{同期院内超药品说明书用药总的处方例数}} \times 100\%。$$

（五）目标值

（1）2022 年第三季度院内超药品说明书用药备案审批率提高至 100%。

（2）2022 年第三季度超药品说明书用药前知情同意书规范签署率提高至 100%。

（六）现况值

（1）2022 年 1—3 月院内超药品说明书用药备案审批为 71%。

（2）2022 年 1—3 月超药品说明书用药前知情同意书签署率为 85%。

（七）预期延伸效益

制定 SOP 流程 1 个、制定临床超药品说明书用药知情同意书 1 份、发表论文 1 篇、会议投稿 1 篇、申报课题 1 个、宣传稿 1 篇。

（八）原因分析

应用鱼骨图进行原因分析，找到 8 个原因：临床医师对超药品说明书用药要求认识不足、患者对药品不良反应不理解、用药前医患沟通不充分、未制定专门的超药品说明书用药知情同意书、培训不到位、管理制度不健全、制度落实不到位、患者量大周转快（图 2-2-21-1）。

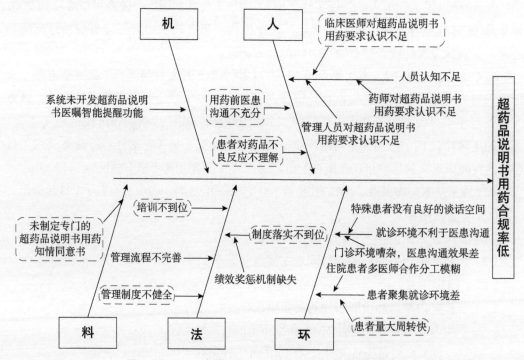

图 2-2-21-1　超药品说明书用药合规率低的原因分析

（九）真因验证

根据柏拉图，按照二八法则，找到累积超 80% 的原因，将主要问题（临床医师对超药品说明书用药要求认识不足、管理制度不健全、用药前医患沟通不充分、未制定专门的超药品说明书用药知情同意书）列入首先解决的计划（图 2-2-21-2）。

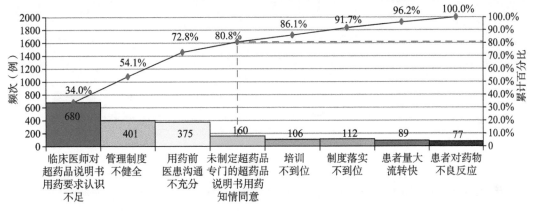

图 2-2-21-2 超药品说明书用药合规率低的真因验证

（十）对策计划

根据真因进行充分讨论，运用 5W2H 制订相应的实施计划与对策，进入执行阶段（表 2-2-21-1）。

表 2-2-21-1 5W2H 实施计划

Why	What	How	When	How often	Where	Who
制度不健全	建立全院超药品说明书用药制度	联合医务、药学、临床科室等成立工作小组	2022 年 4 月	每月	医务部	小组成员
		明确相关概念、定义	2022 年 5 月	每月	医务部	
		核定流程环节、人员、工作模式			医务部	
		成文、发文并培训			医务部临床科室	
用药前医患沟通不充分	主观能力提高客观环境优化	诊疗区域内配置谈话间、沟通室	2022 年 5—8 月	每月	所涉及的诊疗区域	小组成员
		强化培训，提升沟通能力			临床科室	

续表

Why	What	How	When	How often	Where	Who
未制定专门的超药品说明书用药知情同意书	统一沟通文书,明确操作要求	制定专门的用药知情同意书并做入 HIS 系统	2022 年 5—8 月	每月	医务部、信息中心	小组成员
		培训使用要点			临床科室	
医务人员对超药品说明书用药要求认识不足	强化医务人员法律意识	线上线下相结合的专题培训、医务部参加临床科室晨交班	2022 年 6—8 月	每月	临床科室	小组成员

二、D 阶段

2022 年 4 月四川大学华西医院医务部医疗综合科、医疗质控科、临床药学部、门诊部、信息中心、大内科办公室等共同开始建立院内超药品说明书用药规范化管理工作站,构建团队成员,制定了院内超药品说明书用药备案、审批、医患沟通、文书签署及保存、不良反应监测及患者救治等环节的工作流程及内容,并于 2022 年 6 月印发关于《超药品说明书用药管理办法(2022 年版)》,主要内容包括明确超药品说明书用药定义、明确超药品说明书用药原则、明确院内申请及审批流程、明确院内申请及审批流程、制定专用的超药品说明书用药知情同意书、建立追踪监管机制等,并在院内 OA 系统发文。通过专题讲座、医务部参加临床科室晨交班等形式进行全院宣讲,线上、线下相结合,开展相关培训,并进行效果监测。具体过程如下。

(一)明确超药品说明书用药定义

超药品说明书用药(又称"药品未注册用法")是指药品使用的适应证、给药方法或剂量不在药品监督管理部门批准的说明书之内的用法。具体含义包括给药剂量、适应人群、适应证、用药方法或给药途径等与药品说明书中的用法不同的情况,又称超范围用药、药品未注册用药或药品说明书之外的用法。

(二)明确超药品说明书用药原则

为保证用药安全,药品应按照说明书要求进行开方使用,特殊情况需要使用"超药品说明书用法"应具备以下条件。①目的是为了患者的利益,而非试验研究;②前提为目前尚无有效或者更好治疗手段;③申请涉及药品仅限于本院在院药品品种;④超药品说明书用药申请不包括用于罕见病、终末期恶性肿瘤、疾病非一线的治疗方案;⑤超药品说明书用药申请原则上不包括妊娠、哺乳期妇女;⑥超药品说明书用药申请应当具有循证医学证据,证据类型仅限于:临床指南(国外权威学术机构、中华医学会)、说明书［美国食品和药物管理局（FDA）/欧洲药品管理局（EMA）］，即已有证据证明其符合安全、有效的基本要求；⑦超药品说明书用药前必须取得患者明确知情同意。

（三）明确院内申请及审批流程标准化文件（图2-2-21-3）

（四）制定专用的超药品说明书用药知情同意书（图2-2-21-4）

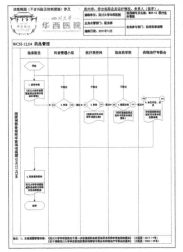

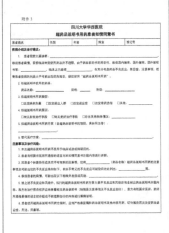

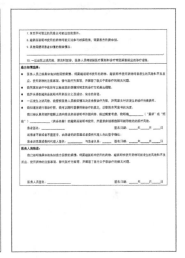

图2-2-21-3　标准文件　　　　　　　　　图2-2-21-4　知情同意书

（五）各临床科室设立医患沟通专用谈话间

全院临床科室、部分门诊区域设置谈话间，用于医患沟通（图2-2-21-5）。

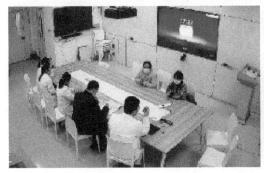

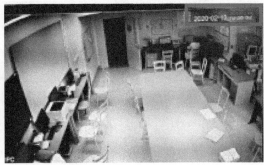

图2-2-21-5　医患沟通

（六）开展培训

依据《中华人民共和国医师法》《中华人民共和国药品管理实施条例》《处方管理办法》《国家基本药物目录》等法律法规，制定院内《超药品说明书用药管理办法（2022年版）》，并进行全院宣讲培训（图2-2-21-6）。

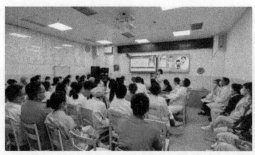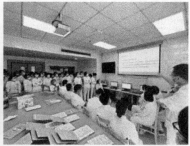

图 2-2-21-6　全院培训

（七）不良反应处置流程

超药品说明书用药中出现的任何不良反应/事件按照医院《药品不良反应/事件处置流程》处理（图 2-2-21-7）。

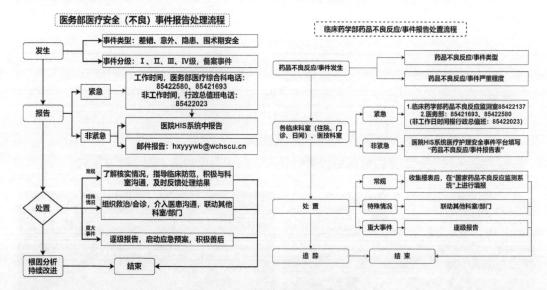

图 2-2-21-7　不良反应处置流程

（八）建立追踪监管机制

已通过医院审批的超药品说明书用药，申请科室须每半年提交监测报告，经相关专家分析评估后，讨论是否继续、暂停或终止。

三、S 阶段

院内超药品说明书用药工作站定期召开团队会议，分析阶段数据及向相关部门反馈数据实施绩效考核。阶段数据分析显示院内超药品说明书用药规范化使用项目启动后，本院第二季度（2022 年 4—6 月）、第三季度（2022 年 7—9 月）、第四季度（2022 年 10—12 月）院内超药品说明书用药备案审批率、超药品说明书用药前知情同意书签署率较基线值逐步改善（图 2-2-21-8）。由此看出本院提高院内超药品说明书规范化用药管理已初见成效。

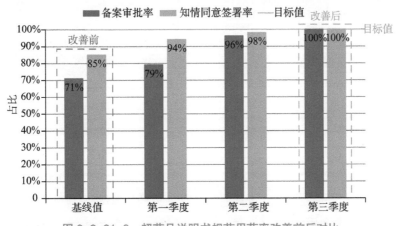

图 2-2-21-8　超药品说明书规范用药率改善前后对比

四、A 阶段

1. 建立完善院内超药品说明书用药规范化管理模式，初步实现质量改进目标。

2. 学习研究、积极探索科研合作项目。通过案例申报、举办讲座培训提高行业认同，申报国家卫健委医院管理研究所"医疗质量循证管理持续改进项目"课题《公立医院医疗风险评价体系及预警模型的探索与构建》（在研），纳入研究项目不良事件预警板块，以期从信息化、智慧化角度深入探讨超药品说明书用药管理新模式。

五、团队介绍

此项目团队由医务部牵头，由临床药学部、信息中心、内科办公室等人员共同组成，实现多学科团队紧密协作。在项目实施中，团队人员职责明确。医务部团队负责制定项目方案及实施流程，依据法律法规、规章制度、行业规范等确定指导原则，明确工作模式，组建协作团队，并负责参与制定项目方案及实施流程，监督管理项目进展情况，进行评价考核，随时协调沟通项目中出现的问题。临床药学部、内科办公室参与明确定义、原则、流程，以及制定院内审批流程图及专用的超药品说明书用药知情同意书，并参与宣传、指导工作。信息中心负责知情同意书上线及院内 OA 系统发文（表 2-2-21-2、图 2-2-21-9）。

表 2-2-21-2　项目团队成员

姓名	部门	职称	参与内容
冉隆耀	医务部	中级	统筹管理
陈相军	医务部	中级	统筹管理
胡章学	肾脏内科	高级	临床用药规范技术支撑
唐洁	医务部	初级	拟定院内备案、审批流程
彭兰雅	医务部	中级	制定知情同意书
刘丽	医务部	中级	知情同意书规范性审查
赵一洋	医务部	中级	拟定院内管理规范文件
杨林	临床药学部	高级	循证医学证据的论证
彭一	医务部	初级	不良事件审查、处理、反馈
邸信	医务部	初级	宣传、培训
朱清	医务部	中级	数据统计分析反馈
曾文博	医务部	中级	推进科研合作项目
苏娜	临床药学部	高级	用药相关不良事件闭环管理
张佳	信息中心	中级	医疗文书上线及更新

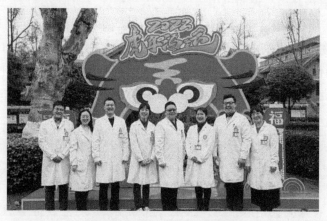

图 2-2-21-9　项目团队成员

参考文献

［1］岳远雷，徐浩然．超药品说明书用药临床应用的法律现实困境及对策研究．中国现代应用药学，
　　2023，40（14）：2003-2009.

［2］刘鑫，陈伟，张宝珠．中华人民共和国医师法理解与适用．北京：中国法制出版社，2022.

［3］袁杰，王振江，刘红亮，等．《中华人民共和国药品管理法》释义．北京：中国民主法制出版社．
　　2019.

案例 22 缩短门急诊药房取药等候时间

项目负责人：河北燕达医院 张丽荣，魏煜迪，彭军

项目起止时间：2022 年 3 月—2023 年 3 月

概述

1. 背景和目的：医疗行业三长一短的现象是困扰医疗服务的一大瓶颈，其中取药等候时间过长是患者不满意的十大原因之一。由于京津冀一体化，北京医保落户，且本院是京东地区唯一一家三级综合医院，近年来门诊量迅速增长，患者取药排长队的现象是门急诊药房亟待解决的问题之一。

2. 方法：运用 PDSA 质量管理工具，将平均取药时间设为监测指标，采取相关人员招聘、高峰期增设发药窗口、加强员工培训、按频次销量重新摆放药品等系列措施。

3. 结果：患者取药排长队的现象有所减少，平均取药时间从 12.4 分钟下降至 7.5 分钟，患者取药满意度较改善前明显提高。

4. 结论：PDSA 使患者取药等候时间明显减少，进一步提升了患者满意度。

一、P 阶段

（一）主题选定

门急诊药房是医院面向社会和患者的一个重要窗口，是医院为患者服务的一个重要组成部分，其药学服务质量的优劣，直接影响患者的用药安全。目前来本院就诊的患者数量日益增多，出现患者取药时间长的现象，是影响患者满意度的重要因素。我们收集了 2022 年 3 月的数据，随机调查了 100 名患者，平均取药时间合计为 12.4 分钟（图 2-2-22-1）。

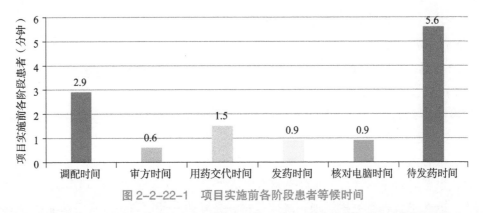

图 2-2-22-1 项目实施前各阶段患者等候时间

于 2022 年 3 月随机选取 50 名患者，调查其在门急诊药房取药的满意度，结果显示患者对于门急诊药房的满意度为 86%（表 2-2-22-1）。

表 2-2-22-1　患者对门急诊药房满意度

患者对门急诊药房满意度调查满意率汇总表			
评价内容	满意（票数）	一般（票数）	不满意（票数）
1. 取药等候时间	33	10	7
2. 门急诊药房环境	42	8	0
3. 对药物的用法、用量解释是否详细？	40	10	0
4. 药事服务的主动性	45	5	0
5. 是否对老人、残疾人、急诊患者优先服务？	48	2	0

（二）改进依据

《全国医疗卫生系统"三好一满意"活动量化指标》（卫办医政［2011］103 号），第二条 优化医院门急诊环境与流程：要求优化医院门急诊环境和流程，挂号、收费、取药等服务窗口等候时间不超过 10 分钟。

（三）监测指标

取药等候时间。

（四）指标定义

$$取药等候时间 = \frac{累计候药时间}{患者人数}，每季度。$$

（五）目标值

2023 年第一季度取药等候时间 ≤ 10 分钟。

（六）现况数值

2022 年第一季度每位患者取药等候时间 12.4 分钟（1240 分钟 /100 人）。

（七）预期延伸效益

发表论文 1 篇。

（八）原因分析

运用鱼骨图（图 2-2-22-2），围绕人、机、环、法、料 5 个方面进行讨论，分析影响因素，患者取药等候时间长的重要原因包括调配人员不足、去住院药房取药、养护患者增多、退药患者多且流程烦琐、调剂差错、高峰期发药窗口少、常备药品摆放较远、药品储备不足。

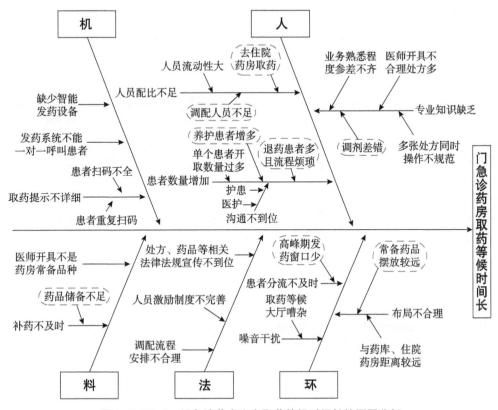

图 2-2-22-2　门急诊药房患者取药等候时间长的原因分析

（九）真因验证

根据柏拉图（图 2-2-22-3），按照二八法则，找到占有 80% 原因，将主要问题列入首先解决的计划。

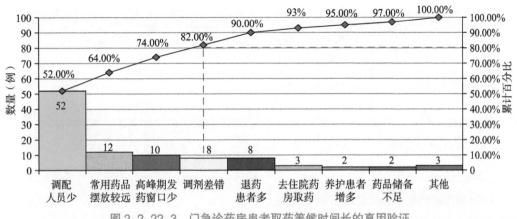

图 2-2-22-3　门急诊药房患者取药等候时间长的真因验证

（十）对策计划

根据真因讨论，运用 5W2H 制订相应计划与对策（表 2-2-22-2）。

表 2-2-22-2　5W2H 实施计划

Why	What	How	When	How often	Where	Who
调配人员少	配备足够调配人员	向人力资源部门申请招聘至少 2 名药师	2022 年 8 月—2023 年 1 月	每季度	门急诊药房	陈丽丽
常用药品摆放较远	合理规划常用药品摆放	在原有摆放原则基础上，结合频次销量重新摆放药品	2022 年 8 月—2023 年 1 月	每季度	门急诊药房	范贞贞 王婧雪
高峰期发药窗口少	满足高峰期患者需求	合理规划排班，在高峰期开设备用窗口与发药人员	2022 年 8 月—2023 年 1 月	每天	门急诊药房	辛晓方 张海鹏
调剂差错	定期培训学习	对于新员工着重培训一品多规药品，提高调配正确率	2022 年 8 月—2023 年 1 月	每月	门急诊药房	吴国艳 李霞霞

二、D 阶段

（一）相关人员招聘，合理排班

向人力资源部门申请招聘至少 2 名药师，做好新人培训使其尽快熟悉业务；合理安排人员班次，并根据实际情况适当调整在岗人员数量。

（二）对某些常用药品进行重新摆放

在原有分类基础上，按照销量重新摆放药品（图 2-2-22-4）。

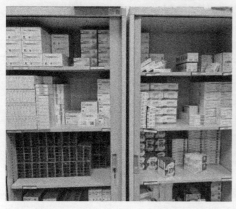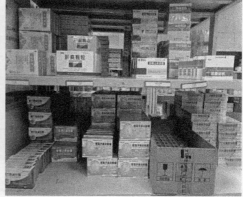

图 2-2-22-4　常用药品重新摆放

（三）高峰期时增设发药窗口

合理规划排班，开设一个高峰期备用窗口，设置辅班发药人员并制定门急诊药房高峰期应急预案（图 2-2-22-5）。

（四）加强一品多规药品的学习

对新员工应加强业务培训，对于易混淆的药物贴上标签分开摆放，对调剂过程中的差错进行登记分析（图 2-2-22-6）。

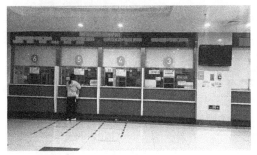 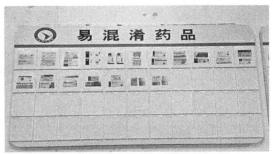

图 2-2-22-5 增设发药窗口　　　　　　图 2-2-22-6 区分易混淆药品

三、S 阶段

目前，调配药师与发药窗口均增加，基本上能满足患者取药需求，缓解了高峰期发药压力；加强了新入职员工的培训，使其尽快熟悉了工作流程，提高了调配正确率；对于某些常用药品进行重新摆放，将调剂路径最优化；以下两图对比可见（图 2-2-22-7），同一时间段内，对策实施后现场排队的人较改善前明显减少。

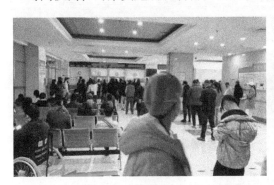 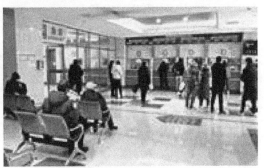

A：改善前　　　　　　　　　　　　　　B：改善后

图 2-2-22-7 改善前后患者排队情况

自 2022 年 8 月开始，共实施对策 4 项，收集 2023 年 2 月数据，随机选取 100 名患者，各阶段患者等候时间如下。结果显示患者平均取药等候时间由 12.4 分钟下降到 7.5 分钟，进步率为 39.5%（图 2-2-22-8、图 2-2-22-9）。

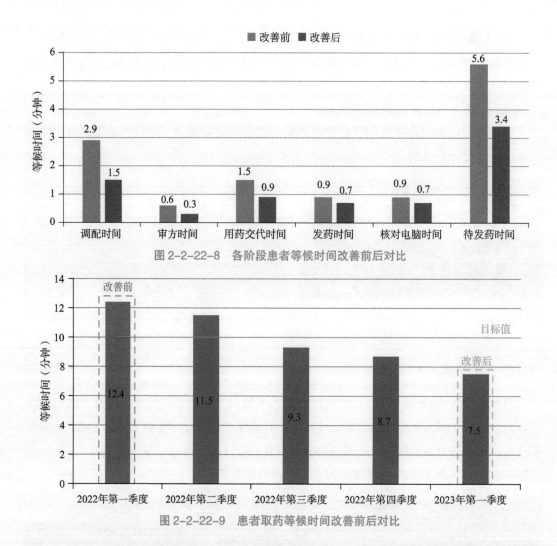

图 2-2-22-8　各阶段患者等候时间改善前后对比

图 2-2-22-9　患者取药等候时间改善前后对比

　　于 2023 年 2 月随机选取 50 名患者，调查其在门急诊药房取药的满意度，改善后患者的满意度为 98%（表 2-2-22-3），较改善前明显提高（图 2-2-22-10）。

表 2-2-22-3　改善后患者对门急诊药房满意度

患者对门急诊药房满意度调查满意率汇总表			
评价内容	满意（票数）	一般（票数）	不满意（票数）
1. 取药等候时间	44	5	1
2. 门急诊药房环境	45	5	0

续表

患者对门急诊药房满意度调查满意率汇总表			
评价内容	满意（票数）	一般（票数）	不满意（票数）
3. 对药物的用法、用量解释是否详细？	43	7	0
4. 药事服务的主动性	47	3	0
5. 是否对老人、残疾人、急诊患者优先服务？	50	0	0

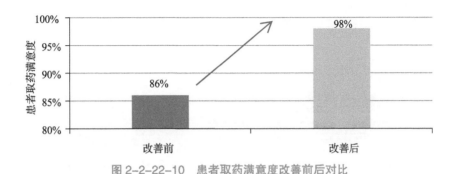

图 2-2-22-10　患者取药满意度改善前后对比

四、A 阶段

减少患者取药排队时间是门诊工作中的重要组成部分，能很大程度上减少纠纷或投诉，有助于构建更和谐的医院关系。通过增加调配人员、加强员工培训、高峰期增设发药窗口等一系列措施，缩短了患者取药等候时间并优化流程（图 2-2-22-11），排长队的情况明显减少。目前，门诊应急突发事件管理工作中依然存在着很多问题，还需要我们持续改进。如何进一步规范流程，减少发药差错，将作为我们下一个 PDSA 循环的讨论内容。

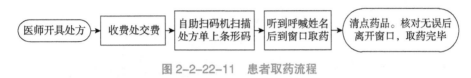

图 2-2-22-11　患者取药流程

五、项目团队介绍

本项目由药学部彭军主任任组长，张丽荣任副组长负责组织和督导此次项目的整体运行，门急诊药房陈丽丽、魏煜迪、王婧雪等多名药师负责数据统计、问卷调查、资料整理等各个环节的具体整改、落实。项目成员均具有本科及以上学历或初级专业技术职称的药学工作人员，团队相互协作、团结一致、积极向上，共同完成了此次PDSA 项目（表 2-2-22-4、图 2-2-22-12）。

表 2-2-22-4　项目团队成员

项目成员	部门	职称	参与内容
彭军	药学部	主任药师	项目启动
张丽荣	药学部	初级	监督指导
魏煜迪	药学部	初级	数据整理
陈丽丽	药学部	初级	收集数据
王婧雪	药学部	初级	问卷调查

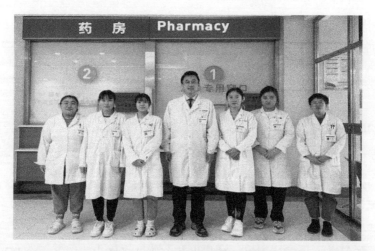

图 2-2-22-12　项目团队成员

第三节　护理类

案例 23　提高产科护士抢救车药械知识及技能掌握合格率

项目负责人：成都市妇女儿童中心医院　代明月，张春容，徐欢

项目起止时间：2022 年 4—12 月

概述

1. 背景和目的：产科与其他临床学科相比具有急诊多、需关注母儿双方面、内外科合并症多等特点，要求医护人员具备准确、快捷的救治能力方能保证母婴安全。我科每月的质控检查中，发现抢救车管理质量存在问题，如护士对抢救车内药物作用、用法掌握不熟悉，对部分急救器械使用不熟练等。提高产科护士抢救车药械知识及技能掌握合格率有助于提高急救配合效率。

2. 方法：运用 PDSA 质量管理工具，制定抢救车药械知识及技能掌握合格率指标。通过查阅制度文献、说明书等制作抢救车药械知识及技能应知应会"口袋书"；拍摄急救器械使用视频制成二维码；收集真实病案资料，归纳、总结设计成 10 份简洁病案，开展抢救车药械"沉浸式"急救演练，不同能级人员均参与急救演练，演练结束及时总结反思；查阅资料、文献等制定评分标准，护理质控小组审核、验证通过后使用。

3. 结果：护士抢救车药物知识掌握合格率由 60% 提高到 87%；抢救车器械技能掌握合格率由 77% 提高到 96%。

4. 结论：PDSA 循环管理模式可提高产科护士抢救车药械知识及技能掌握合格率。

一、P 阶段

（一）主题选定

本科抢救车质量管理得分最低，因急救开启抢救车频次较少，车内物品种类多，抢救车内急救药品共计 21 种 49 件、急救物品 42 种 56 件，日常检查中发现存在的主要不足：①对抢救车内药物的名称、作用及用法不熟悉（占 68%）；②对抢救物品放置位置不熟悉（占 21%）；③对抢救车内的急救器材使用不熟练（占 11%）。产科护士对抢救车内药械知识及技能掌握的程度直接影响急救配合的效率。

（二）改进依据

1.《中国医院协会关于印发 2022 年中国医院协会患者安全十大目标》目标二"确保用药与用血安全"、目标九"加强孕产妇及新生儿安全"。

2.《四川省医院护理质量管理评价标准2018版》中抢救车管理质量评价标准要求"护士熟悉抢救药物的名称、作用及用法，熟练使用抢救物品及器材"。

3.产科与其他临床学科相比具有突发状况多、需关注母儿双方面、内外科合并症多等特点，常出现前置胎盘大出血、急产、子痫等多种急诊情况。医护人员若不能实施熟练、准确、快捷地救治，会给母婴生命安全造成极大危害。

4.抢救车作为急救过程中抢救耗材的储存单位，是院内急救中保证抢救成功不可或缺的重要工具。产科护士对抢救车内药械知识及技能掌握的程度直接影响急救配合的效率。

（三）监测指标

抢救车药物知识掌握合格率；抢救车器械技能掌握合格率。

（四）指标定义

1.抢救车药物知识掌握合格率 $= \dfrac{\text{抢救车药物知识掌握合格人数}}{\text{抢救车药物知识考核总人数}} \times 100\%$，每3个月。

2.抢救车器械技能掌握合格率 $= \dfrac{\text{抢救车器械技能掌握合格人次}}{\text{抢救车器械技能考核总人次}} \times 100\%$，每3个月。

（五）目标值

1.2022年9月抢救车药物知识掌握合格率100%。

2.2022年9月抢救车器械技能掌握合格率100%。

（六）现况值

1.2022年5月抢救车药物知识掌握合格率60%（9/15）。

2.2022年5月抢救车器械技能掌握合格率77%（58/75）。

（七）预期延伸效益

会议投稿1篇，发表论文1篇，拟申报课题1项。

（八）原因分析

运用鱼骨图进行原因分析（图2-3-23-1）。找到8个主要原因，分别为急救流程反思总结不足、"固有剧本式"急救演练形式实用性欠佳、操作评分标准欠缺、缺少利于记忆的学习培训材料、抢救经验少、自身知识储备不足、开启抢救车次数少、主动学习意识不足。

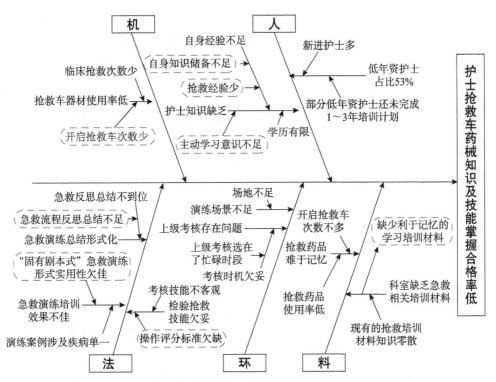

图 2-3-23-1　护士抢救车药械知识及技能掌握合格率低的原因分析

（九）真因验证

根据柏拉图（图 2-3-23-2），按照二八法则，找到占有 80% 原因，将主要问题列入首先解决的计划。

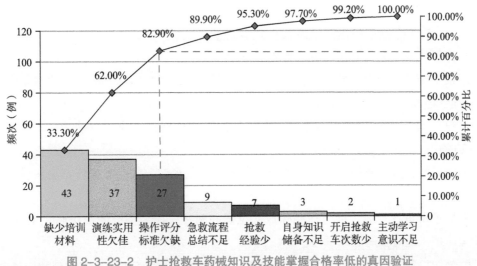

图 2-3-23-2　护士抢救车药械知识及技能掌握合格率低的真因验证

（十）对策计划

根据真因充分讨论，运用 5W2H 制订相应计划与对策（表 2-3-23-1）。

表 2-3-23-1　5W2H 实施计划

Why	What	How	When	How often	Where	Who
缺少利于学习记忆的培训材料	制作出利于学习记忆的培训材料	查阅文献、说明书等制作"口袋书"	2022年7月	每周	母婴一区药学部	代明月吴波
		拍摄急救器材使用视频制成二维码	2022年7月	每周	母婴一区宣传部	王晓慧李真
"固有剧本式"急救演练形式实用性欠佳	开展抢救车药械"沉浸式"急救演练	收集真实病案资料，归纳、总结设计10份简洁病案	2022年7月	每周2次	母婴一区	李丽周子会
		不同能级人员均参与急救演练，演练结束及时总结反思	2022年8月	每周	母婴一区	刘开兰徐欢
操作评分标准欠缺	制定抢救车内急救器械操作评分表	查阅资料、文献等制定评分标准	2022年8月	每周	母婴一区护理部	张春容吴芳
		护理质控小组审核、验证后使用	2022年8月	每周	母婴一区	张春容代明月

二、D 阶段

（一）制作抢救车药械知识及技能应知应会"口袋书"

1. 将组员分小组，分配任务、查阅资料。

2. 根据药品说明书、急救器材操作方法、指南、访谈临床药师等制定抢救车药械知识与技能应知应会各知识版块。

3. 由护理部审核应知应会，审核通过后统一排版制作成"口袋书"1.0版（图 2-3-23-3）。

4. 组员领任务，查阅资料，将抢救车布局、抢救车内急救器械操作方法拍摄成教学视频。

5. 护理部审核视频，通过后制作成二维码并附在"口袋书"中及张贴在抢救车旁，方便全体护士随时扫码观摩学习。

6. 利用科务会、晨交班对全体护士进行"口袋书"及抢救车器械教学视频的培训。

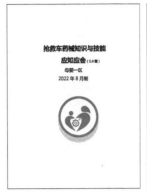
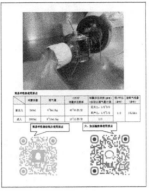

图 2-3-23-3　应知应会"口袋书"

（二）开展抢救车药械"沉浸式"急救演练

1.由护士长、产科二线医师及科室 N3 级护士收集妇产科急危重症患者资料，归纳、总结出子痫、过敏性休克、心衰、感染性休克、羊水栓塞等共 10 个急救情景，并结合抢救车药械使用设计成 10 份简洁病案。

2.将该 10 份病案应用到演练中，给护士带来"沉浸式"体验。

3.不同能级人员均参与演练，演练结束及时总结反思。

（三）制定抢救车器械操作评分表

1.组员分工制定抢救车器械操作评分标准（图 2-3-23-4）。

2.护理部审核，教学小组验证，通过后对科室护士开展培训及考核，要求人人过关。

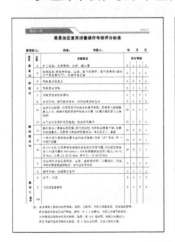
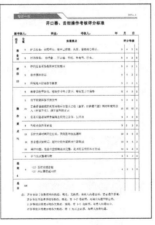
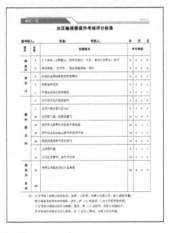

图 2-3-23-4　抢救车器械操作评分标准

（四）效果监测

1.抢救车管理纳入科室的绩效考核指标。

2. 护士长与抢救车专项管理员每周抽查 3 名护士对"口袋书"（理论、操作）掌握情况。

3. 实施对策后三个月再次对全体护士进行抢救车药械知识及技能的考核。

三、S 阶段

制定抢救车"口袋书"让护士获得有形的培训材料，开展"沉浸式"急救演练，将抢救车器械使用操作拍摄视频后转换成学习二维码。实施后，抢救车药物知识掌握合格率由改善前的 60.00% 上升至 87.00%，目标达成率为 67.50%，进步率为 45.00%；抢救车器械技能掌握合格率由

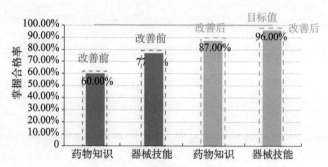

图 2-3-23-5 护士抢救车药物知识及器械技能掌握合格率改善前后对比

77.00% 上升至 96.00%，目标达成率为 82.60%，进步率为 24.70%（图 2-3-23-5）。

四、A 阶段

经使用后修订，形成《抢救车药械知识及技能应知应会口袋书 2.0 版》；规范统一制作了抢救车器械操作视频并形成学习二维码展示于抢救车旁；制定抢救车器械操作评分标准规范护士操作；将抢救车内每一种药物的作用、用法以标签贴的形式贴于药品下方形成药物身份识别卡，使用时更加直观。以艾宾浩斯遗忘曲线为依据，参考爱德加.戴尔的"学习金字塔"模型，开展团队主动学习、参与式学习可巩固学习效果，制定护士轮流讲授抢救车药械知识及技能的培训计划，有利于巩固培训效果。

1.《抢救车药械知识及技能应知应会（2.0 版）》（图 2-3-23-6）。

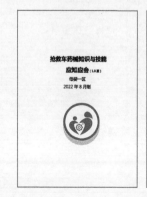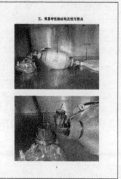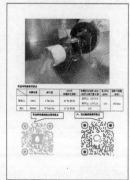

图 2-3-23-6 "口袋书"升级版

2. 拍摄抢救车布局照片，并贴于抢救车旁的墙面进行展示，附抢救车器械操作教学视频学习二维码，方便护士随时扫码观摩学习（图 2-3-23-7）。

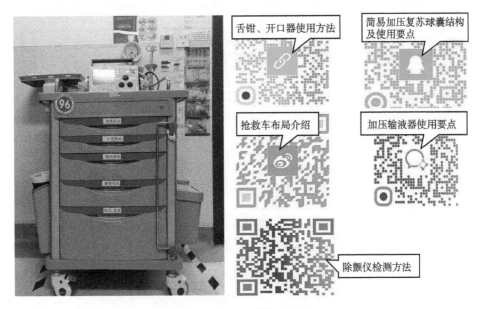

舌钳、开口器使用方法

简易加压复苏球囊结构及使用要点

抢救车布局介绍

加压输液器使用要点

除颤仪检测方法

图 2-3-23-7 抢救车布局

本项目获院内比赛一等奖；发表论文 1 篇；拟申报课题 1 项。

五、项目团队介绍

此项目团队由我区护士长主导，科室"奕馨之家"团队参与，药学部、护理部、宣传部紧密协作，共同完成。护士长负责总体规划和总体部署；团队成员分工查阅文献、资料，访谈药学部主任及临床药师；护理部监督推进工作落实情况，更新相关制度，完善"口袋书"内容；宣传部负责视频拍摄、"口袋书"内容排版及印刷。项目组成员均本科及以上学历，其中 4 名高级职称，协作科室药学部及护理部均为高级专业技术职称的医院领域专家（表 2-3-23-2、图 2-3-23-8）。

表 2-3-23-2 项目团队成员

姓名	部门	职称	参与内容
代明月	母婴一区	副主任护师	组织、策划、分工
张春容	母婴一区	副主任护师	查找对策、培训、评价
吴芳	护理部	副主任护师	指导、追踪、评价
吴波	药学部	副主任药师	指导、查找对策

姓名	部门	职称	参与内容
周子会	母婴一区	主管护师	收集数据、落实措施
李丽	母婴一区	主管护师	落实措施、分析数据
刘开兰	母婴一区	护师	落实措施、整理资料
徐欢	母婴一区	护师	落实措施、分析数据
李真	宣传部	/	排版口袋书、制作视频
王晓慧	母婴一区	护师	落实措施、收集收据

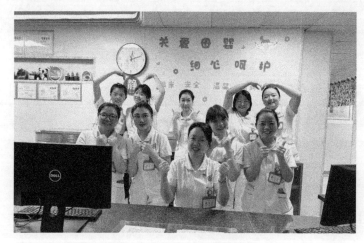

图 2-3-23-8　项目团队成员

参考文献

[1] 姜敏. 情景模拟应急演练对急诊护士产科急救能力的影响. 实用临床护理学电子杂志, 2020, 5 (50)：180-181.

[2] 张颖. 探讨急救车内的抢救药品、物品管理中的问题和对策. 中西医结合心血管病杂志, 2020, 8 (30)：194-196.

案例 24　提高新生儿科护理人员造口护理合格率

项目负责人：四川大学华西第二医院　唐军，胡艳玲，李小文
项目起止时间：2020 年 4—12 月

概述

1. 背景和目的：新生儿肠造口术是常见的外科治疗方法，但由于新生儿特性，新生儿发生 2 种及以上造口相关并发症的概率为 40.8%，早产儿更高。因此，临床护士在其中承担着重要角色，我科临床护士主要从事新生儿内科护理，多为经验性管理，缺乏系统的肠造口理论知识及操作技术。

2. 方法：运用 PDSA 质量管理工具，制定护理人员造口护理相关指标。制定并发布新生儿肠造口护理常规、造口操作 SOP 及考核细则等一系列标准化制度与措施，予以学习并考核。

3. 结果：经过对策的实施与干预后，护理人员造口护理合格率提高至 87.34%，超过目标值，护理人员造口管理能力的提高，为患儿后期实施造口还纳术创造良好的条件。

4. 结论：PDSA 可以提高护理人员造口护理合格率。

一、P 阶段

（一）主题选定

新生儿肠造口术是常见的外科治疗方法，大多为暂时性，需在患儿肠道功能恢复后再行造口还纳术，因此需要护理人员及患儿家属进行造口护理。但新生儿具有年龄小、皮肤娇嫩、身体抵抗力差、依从性差等特点，常出现造口皮炎、造口旁伤口感染等并发症，研究显示新生儿发生 2 种及以上造口相关并发症的概率为 40.8%，早产儿更高，护理难度极大。我科临床护士主要从事新生儿内科护理，对新生儿肠造口护理多为经验性管理，缺乏系统的新生儿肠造口理论知识及操作技术，整体新生儿外科护理及新生儿造口护理管理水平仍处于起步阶段。

（二）改进依据

《母婴安全行动计划（2018—2020 年）》（国卫妇幼发〔2018〕9 号）中要求"梳理在危重孕产妇和危重新生儿救治方面存在的管理、技术问题，完善诊疗预案和管理制度"。

（三）监测指标

造口护理管理合格率。

（四）指标定义

$$造口护理管理合格率 = \frac{新生儿科造口患者护理合格例数}{同期新生儿科造口患者护理总例数} \times 100\%，每月。$$

（五）目标值

2020 年 10 月达到 80.74%。

（六）现况数值

2020 年 4 月 51.02%。

（七）预期延伸效益

护理常规 2 个，SOP 3 个，考核标准 1 个。

（八）原因分析

根据现状分析结果，运用头脑风暴找寻问题存在原因及影响因素，按相互关联性整理，并标出重要因素，即使用特征鱼骨图（图 2-3-24-1）对造成新生儿科护理人员造口患儿护理管理影响因素进行解析。找到 9 个主要原因，分别为评估不到位，操作欠规范，考核内容无同质化，制度欠规范，交接无专科记录，监管流程欠规范，培训内容碎片化，黏性太大，无新生儿专用造口产品。

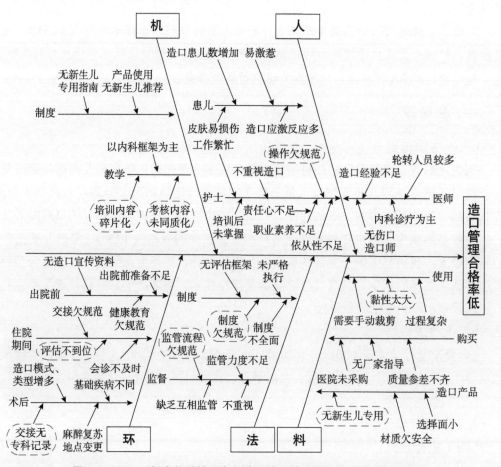

图 2-3-24-1 新生儿科护理人员造口护理管理合格率低的原因分析

（九）真因验证

根据柏拉图（图 2-3-24-2），按照二八法则，找到占有 80% 的原因，将主要问题列入优先解决的计划。

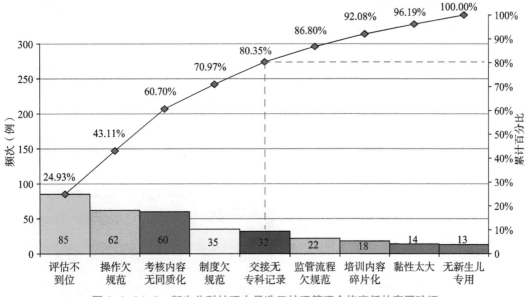

图 2-3-24-2 新生儿科护理人员造口护理管理合格率低的真因验证

（十）对策计划

根据真因，充分讨论，运用 5W2H 制订相应计划与对策（表 2-3-24-1）。

表 2-3-24-1 5W2H 实施计划

Why	What	How	When	How often	Where	Who
制度欠规范	完善新生儿肠造口管理制度	联合国际造口治疗师、内外科医师制定造口相关护理常规并发布，予以学习，考核	2020 年 9 月	每周 2 次	临床科室	唐军
考核无同质化	建立考核明细	制定造口操作技能 SOP 及考核细则	2020 年 9 月	每周 2 次	临床科室	胡艳玲
护理人员造口评估不到位	同质化新生儿肠造口评估要点	建立造口评估指引单，并且放置于造口患儿床旁，护理人员对造口评估要点掌握及实践合格率达 80%	2020 年 10 月	每周 2 次	临床科室	王碧华
护理人员操作欠规范	同质化新生儿肠造口相关护理操作	由国际造口治疗师统一考核对护理人员进行考核，操作技能合格率达 60%	2020 年 11 月	每周 3 次	临床科室	李小文

二、D 阶段

（一）联合国际造口治疗师、内外科医师制定造口护理常规

1. 医护共同基于相关书籍及各指南与临床实践共识拟定新生儿科肠造口护理常规。内容包括肠造口评估、肠造口用品的选择与护理、日常护理注意事项等。

2. 将初稿交于科室管理小组及伤口造口师李小文、侯树林进行审核修改。

3. 将终稿发放至新生儿护理微信群，供护理人员学习。同时全面开展新生儿肠造口护理管理小讲课（图 2-3-24-3），并且由质控老师在临床上进行随机抽查。

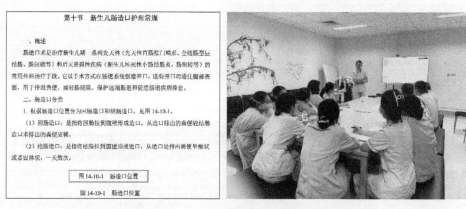

图 2-3-24-3　新生儿肠造口护理小讲课

（二）制定造口操作技能 SOP 及考核细则

1. 基于相关书籍及各指南与临床实践共识建立《临床护理人员肠造口知识应知应会》《新生儿肠造口护理操作评分细则》。

2. 将考核细则发放至新生儿护理微信群，供护理人员学习。由质控老师在临床上进行随机抽查（图 2-3-24-4）。90 分为及格，不及格者重新学习考核。

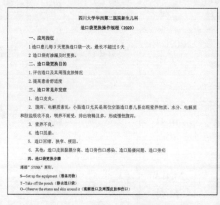
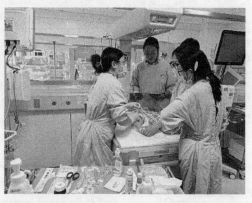

图 2-3-24-4　新生儿肠造口操作考核

（三）建立造口评估要点指引单放置床旁

1. 基于新生儿肠造口相关护理管理制度、肠造口知识应知应会与新生儿肠造口护理操作评分细则建立造口评估要点指引单（图 2-3-24-5）。

2. 将指引单放置床旁，责任护士基于指引单内容对造口进行评估，并且将异常情况记录于新生儿床旁交接班记录单上。

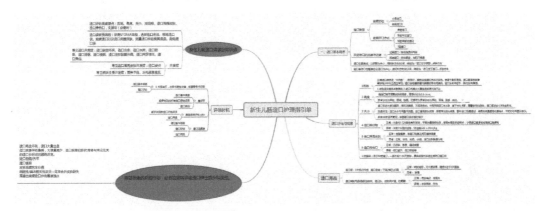

图 2-3-24-5　新生儿肠造口评估要点指引单

（四）造口袋相关操作技术考核

1. 基于新生儿肠造口相关护理制度、肠造口知识应知应会与新生儿肠造口护理操作评分细则，建立造口袋更换流程图。

2. 将流程图放置床旁，责任护士基于流程图指引更换造口袋。由国际造口治疗师统一考核对护理人员进行考核，同时质控老师加强抽查考核（图 2-3-24-6）。

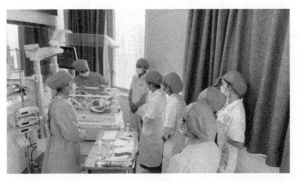

图 2-3-24-6　新生儿肠造口袋操作技能考核

三、S 阶段

经过对策的实施与干预后，护理人员造口护理管理合格率显著提高（图 2-3-24-7）。

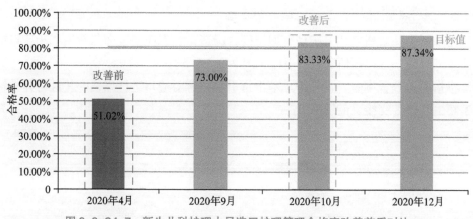

图 2-3-24-7 新生儿科护理人员造口护理管理合格率改善前后对比

四、A 阶段

国际伤口造口治疗师、新生儿内外科医师协助完善新生儿造口管理流程，使工作流程标准化，实现新生儿护理人员对造口的同质化管理（图 2-3-24-8）。通过术前患者评估，能获得患者准确信息，为患者制订个体化护理计划，有助于术后康复。术后通过对患者造口管理及对家属健康指导，有利于提高其生活质量，体现新生儿造口一体化管理，保证造口护理规范化。

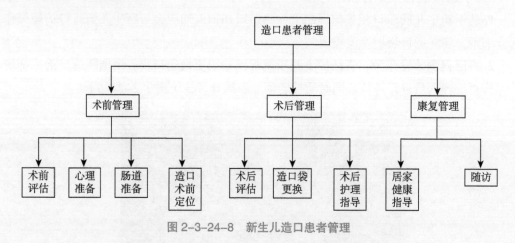

图 2-3-24-8 新生儿造口患者管理

通过新生儿造口管理模式的应用，我科还申请医疗新技术 1 项。

五、项目团队介绍（表2-3-24-2、图2-3-24-9）

表2-3-24-2　项目团队成员

姓名	部门	职称	参与内容
唐军	儿内科	正高	具有较强的专业理论知识以及沟通和协作能力
胡艳玲	护理学	副高	整合资源，协调人力，提供支持，促进项目的有序开展
夏斌	儿内科	正高	指导和促进医护患良好沟通
李小文	护理学	副高	具有较好的沟通协调能力，对问题分析理解能力强，国际伤口造口治疗师
张莉	儿内科	正高	积极配合，从对科室有利的角度出发，给予多方面指导及建议
吴杨	儿外科	中级	外科专业知识，手术问题分析，造口并发症问题分析
陈涛蓉	护理学	中级	具有积极主动性，动手能力强，能较快、完美地完成工作
黄怡斐	护理学	中级	造口专业知识丰富，文献检索能力强
侯树林	护理学	初级	国际伤口造口治疗师，服从领导，积极配合，动手能力强

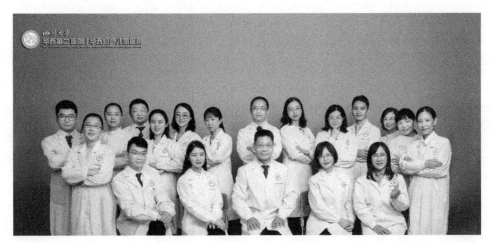

图2-3-24-9　项目团队成员

参考文献

［1］WOLF L，GFROERER S，FIEGEL H，et al. Complications of newborn enterostomies. World J Clin Cases，2018，6（16）：1101-1110.

案例 25　提高入院评估准确率

项目负责人：内蒙古兴安盟人民医院　王丽娟

项目起止时间：2022 年 4—9 月

概述

1. 背景和目的：护理评估是护士动态收集和分析患者健康资料，从而做出正确的护理诊断的过程，评估的价值在于能够为后续的护理工作提供方向，但在实际工作过程中发现，护理评估准确性较低。全面而准确的护理评估是确保高质量护理工作的一个重要条件，故本科室对入院评估准确性进行整改。

2. 方法：运用 PDSA 质量管理工具，建立终末指标，采用信息管理一体化、建立标准化流程指引、开展多元同质化培训和可视化监督管理方法，提高入院评估准确率。

3. 结果：入院评估准确率提高达到 90% 以上。实现护士认知与能力协同提高，护理评估标准化。

4. 结论：PDSA 使护士认知与能力协同提高，实现了入院评估标准化、智能化管理，使护理质量管理和安全性得到有效的提升。

一、P 阶段

（一）主题选定

护理评估是护士动态收集和分析患者健康资料，以发现患者对自身健康问题、心理、社会和精神等方面的反应，确定其护理需求，从而做出正确的护理诊断的过程，护理评估科学与否直接影响护士对患者病情的正确判断和对护理措施的制定，全面而准确的护理评估是确保高质量护理工作的一个重要条件。目前临床工作中管理者对护理评估工作监督检查少，临床护士机械性完成工作，科室 2022 年 1—3 月 172 名患者入院评估单，入院评估准确率仅达到 52%，入院评估准确率较低，尤其是对患者身体、心理项目评估存在较多缺陷，存在较大安全隐患。

（二）改进依据

《国家卫生计生委关于进一步深化优质护理，改善护理服务的通知》（国家卫生计生委办公厅　国家中医药管理局办公室〔2015〕15 号）中明确提到落实病房责任制整体护理，重点对患者实施全面评估，根据评估情况予以必要的专业照护。

（三）监测指标

入院评估准确率。

（四）指标定义

$$入院评估准确率 = \frac{入院评估准确人数}{入院患者评估总人数} \times 100\%，每月。$$

（五）目标值

2022年第四季度科室入院评估准确率达到90%以上。

（六）现况数值

2022年第一季度科室入院评估准确率为52%。

（七）预期延伸效益

制定SOP 1个，建设信息化评估系统1套。

（八）原因分析

运用鱼骨图进行原因分析（图2-3-25-1），小组成员通过讨论找到7个主要原因，分别为未制定统一评估标准，无培训，对入院评估未监管，智能提醒及自动带入功能未使用，患者未理解专业术语，患者忘记或记不全，其他。

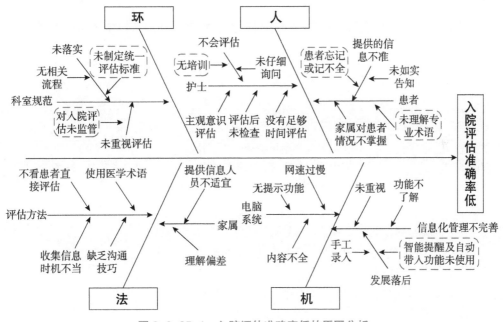

图2-3-25-1　入院评估准确率低的原因分析

（九）真因验证

根据柏拉图（图2-3-25-2），按照二八法则，找到占有80%的原因，列入优先解决计划。

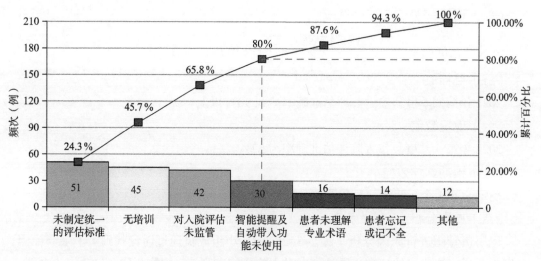

图 2-3-25-2　入院评估准确率低的真因验证

（十）对策计划

根据真因进行充分讨论，运用 5W2H 制订相应的实施计划与对策（表 2-3-25-1）。

表 2-3-25-1　5W2H 实施计划

Why	What	How	When	How often	Where	Who
未制定统一的评估标准	建立标准化流程指引	制定入院评估标准化流程，让护士能参照标准化流程指引进行入院评估	2022 年 4 月	季度	科室	席宏星 王丽娟
无培训	同质化培训，统一评估标准	1.多次、多样同质化培训 2.评估标准解读、实际病例分析、现场互动等方式进行培训指导	2022 年 4—5 月	季度	科室	王丽娟 尹春悦 李薇薇
对入院评估未监管	运用可视化管理方法强化监督与管理	增加入院评估检查频次、阶段总结、护理业务查房时增加入院评估内容反馈	2022 年 6—7 月	每月	科室	王丽娟 尹春悦 曹俊丽
智能提醒及带入功能未使用	信息管理一体化	1.入院评估单出现漏签字、漏项将无法进行保存 2.颜色提醒、漏项提示功能的使用 3.基本信息及高危评估结果自动带入保存	2022 年 6—7 月	每月	信息科	张春苗

二、D 阶段

(一)建立标准化流程指引

科室制定入院评估标准化流程（图 2-3-25-3），2022 年 4 月护士长组织科室人员共同商讨制定入院评估标准流程，让科室护士在临床应用过程中能参照标准化流程指引进行入院评估，有效提高评估准确性。

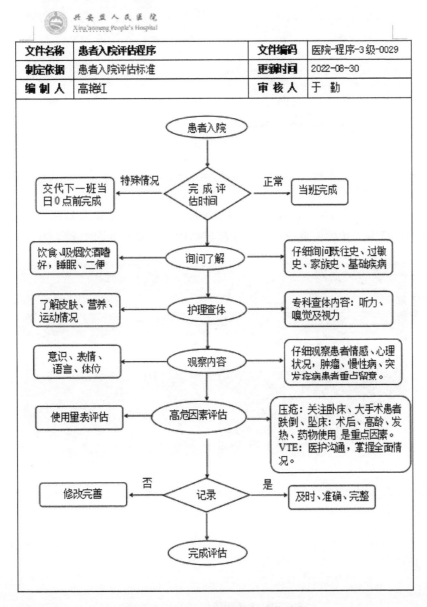

图 2-3-25-3 入院评估标准化流程

（二）开展多元同质化培训持续质量改进

对入院评估内容进行全员同质化培训，针对评估内容进行评估标准解读、实际病例分析、现场互动方式等，利用认知带动实践，做到认知与能力协同提高（图2-3-25-4）。

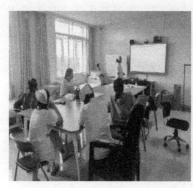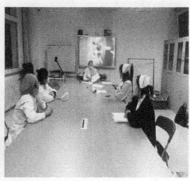

图 2-3-25-4　入院评估内容同质化培训

（三）运用可视化管理方法强化监督与管理

增加入院评估工作的检查频次，进行阶段性总结，不断巩固和提高整改效果，进行入院评估内容反馈，让护士更能直观的掌握评估重点内容，加深印象（图2-3-25-5）。

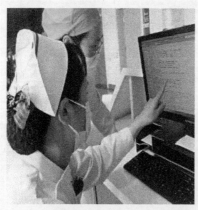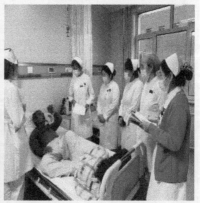

图 2-3-25-5　查房、现场指导入院评估

（四）信息管理一体化

发挥信息智能功能入院评估单出现漏签字漏项将无法进行保存、颜色提醒、漏项提示功能。自动带入功能方便护士操作（图2-3-25-6）。

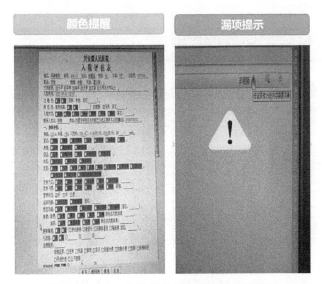

图 2-3-25-6 入院评估颜色提醒及漏项提示

（五）做成小方案持续监管

将入院评估整改做成小方案持续监管（图 2-3-25-7）。

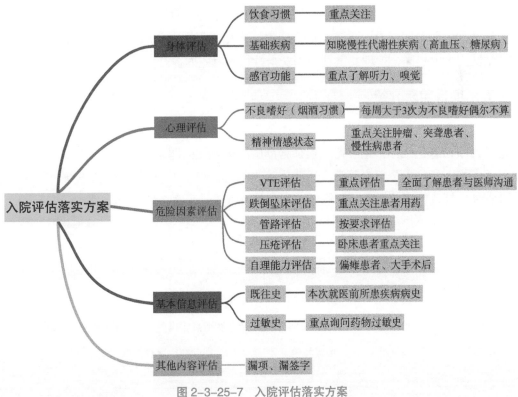

图 2-3-25-7 入院评估落实方案

三、S 阶段

通过信息一体化管理、入院评估标准化流程指引、开展多元化培训指导、可视化及小方案持续监管，科室入院评估准确率从 52% 提高到 92%（图 2-3-25-8）。

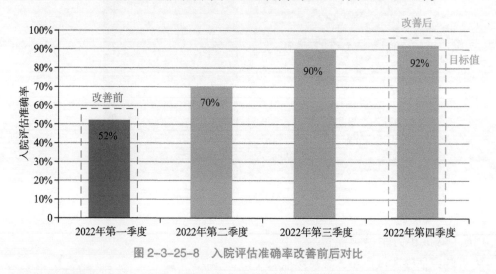

图 2-3-25-8　入院评估准确率改善前后对比

四、A 阶段

经过大家的共同努力，入院评估已建立标准化流程指引，形成标准文件，护士的综合评估能力大大提高，护理质量管理和安全性得到有效的提升。

五、项目团队介绍

本项目由护理部、信息科、五官科人员组成，实现紧密合作，护理部席红星主任帮助协调各项信息化工作，张春苗工程师帮助解决信息化问题，护士长王丽娟负责项目整改过程实施，科室人员负责落实，以此项目为契机，细化护理评估流程，完善信息化运用及管理，规范护理评估内容，保证护理质量持续改进（表 2-3-25-2、图 2-3-25-9）。

表 2-3-25-2　项目团队成员

姓名	部门	职称	参与内容
王丽娟	五官科	主任护师	负责项目实施、监管，制定标准化流程
席红星	护理部	副主任护师	协调落实信息化内容，帮助完善标准化流程制定
张春苗	信息科	中级技师	帮助解决项目信息化措施落实

续表

姓名	部门	职称	参与内容
李薇薇	五官科	主管护师	培训指导入院评估标准
曹俊丽	五官科	主管护师	检查入院评估落实
张昕初	五官科	护师	小组记录
尹春悦	五官科	护师	检查入院评估落实

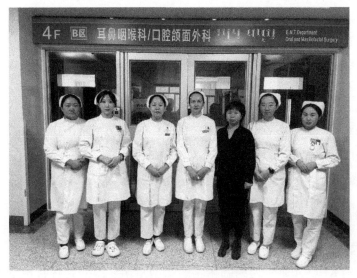

图 2-3-25-9　项目团队成员

案例 26　降低透析患者内瘘穿刺失败率

项目负责人：内蒙古兴安盟人民医院　宫秀娟，王晓娜，包红梅
项目起止时间：2022 年 3—11 月

概述

1. 背景和目的：动静脉内瘘是透析患者的"生命线"，由于多方面因素影响，内瘘穿刺具有一定失败率，会增加患者痛苦，患者治疗依从率也随之下降，进而引发医患纠纷。本院透析患者中高龄、糖尿病、高血压患者居多，加之护士穿刺水平差等因素是导致患者内瘘穿刺失败率较高的主要原因，因此，如何有效降低透析患者内瘘穿刺失败率是血液净化护理工作者需重点关注的内容。

2. 方法：运用 PDSA 质量管理工具，制定穿刺失败率指标，采取完善相关制度，规范操作流程，提高低年资护士内瘘穿刺技巧，加强指导患者在内瘘保养、维护方面的健康宣教工作等一系列措施。

3. 结果：项目实施以来，透析患者内瘘穿刺失败率从 1.7% 降至 0.82%。

4. 结论：PDSA 可降低透析患者内瘘穿刺失败率及穿刺失败引起的并发症，延长内瘘使用时间，提升患者生存质量，具有显著的实践意义。

一、P 阶段

（一）主题选定

2019 年美国 KDOQI 血管通路临床实践指南指出，AVF 是透析患者血管通路国内外首选方式。目前本院 230 名透析患者中 90.4% 的患者在使用动静脉内瘘透析，而临床上常由于护理人员穿刺失误及患者自身血管条件等因素，导致动静脉内瘘穿刺失败率较高，穿刺失败不但会增加患者痛苦，造成患者的不满情绪，也极大程度增加了患者内瘘损伤甚至失功的风险，经数据汇总分析，本院透析患者内瘘穿刺成功率欠理想。

（二）改进依据

《血液净化标准操作规程（2021 版）》（国卫办医函〔2021〕552 号）中要求"内瘘的使用要有计划，不可定点穿刺，降低对内瘘的刺激与损伤"。

《血液净化通路一体化管理手册（2018 版）》中要求"为长期维持血管通路的有效功能，降低并发症及再次手术率和住院率，血管通路管理团队需制定明确的血管通路质控标准，已规范评估、操作、监测以及通路质控数据分析"。

（三）监测指标
降低透析患者内瘘穿刺失败率。

（四）指标定义

$$内瘘穿刺失败率 = \frac{一定时期内内瘘穿刺失败例次}{同期内内瘘穿刺总例次} \times 100\%，每月。$$

（五）目标值

2022 年 12 月开始透析患者内瘘穿刺失败率降至 0.87% 以下。

（六）现况数值

2022 年 3 月透析患者内瘘穿刺失败率为 1.7%。

（七）预期延伸效益

制定 SOP 1 个，会议投稿 1 篇。

（八）原因分析

运用鱼骨图进行原因分析（图 2-3-26-1），找到 6 个主要原因，分别为低年资护士穿刺经验不足、护士对患者血管情况不了解、无培训工具、未认真评估血管、护士定点重复穿刺、患者未认真保护血管。

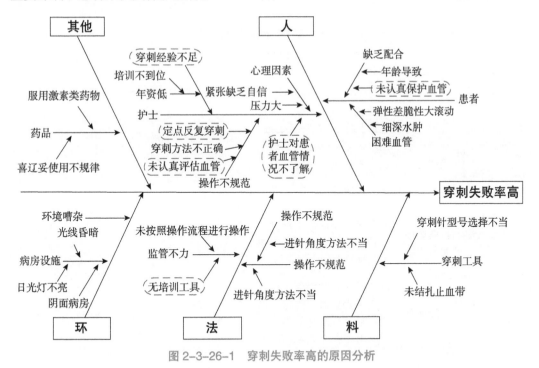

图 2-3-26-1 穿刺失败率高的原因分析

（九）真因验证

根据柏拉图（图 2-3-26-2），按照二八法则，找到占有 80% 的原因，将主要问题列入首先解决的计划。

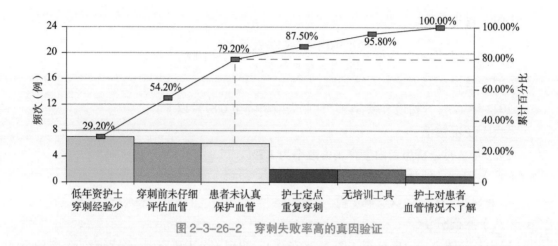

图 2-3-26-2　穿刺失败率高的真因验证

（十）对策计划

根据真因，运用 5W2H 制定相应的实施计划与对策（表 2-3-26-1）。

表 2-3-26-1　5W2H 实施计划

Why	What	How	When	How often	Where	Who
低年资护士穿刺经验少	加强低年资护士的穿刺技术培训	制定内瘘穿刺流程，高年资护士进行一对一带教，选用教具对低年资护士进行穿刺技术培训	2022 年 7 月	每次	血净中心	王晓娜
穿刺前未仔细评估血管	结合穿刺引导图进行内瘘穿刺前评估	护士不得急于上机，必须认真评估血管，找高年资有穿刺经验的护士进行共同评估，结合穿刺引导图进行穿刺前的内瘘评估	2022 年 8 月	每次	血净中心	赵珊珊
患者未认真保护血管	加强患者内瘘健康宣教	制定健康宣教手册，责任护士主动宣教，同时通过微信群、肾友会等多种方式为患者进行讲解及指导	2022 年 8—9 月	每次	血净中心	李春荣

二、D 阶段

（一）制定透析患者内瘘穿刺流程

所有层级护士均需按照新制定的内瘘穿刺流程进行操作，并加强此环节的监督与质控（图 2-3-26-3）。

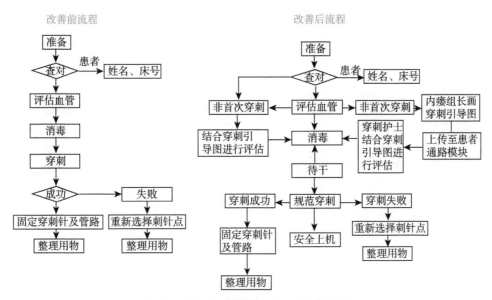

图2-3-26-3 改善前、后内瘘穿刺流程

（二）加强低年资护士的穿刺技术培训

1. 内瘘穿刺小组成员共同讨论、制订低年资护士穿刺技术培训计划。

2. 每周定期进行低年资护士穿刺技术实操培训（图2-3-26-4）。

3. 选用"魔芋"作为内瘘模拟穿刺培训教具（图2-3-26-5）。

4. 选用高年资有穿刺经验的护士进行一对一带教。

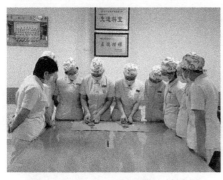

图2-3-25-4 穿刺技术实操培训

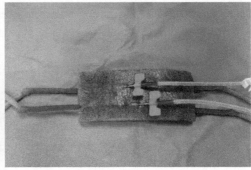

图2-3-25-5 制作魔芋内瘘穿刺教具

（三）结合穿刺引导图进行穿刺前内瘘评估

1. 患者内瘘穿刺前，内瘘组长用记号笔画出动、静脉的穿刺区域及穿刺安全距离（图2-3-25-6）。

2. 同时将穿刺引导图传输至信息化系统"患者通路评估模块"（图2-3-25-7）。

3. 上机护士穿刺前必须认真查看穿刺引导图，仔细评估患者血管后再进行穿刺。

4. 专人负责评价培训效果、分层考核通过并列入考核范围。

5. 内瘘组长负责督促和检查执行情况，未按流程执行者将纳入科室质控管理并与绩效挂钩。

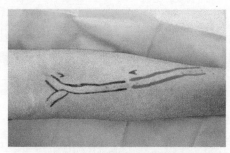 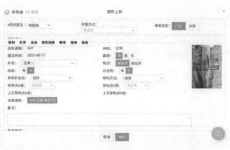

图 2-3-25-6　绘制内瘘穿刺规划图　　图 2-3-25-7　传输至信息化系统

（四）加强患者内瘘健康宣教

1. 健康宣教小组成员共同讨论、制定保护内瘘的健康手册。

2. 责任护士主动宣教、班班宣教（图 2-3-26-8），抽查患者知识实际掌握情况并在健康宣教确认单上签字。

3. 专人负责评估患者内瘘宣教效果，同时督查宣教落实情况。

4. 除一对一口头宣教外，科室还建立了与患者沟通宣教的微信群，管理员定期发送内瘘居家护理相关知识，对患者提出问题及时解答并给予指导。

5. 科室每季度召开大型肾友联谊会，针对患者内瘘保护及使用方面，以 PPT 及情景剧的形式深入浅出的为患者进行讲解（图 2-3-26-9）。

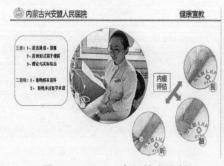 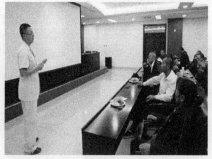

图 2-3-25-8　责任护士宣教　　图 2-3-25-9　大型肾友联谊会

三、S 阶段

通过以上系列措施使内瘘穿刺失败率由改善前的 1.7% 下降至 0.82%（图 2-3-26-10），达到了设定的目标值，解决了实际工作中存在的问题，有效保护患者的内瘘生命线，提高了患者的满意度及生活质量。

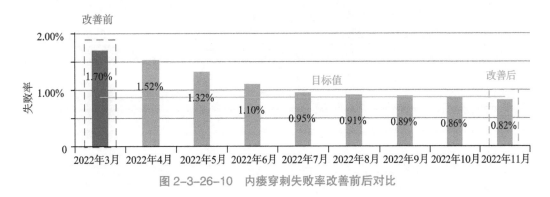

图 2-3-26-10 内瘘穿刺失败率改善前后对比

四、A 阶段

经过本院血液净化中心团队的不懈努力，完善了透析患者内瘘穿刺的标准化操作流程，并进行全院推广（图 2-3-26-11）。

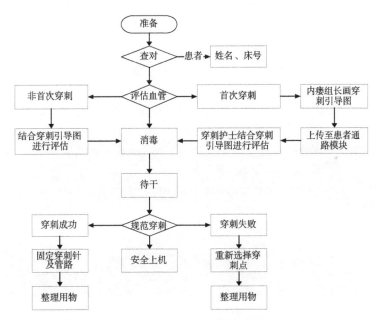

图 2-3-26-11 透析患者内瘘穿刺标准化操作流程

五、项目团队介绍

此项目主要由兴安盟人民医院血液净化中心质量管理小组成员负责落实实施，质量管理科、护理部积极配合参与，紧密协作，共同建设制度、规划流程、完善体系，推动项目的落实与执行，科室人员积极执行并实时反馈，团队团结协作，有效沟通，加强了薄弱及重点环节的质量控制，推进项目的完善与落实（表 2-3-26-2、图 2-3-26-12）。

表 2-3-26-2　项目团队成员

姓名	部门	职称	参与内容
于影	兴安盟人民医院透析中心	护师	主题选定
宫秀娟	兴安盟人民医院透析中心	副主任护师	计划拟定
王晓娜	兴安盟人民医院透析中心	主管护师	现状把握
张明霞	兴安盟人民医院透析中心	主管护师	目标设定
韩楠	兴安盟人民医院透析中心	主管护师	解析与真因验证
赵珊珊	兴安盟人民医院透析中心	主管护师	对策拟定
李春荣	兴安盟人民医院透析中心	主管护师	对策实施与检讨
杨金红	兴安盟人民医院质量管理科	副主任护师	效果确认
高艳红	兴安盟人民医院护理部	主任护师	标准化

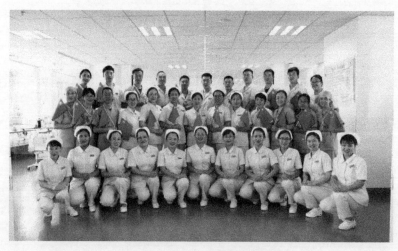

图 2-3-26-12　项目团队成员

第四节 院感类

案例 27 提高住院患者隔离措施执行合格率

项目负责人：贵州省六盘水市人民医院 耿粹，景照峰，陈美利

项目起止时间：2020 年 1 月—2021 年 3 月

概述

1. 背景和目的：2020 年以前，本院已通过《医院隔离技术规范》指导防控院内各种感染性疾病，已形成一定监测防控体系，住院患者隔离措施执行率 > 90%，但执行合格率较低。新型冠状病毒出现以来，国家发布了一系列防控措施，借此，本院推行《医院隔离技术规范》，以此提高住院患者隔离措施执行合格率。

2. 方法：运用 PDSA 循环管理工具，从强化培训、对隔离患者进行同质化管理、将隔离措施落实情况纳入绩效考核以及建立防护用品箱指定区域进行存放 4 个方面来改善。

3. 结果：住院患者隔离措施执行合格率从 42.86% 提高到维持在 93% 以上，并且制定了《六盘水市人民医院隔离患者管理多部门协作机制》《隔离患者防控流程》。

4. 结论：通过 PDSA 工具的运用达到了目标值并取得了额外的延伸效益。

一、P 阶段

（一）主题选定

医院感染是影响医疗质量和患者安全的重要因素，而采取隔离预防是控制医院感染，切断感染链的主要措施，然而本院医务人员隔离防控措施落实不到位，2019 年第四季度住院患者隔离措施执行合格率仅为 42.86%（图 2-4-27-1）。

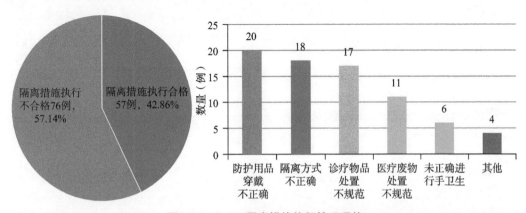

图 2-4-27-1 隔离措施执行情况现状

（二）改进依据

《医院隔离技术规范》（中华人民共和国卫生部 WS/T311-2009）中"不同传播途径疾病的隔离与预防"的具体内容。

（三）监测指标

住院患者隔离措施执行合格率。

（四）指标定义

$$住院患者隔离措施执行合格率 = \frac{规范执行隔离措施的住院患者人数}{执行隔离措施的住院患者人数} \times 100\%，每季度。$$

（五）目标值

2020 年第四季度开始维持在 90% 以上。

（六）现况数值

2019 年第四季度 42.86%（57/133）。

（七）预期延伸效益

制度 1 个，流程 1 个。

（八）原因分析

运用鱼骨图进行原因分析（图 2-4-27-2），找到 7 个主要原因，分别为护士培训不到位、医师隔离意识薄弱、监督指导不到位、无惩罚机制、防护用品无固定存放区域、防护用品未合理发放、宣传不到位。

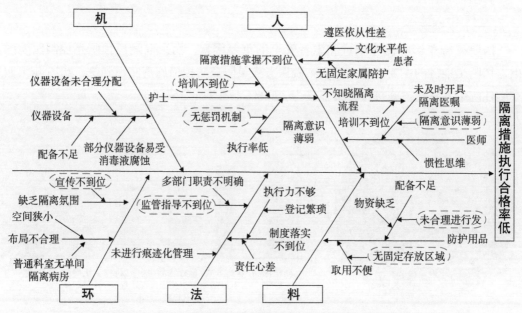

图 2-4-27-2 住院患者隔离措施执行合格率低的原因分析

（九）真因验证

根据柏拉图（图2-4-27-3），按照二八法则，找到占有80%原因，将主要问题列入首先解决的计划。

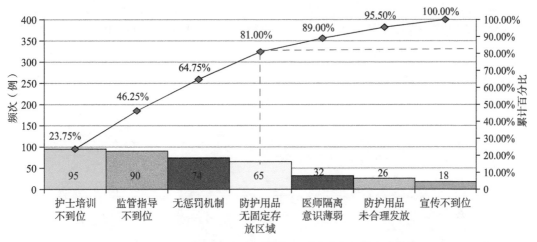

图2-4-27-3 住院患者隔离措施执行合格率低的真因验证

（十）对策计划

具体情况如表2-4-27-1所示。

表2-4-27-1 5W2H实施计划

Why	What	How	When	How often	Where	Who
培训不到位	全院医务人员隔离措施相关知识知晓率100%	全院全员参与培训并通过考核	2020年1月	每月	临床科室线上培训	景照峰
监督指导不到位	对所有隔离患者实行同质化管理	对需要隔离的患者建立追踪记录本及隔离防护督导表	2020年3月	每月	感染管理科临床科室	耿粹
无惩罚机制	建立绩效考核奖惩机制	将隔离措施执行情况纳入每月绩效考核	2020年5月	每月	感染管理科临床科室	陈美利
防护用品无固定存放区域	合理规划防护用品存放区域，人人知晓且便于获取	在护士站设立防护用品箱并指定专人定期检查补充用物	2020年2月	每月	临床科室	高佳

二、D 阶段

（一）全员参与培训及考核

从 2020 年 1 月开始，每月都在开展隔离防控相关知识培训，线上培训：要求人人参与并且通过理论知识考核；线下培训：针对实习生、规培生、进修生、新进人员、重点科室、质控人员、工勤人员等重点人群开展专项培训的方式，并且进行一对一考核（图 2-4-27-4）。

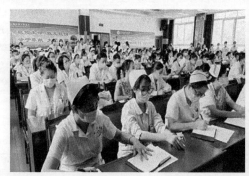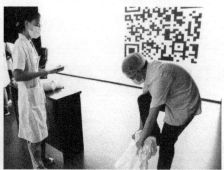

图 2-4-27-4　现场培训及考核

（二）对需要隔离的患者建立追踪记录本及隔离防护督导表

针对传染病患者、多重耐药菌与特殊病原体感染 / 定植患者建立传染病患者追踪记录本、多重耐药菌患者登记本、多重耐药菌防控督导表及传染病防控督导表（图 2-4-27-5）。对每例需隔离的患者进行防控督导及追踪，实现同质化管理。

传染病/特殊病原体感染及定植患者处置及追踪记录本								
日期	科室	姓名	住院号	年龄	传染病或特殊病原体名称	隔离方式	督导人员	备注

图 2-4-27-5　传染病及特殊病原体处置及追踪记录表样式

（三）将隔离防控落实情况纳入绩效考核

2020 年 5 月正式将隔离防控落实情况纳入每月考核，科室月绩效的 8% 作为医院感染及传染病疫情管理工作考核（图 2-4-27-6）。考核分数在 90 分以上为优秀；80～89 分为良好，扣发科室月绩效的 3%；70～79 分为中等，扣发科室月绩效的 5%；69 分以下为差，扣发科室月绩效 8%。全年考核平均分≥95 分的科室奖励 2000 元绩效。

图 2-4-27-6　绩效考核文件

（四）建立防护用品箱，并指定地点存放

2020 年 2 月开始在临床科室及医技科室设立防护用品箱，并指定放置于护士站，便于医务人员随时获取，并指定专人每天检查补充（图 2-4-27-7）。

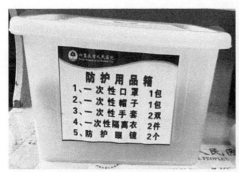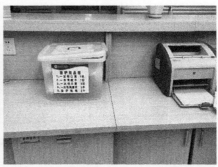

图 2-4-27-7　防护用品箱及放置地点

三、S 阶段

通过以上措施的执行，住院患者隔离措施执行合格率从 42.86% 提升至 93% 以上（图 2-4-27-8）。

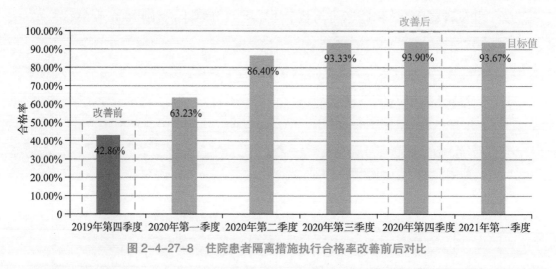

图 2-4-27-8　住院患者隔离措施执行合格率改善前后对比

四、A 阶段

通过本项目的实施，本院传染病患者、多重耐药菌患者及特定病原体携带者的隔离防控工作已明显改善，并且通过多部门的协作已实现了同质化及痕迹化管理，并制定了《六盘水市人民医院隔离患者管理多部门协作机制》《隔离患者防控流程》（图 2-4-27-9）。

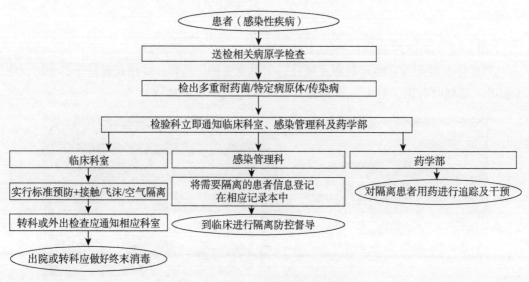

图 2-4-27-9　隔离患者防控流程

（五）项目团队介绍

本项目团队由院领导高科副院长挂帅，感染管理科牵头，医务部、护理部、药学部、检验科、感染科、发热门诊、重症医学科参与，挑选科室核心领导人及精兵强将（其中 2 名市管专家、5 名主任医师、2 名副主任医师、1 名主任技师、1 名主任药师和 1 名主管技师），科学运用"1+N"多学科合作模式联合 PDSA 循环管理工具，团结奋进，最终实现了目标（表 2-4-27-2、图 2-4-27-10）。

表 2-4-27-2 项目团队成员

姓名	部门	职称	参与内容
高科	分管领导	主任医师	联合多部门，主持会议
景照峰	感染管理科	主任医师	统筹协调、任务分解
陈美利	感染管理科	副主任医师	进度检查，联系其他部门
耿粹	感染管理科	主管技师	项目策划，落实各项措施
路旭	医务部	副主任医师	组织医师负责隔离患者的救治工作
高玲	护理部	主任护师	与感染管理科定期检查隔离患者清洁消毒工作
陈萍	药学部	主任药师	带领药学部对隔离患者抗菌药物使用情况进行干预
何伶俐	检验科	主任技师	相关病原学标本的检测以及检验结果的出具
阳凤涛	感染科、发热门诊	主任医师	负责集中隔离患者的防控管理
张龙久	重症医学科	主任医师	参与项目的落实

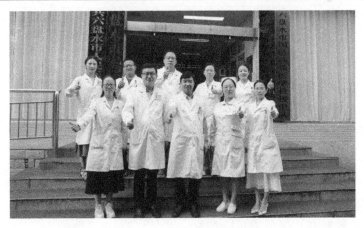

图 2-4-27-10 项目团队成员

参考文献

[1] 李六亿，郭燕红，巩玉秀. 颁布《医院隔离技术规范》的必要性及意义. 中国护理管理，2009，9（11）：5-6.

案例 28　降低医务人员职业暴露发生率

项目负责人：洛阳市妇幼保健院　李蜀蓉
项目起止时间：2020 年 1—12 月

概述

1. 背景和目的：针对近年来本院职业暴露发生率较高、医务人员防护意识较差、培训力度不足的问题，本院高度重视，运用 PDSA 循环管理以"降低医务人员职业暴露发生率"为主题，制定计划及对策，设定本项目监测目标值为降低 30%。

2. 方法：重新修订严谨、操作性强的职业暴露防控制度、应急预案及处理流程，进行流程再造；开展 38 场次线上线下职业暴露培训，强化培训力度，关口前移；在全院范围内举办穿脱防护用品技能大赛及暴露后应急处置演练；自行设计利器盒存放架；制定预防用药审批流程，避免过度用药等系列措施。

3. 结果：通过 12 个月的整治改进，2020 年职业暴露发生率同比下降 54.6%，达到了下降 30% 的目标值。

4. 结论：此案例的开展，增强了工作人员防护意识及对医院管理的满意程度，保障医务人员身心健康，值得进一步应用和推广。

一、P 阶段

（一）主题选定

长期以来，人们更多地关注血源性疾病在患者中的传播，而对医务人员因职业暴露感染血源性疾病危险的关注却很少。相关数据调查显示，医务人员针刺伤职业暴露后 HBV 感染率在 6%～30%，HCV、HIV 感染率分别在 1.0% 和 0.33% 左右，因此，我国的医务人员正面临着严重的职业暴露感染危险。针对近两年职业暴露例数居高不下且锐器伤占比较高，医务人员防护意识较差的问题，本院高度重视，坚持以问题为导向，以细节管理为切入点，将运用 PDSA 循环管理模式降低医务人员职业暴露发生率（图 2-4-28-1、图 2-4-28-2）。

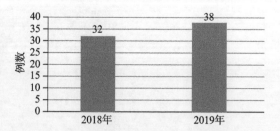

图 2-4-28-1　2018 年与 2019 年职业暴露例数

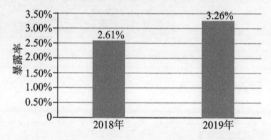

图 2-4-28-2　2018 年与 2019 年职业暴露率

（二）改进依据

1.《中华人民共和国传染病防治法》（中华人民共和国主席令 第17号）中规定了"血源性病原体职业接触的预防控制措施、个人防护用品以及职业接触后的评估、预防及随访等要求。"

2.《医院感染管理办法》（卫生部令 第48号）第二章组织管理中指出"医院感染管理部门主要职责中对医务人员有关预防医院感染的职业卫生安全防护工作提供指导；"第三章预防与控制中第十五条指出"医疗机构应当制定医务人员职业卫生防护工作的具体措施，提供必要的防护用品，保障医务人员的职业健康。"

3.《血源性病原体职业接触防护导则》（中华人民共和国卫生部 GBZ/T 213—2008）规定了"血源性病原体职业接触的预防控制措施、个人防护用品以及职业接触后的评估、预防及随访等要求。"

4.《医务人员艾滋病病毒职业暴露防护工作指导原则》（卫医发〔2004〕108号）指出"重视医务人员的艾滋病病毒职业暴露问题，加强预防和控制艾滋病病毒职业暴露知识的培训以及职业暴露的预防及发生后的处理措施、登记和报告。"

（三）监测指标

医务人员职业暴露发生率。

（四）指标定义

$$医务人员职业暴露发生率 = \frac{职业暴露发生人数}{医务人员总人数} \times 100\%，每月。$$

（五）目标值

2020年职业暴露发生率降低至2.28%。

（六）现况数值

2019年全年职业暴露数38例，发生率为3.26%（38/1166）。

（七）预期延伸效益

SOP 5个、制度4个、流程5个。

（八）原因分析

小组成员通过风险评估、头脑风暴、SWOT分析确定医务人员职业暴露为年度高风险项目，采用现场查看、人员访谈、查阅资料进行现状调查。通过人、机、料、法、环，利用鱼骨图质量工具进行原因分析（图2-4-28-3）。

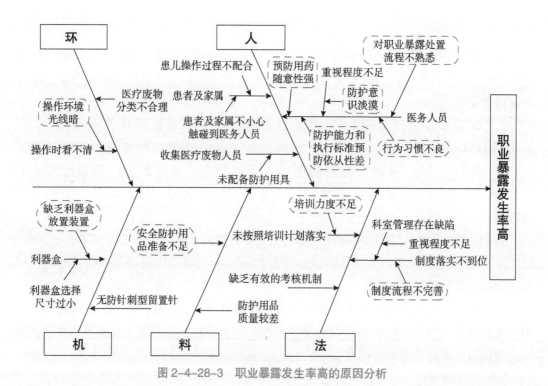

图 2-4-28-3 职业暴露发生率高的原因分析

（九）真因验证

运用 80/20 原则结果显示工作人员防护意识淡漠、防护能力和执行标准预防依从性差、对职业暴露处置流程不熟悉、预防用药随意性强；在制度方面，职业暴露应急预案与相关流程欠完善；在管理方面，培训力度不足；在环境方面，缺乏利器盒放置装置 7 个方面的要因（图 2-4-28-4）。

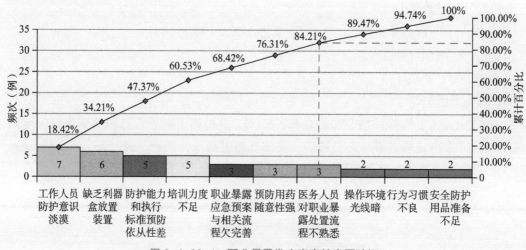

图 2-4-28-4 职业暴露发生率高的真因验证

（十）对策计划

通过 5W2H 分析法，利用质量工具针对原因进行对策拟定（表 2-4-28-1）。

表 2-4-28-1 5W2H 实施计划

Why	What	How	When	How often	Where	Who
职业暴露应急预案与相关流程欠完善	建立健全相关预案及流程	修订职业暴露应急预案、相关流程	2020 年 2 月	1 次	医院感染管理科	李蜀蓉
培训力度不足	巩固医务人员职业暴露安全防护知识	强化职业暴露安全防护培训（线上＋线下）	2020 年 2 月	每季度	学术报告厅各临床科室	李蜀蓉王丽丽张宁
工作人员防护意识淡漠	职业暴露行为意识增强	举办穿脱防护用品技能大赛	2020 年 2—5 月	3 次	学术报告厅	李蜀蓉
防护能力和执行标准预防依从性差	标准预防依从性提高	全院范围进行职业暴露演练	2020 年 5 月	每季度	各临床科室	李蜀蓉
缺乏利器盒放置装置	改善医疗操作环境	设计并制作利器盒存放架	2020 年 5 月	每月	各临床科室	李蜀蓉（设计）杜延卿（制作）
预防用药随意性强	规范预防用药审批流程	规范职业暴露预防用药使用流程	2020 年 7 月	每月	医院感染管理科	李蜀蓉
医务人员对职业暴露处置流程不熟悉	职业暴露处置流程、应急处置知晓率持续提升	医院感染管理科加强职业暴露处置及防护现场访谈	2020 年 3 月	每月	各临床科室	李蜀蓉宗珂刘阔

二、D 阶段

（一）修订职业暴露制度、应急预案及相关流程

职业暴露风险防控制度是减少医护人员职业暴露的前提，医院感染管理科重新修订了严谨、操作性强的职业暴露应急预案、防控制度及处理流程，进行流程再造，不断提升防护意识和能力，建立健全职业暴露教育培训、上报、评估、应急处置、防护用品、随访等制度及流程。

（二）强化职业暴露安全防护培训力度

职业暴露重在防护，而防护的重点又在于风险预防意识的培养，强化职业安全教育是提高职业暴露风险预防意识，减少职业损伤的关键，医院感染管理科分批次开展院级职业暴露安全防护培训。首先制作防护用品穿脱流程及职业暴露标准操作规程教学视频，进行线上培训；随后再进行全院线下培训；临床科室再进行科内二次培训，特别针对职业暴露发生率较高的科室（NICU、手术部等）及岗位进行重点教育培训，要求精通安全防护器具的使用，熟练掌握职业暴露应急处置流程，积极上报（图 2-4-28-5）。

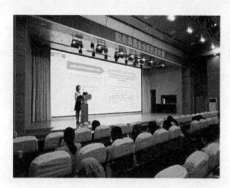

图 2-4-28-5　录制教学视频及院科两级进行职业防护相关知识培训

（三）举办穿脱防护用品技能大赛

前期录制由本院工作人员演示的穿脱防护用品视频供全员学习；制作图文并茂的穿脱防护用品课件进行培训；中期医院感染管理科对科室护士长进行一对一实操培训，并要求科室每天抽取一人进行实操培训及考核；最后医院感染管理科举办穿脱防护用品技能大赛（历时近 4 个月），通过举办比赛，人人参与，以赛促学，以学促改，进一步强化对职业安全防护的理念，提升医务人员职业防护意识（图 2-4-28-6）。

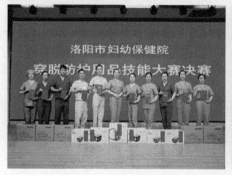
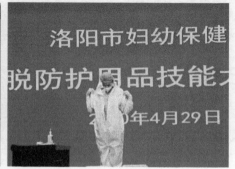

图 2-4-28-6　穿脱防护用品技能大赛现场

（四）重视实操演练，全院各科室进行职业暴露处置演练

经过职业暴露安全防护培训后，医院感染管理科组织并参与各科室针刺伤、黏膜暴露、血液体液溅洒、呼吸道暴露演练，以边演练、边培训、边总结的形式，更直观、更生动、更富有感染力、更容易被医务人员接受，从而取得良好效果，有效提升了职业暴露事件的应急处置能力，避免不规范操作所带来的职业暴露风险，积累了应对职业暴露应急处置的经验（图2-4-28-7）。

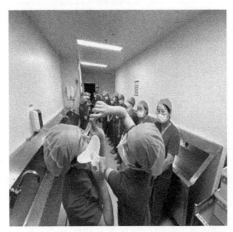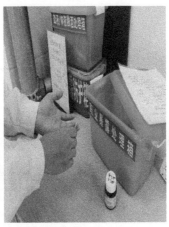

图2-4-28-7 职业暴露处置演练

（五）改善医疗操作环境，设计并制作利器盒存放架

处理锐器是高危环节，改善医疗环境，设计利器盒存放架，便于投掷，利器盒存放架的投入使用，获得全院医务人员好评，便于工作人员的操作，降低诊疗操作过程中暴露风险，减少职业暴露发生率（图2-4-28-8）。

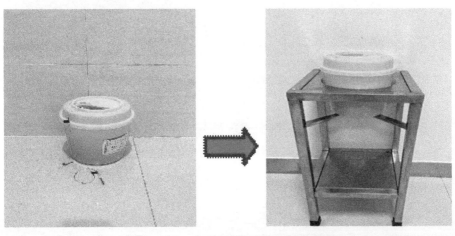

图2-4-28-8 利器盒存放架的投入使用

（六）规范职业暴露预防用药审批使用流程

为避免暴露者过度用药，规范预防用药审批流程，进行标准化治理，医院感染管理科制定职业暴露预防用药审批流程，暴露者需经专家团队进行流行病学风险评估后，由科室及院感科负责人在用药申请单上签字后方可预防性用药（图2-4-28-9）。

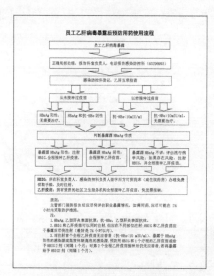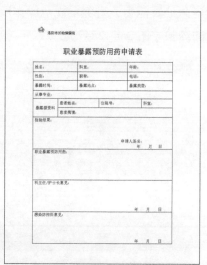

图2-4-28-9　制定预防用药申请表及修订预防用药使用流程

（七）加强职业暴露处理流程及防护现场访谈

医院感染管理科制定感染防控知识应知应会，加强职业暴露处理流程及防护现场访谈（图2-4-28-10）。

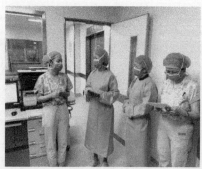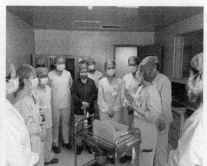

图2-4-28-10　现场访谈

三、S阶段

经过一系列措施干预，2020年职业暴露发生例数为19例，发生率为1.48%，较2019年同期下降54.6%，尤其是锐器伤，下降达56.67%（图2-4-28-11）。

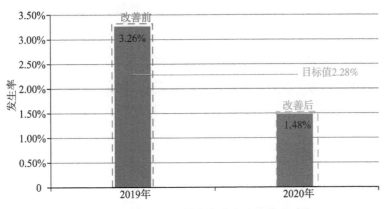

图 2-4-28-11　职业暴露发生率改善前后对比

四、A 阶段

通过 12 个月的整治改进，完成了设定的目标！

通过院科两级的培训、举办穿脱防护用品大赛、利器盒存放架的投入使用等措施的落实，运用 PDSA 循环法降低医务人员职业暴露发生率，使得从预防暴露的发生到职业暴露后的应急处置流程更加规范化，2020 年较 2019 年职业暴露发生率下降 54.6%，最大限度保障医务人员职业安全。最后对 4 个制度、5 个 SOP、5 个流程进行标准化，使制度流程更加完善（图 2-4-28-12）。

为进一步促使质量与安全的持续改进和持续发展，推广质量管理工具应用，院感科组织了 PDSA 案例分享交流会，旨在引导临床各科进行质量安全的科学管理，使医务人员充分认识到 PDSA 循环在医疗质量管理中的重要性，为提高医疗质量及安全奠定基础（图 2-4-28-13）。

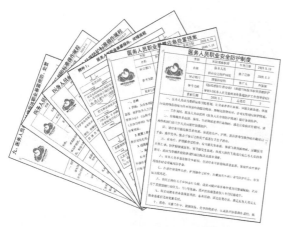

图 2-4-28-12　制度、SOP、流程进行
　　　　　　　标准化

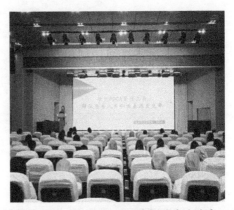

图 2-4-28-13　PDSA 案例分享交流会

此案例成功实施开展，使医务人员更加认识到科学管理的重要性和有效性。质量没有终点，改善持之以恒，2023年本院通过筹备质量安全月系列活动、举办 QC 大赛、进行质量工具宣讲、院内质控沟通群来鼓励全院各科室运用多维工具助推管理创新，不断探寻质量管理的无限魅力，致力于为患者提供更安全、更高效、更优质的诊疗服务。

五、项目团队介绍

由院感科、后勤服务科、手术部、产房组成项目小组，案例负责人由院感科主任李蜀蓉担任，同时也担任洛阳市医院感染管理委员会常务副主任委员、洛阳市医院感染管理质控中心副主任、洛阳市医院等级评审专家组成员、洛阳市妇幼保健机构绩效考核专家组成员，为小组活动开展奠定了扎实的基础。从组建团队到对策实施，从数据收集到统计分析，从利器盒设计到全院投入使用，从录制教学视频到院科两级现场培训，小组成员根据职责相互协作，是一支专业技术过硬、充满活力、团结互助、追求创新的团队（表 2-4-28-2、图 2-4-28-14）。

表 2-4-28-2　项目团队成员

姓名	部门	职称	参与内容
李蜀蓉	医院感染管理科	副主任护师	统筹协调整体项目开展
杜延卿	后勤服务科	中级经济师	制作利器盒存放架
王丽丽	手术部	主管护师	录制穿脱防护用品视频
张宁	产房	主管护师	录制职业暴露标准操作视频
刘阔	医院感染管理科	主管技师	协助 QC 计划实施
宗珂	医院感染管理科	护师	协助 QC 计划实施

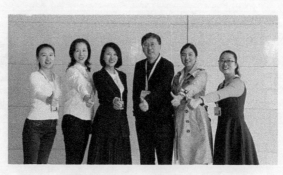

图 2-4-28-14　项目团队成员

参考文献

[1] 袁素娥，李映兰，谭德明. 医务人员职业暴露监测分析. 中华医院感染学杂志，2015，25（3）：3109-3111.

案例 29　降低 I 类切口手术抗菌药物预防使用率

项目负责人：南方科技大学医院　蔡叶琴，李敏，何冬婷

项目起止时间：2022 年 4 月—2023 年 3 月

概述

1. 背景和目的：在外科手术围术期，合理预防性使用抗菌药物能有效地减少术后切口污染，促进切口愈合，但应用不当不仅会增加患者经济负担，更易导致相关抗菌药物不良反应、细菌耐药性增多和菌群失调等问题，同时增加二重感染的发生率。因此，并非所有手术都需要预防性应用抗菌药物。本院于 2022 年年初正式启动三甲创建的前期准备工作，根据广东省 2020 版三级医院评审标准细则，I 类切口手术抗菌药物预防使用率指标导向需监测达标，而 2021 年本院 I 类切口手术抗菌药物预防使用率为 36.01%，亟须进行质量改进。

2. 方法：运用 PDSA 质量管理工具进行项目改进，根据调查分析结果，联合多部门开展一系列改善行动，完善制度、加强围手术期合理用药培训、修订 I 类切口手术错误分类、加强临床合理应用抗菌药物处方点评等，逐步降低 I 类切口手术抗菌药物预防使用率。

3. 结果：2022 年度本院 I 类切口手术抗菌药物预防使用率为 23.98%，达到 ≤ 30% 要求。

4. 结论：通过 PDSA 的规范管理，降低了本院 I 类切口手术围手术期预防性抗菌药物的使用，节省了医疗资源，减少患者住院费用，保障患者围手术期合理用药。

一、P 阶段

（一）主题选定

2021 年度本院 I 类切口手术抗菌药物预防使用率为 36.01%，与国家要求尚存在差距，调查 2021 年 1 月至 2022 年 6 月本院 I 类切口手术抗菌药物预防使用情况，发现其中 12 个月数据不达标（图 2-4-29-1）。分析 2021 年数据，骨科医学部 I 类切口手术例数构成比占全院的 45%，2021 年度骨科医学部 I 类切口手术抗菌药物预防使用率为 57.23%，同期骨科医学部 I 类切口手术抗菌药物预防使用率占全院 72%（图 2-4-29-2）。因此，考虑对本院 I 类切口手术抗菌药物预防使用率影响最大的科室为骨科医学部。

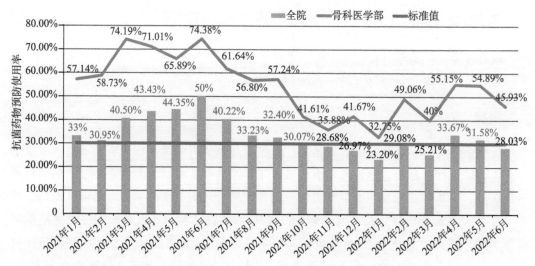

图 2-4-29-1　Ⅰ类切口手术抗菌药物预防使用情况

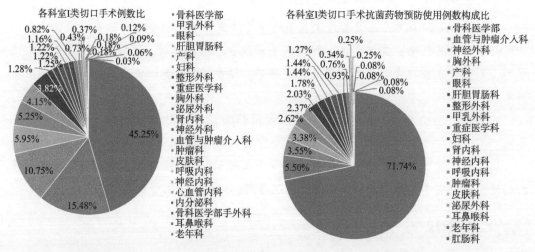

图 2-4-29-2　2021 年各科室Ⅰ类切口手术例数及抗菌药物预防使用构成比

（二）改进依据

1.《三级医院评审标准（2020 版）实施细则》（国卫医发〔2020〕26 号）中要求严格执行国家有关围手术期预防性应用抗菌药物管理的相关规定，落实各类手术（特别是Ⅰ类清洁切口）预防性应用抗菌药物的有关规定，Ⅰ类切口手术抗菌药物预防使用率指标导向需监测达标。

2.《关于做好全国抗菌药物临床应用专项整治活动的通知》（卫办医政发〔2011〕56 号）将"Ⅰ类切口手术预防性抗菌药物使用率"列为重点管控指标。

3.《关于开展全国抗菌药物临床应用专项整治活动的通知》（卫办医政发〔2013〕37 号）要求Ⅰ类切口手术抗菌药物预防使用率≤30%。

4.《抗菌药物临床应用指导原则》（国卫办医发〔2015〕43号）。

（三）监测指标

I类切口手术抗菌药物预防使用率。

（四）指标定义

$$I类切口手术抗菌药物预防使用率 = \frac{I类切口手术预防使用抗菌药物的患者数}{同期I类切口手术患者总数} \times 100\%$$

（五）目标值

2022年全院低于30%，骨科医学部低于44%。

（六）现况数值

2021年度，本院I类切口手术抗菌药物预防使用率为36.01%，骨科医学部I类切口手术抗菌药物预防使用率为57.23%。

（七）预期延伸效益

修订制度1个，制定SOP 2个。

（八）原因分析

运用鱼骨图进行原因分析（图2-4-29-3），找到6个主要原因：制度、指引不健全，培训、考核不到位，缺乏监督、处方点评及反馈，未纳入科室绩效考核机制，术前评估不足，信息系统缺乏围手术期使用抗菌药物预警。

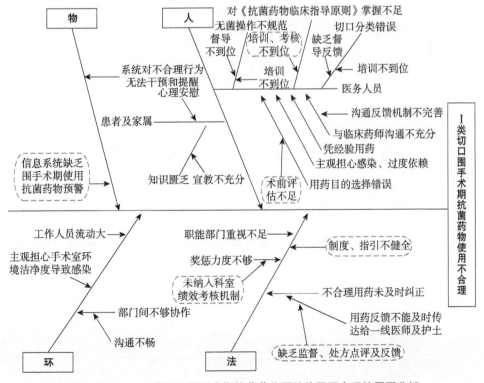

图2-4-29-3　I类切口围手术期抗菌药物预防使用不合理的原因分析

（九）真因验证

根据柏拉图（图 2-4-29-4），按照二八法则，找到占有 80% 的原因，将主要问题列入优先解决的计划。

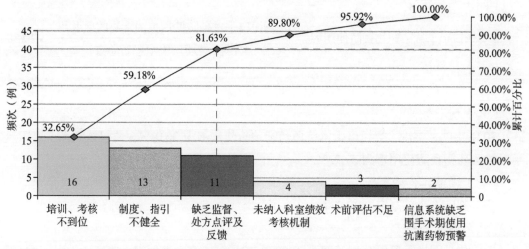

图 2-4-29-4　Ⅰ类切口手术抗菌药物预防使用不合理的真因验证

（十）对策计划

根据原因进行充分讨论，通过 5W2H 分析法，将柏拉图中 80% 的原因列入计划表中，逐一确定相应解决方案制订对策计划（表 2-4-29-1），进入执行阶段。

表 2-4-29-1　5W2H 实施计划

Why	What	How	When	How often	Where	Who
培训、考核不到位	手术切口分类及合理用药知识知晓率达到100%	合理用药培训考核	2022 年7 月	每季	骨科医学部	蔡叶琴何冬婷
		手术切口分类、无菌操作培训考核	2022 年7 月	每年	骨科医学部手术室	蔡叶琴李敏黄穗滨
制度、指引不健全	优化制度、指引，捋顺临床工作流程	制定围手术期用药制度及指引	2022 年10 月	每年修订	院感科药学部	蔡叶琴何冬婷
		签订抗菌药物合理应用责任状	2022 年10 月	每年	药学部临床科室	何冬婷

续表

Why	What	How	When	How often	Where	Who
缺乏监督、处方点评及反馈	加强监督，落实标准化管理	查检、反馈修正手术切口分类错误	2022年4月起	每月	手术科室	黄穗滨 李敏 罗苑 张宝莉
		术前预防用药干预、处方点评、反馈及通报	2022年7月起	每月	骨科医学部	何冬婷 杨思宇 洪浩

二、D阶段

（一）加强规范化培训考核

1. 对骨科医学部及手术科室进行外科手术切口分类培训、外科手消毒、穿脱无菌手术衣等无菌技术现场培训及考核（图2-4-29-5）。

2. 对本院全体医师开展合理用药专项培训及围手术期预防用药培训考核（图2-4-29-6）。

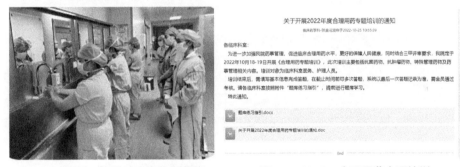

图2-4-29-5　外科手消毒培训考核　　　图2-4-29-6　合理用药专项培训

（二）完善Ⅰ类切口手术抗菌药物预防使用的相关制度、指引

临床科主任签订抗菌药物合理应用责任状，落实科主任管理职责（图2-4-29-7）。

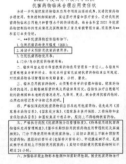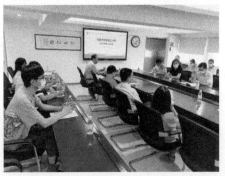

图2-4-29-7　签订抗菌药物合理应用责任状

（三）加强监督和反馈

1.对手术科室Ⅰ类切口分类错误病例进行分析反馈、并修正；同时制定Ⅰ类切口手术预防性使用抗菌药物查检表（图2-4-29-8）。

科室	姓名	入院诊断	入院时间	出院诊断	手术开始时间	手术类型	手术时长	切口等级	首次手术	抗菌药物	年龄	住院天数	基础疾病（感染性疾病）	营养不良或免疫缺陷	住院期间是否送检	糖尿病控制不佳	恶性肿瘤、放化疗中	发热	是否带有重要脏器	是否送检置培养	失血量>1500mL	异物植入	主治医师	是否合理用药

图 2-4-29-8　Ⅰ类切口手术预防用药查检表

2.临床药师对骨科医学部Ⅰ类切口手术术前预防用药及时干预，并每月对骨科医学部Ⅰ类切口手术抗菌药物预防使用情况进行处方点评，对存在的问题进行讨论，分析原因，并反馈临床医师落实改进措施，发布每月点评报告（图2-4-29-9）。

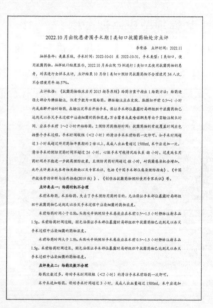

图 2-4-29-9　处方点评及反馈

3.院感科对骨科医学部Ⅰ类切口手术过程及术后换药进行感染防控督导。

4.将Ⅰ类切口手术抗菌药物预防使用率纳入科室绩效考核评价、并建立骨科医学部个人奖励机制。落实抗菌药物预期指标月反馈，通过指标激励临床医师合理用药。

三、S 阶段

所有措施实施后，对2022年6月至2023年3月Ⅰ类切口手术抗菌药物预防性使用的情况进行查验，通过数据统计，骨科医学部Ⅰ类切口手术抗菌药物预防使用率逐步降低控制在44%以下，达到预期目标；2022年度全院Ⅰ类切口手术抗菌药物预防使用率为

23.98%，达到＜30%要求。2022年11—12月 I 类切口手术抗菌药物预防使用率有所上升，主要原因为关节置换手术例数增加；2023年1—2月主要受呼吸道感染高峰影响有所上升（图2-4-29-10）。

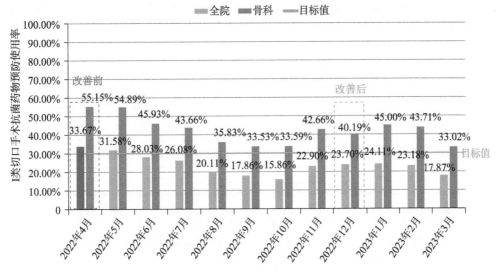

图2-4-29-10 I 类切口手术抗菌药物预防使用率改善前后对比

四、A阶段

本次质量改进项目对降低 I 类切口手术抗菌药物预防使用率效果显著，经过验证有效的措施，修订围手术期抗菌药物临床合理应用制度、I 类切口手术围手术期预防使用抗菌药物指引、无菌操作指引、手术部位感染预防与控制查检表，并将此管理模式推广至全院科室，提高手术质量管理，保障患者安全（图2-4-29-11）。

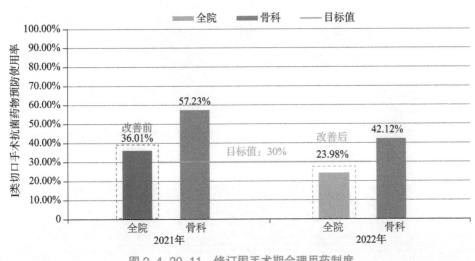

图2-4-29-11 修订围手术期合理用药制度

五、项目团队介绍

本项目团队由院感科、药学部、质控科、医疗科、病案统计科、骨科医学部医师组成。团队具有丰富的质量改进经验，多部门协同协作，分工明确，交叉合作促进质量改进，在解决问题上更加全面和细致（表 2-4-29-2、图 2-4-29-12）。

表 2-4-29-2　项目团队成员

姓名	部门	职称	参与内容
蔡叶琴	院感科	副主任技师	项目统筹、指导、培训
李敏	院感科	主管医师	数据统计分析、推动项目落实、跟进进展
黄穗滨	院感科	主管医师	手术切口分类错误修订、手术部位感染防控督导
王岚	院感科	护士	手术部位感染防控督导
罗苑	质控科	主治医师	质量管理工具指导
张宝莉	病案统计科	主治医师	数据校验
何冬婷	药学部	主管药师	开展合理用药培训并指导临床、处方点评、制定合理用药制度及指引
杨思宇	医疗科	医师	组织协调各临床科室落实相关改善行动
洪浩	骨科医学部	主管医师	沟通协调、协助项目推进、反馈落实情况

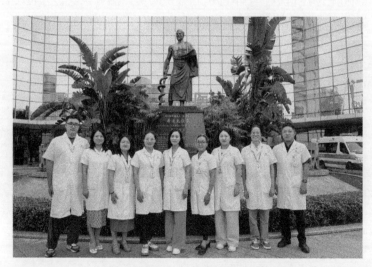

图 2-4-29-12　项目团队成员

案例 30 提高手术室急消器械 3 小时处理达标率

项目负责人：南方医科大学深圳医院 张莉，蔡欢欢
项目起止时间：2022 年 4—11 月

概述

1. 背景和目的：调查消毒信息追溯系统，2020 年急消器械比 2019 年增加 266%，2021 年比 2020 年增加 95%。2022 年 4 月急消器械处置 3 小时达标率为 74.17%，急消器械供应不及时，影响手术进程。急消器械处置流程难以落实，清洗质量难以保证，存在医院感染风险。通过本次活动，规范流程和工作细节，加强质量管理来保证急消器械清洗消毒灭菌质量，同时能有效地提高急消手术器械的处理效率，从而保证患者的安全。

2. 方法：优化急消器械处置流程，对消毒供应中心和手术室工作人员进行专项培训，明确岗位职责，建立健全手术室急消器械处理流程。

3. 结果：本院手术室急消器械 3 小时达标率由 74.17% 提升至 93.96%，提高了器械周转率，降低手术患者等候时间。

4. 结论：PDSA 提高了器械处置效率，优化升级消毒信息系统，减少无效工作时间，加快器械周转率。

一、P 阶段

（一）主题选定

调查消毒信息追溯系统，2019 年急消包数 518 包，2020 年急消包数 1898 包，2021 急消包数 3704 包，2020 年急消器械比 2019 年增加 266%，2021 年比 2020 年增加 95%。急消器械供应不及时，影响手术进程。急消器械处置流程难以落实，如急消管腔器械、骨科器械清洗不合格，清洗质量难以保证，存在医院感染风险。

（二）改进依据

根据《医院消毒供应中心第 1 部分：管理规范》《医院消毒供应中心第 2 部分：清洗消毒及灭菌技术操作规范》《医院消毒供应中心第 3 部分：清洗消毒及灭菌效果监测标准》（国卫通〔2016〕23 号），加强质量管理来保证急消器械清洗消毒灭菌质量，同时能有效地提高急消手术器械的处理效率，从而保证患者的安全。

（三）监测指标

手术室急消器械 3 小时处置达标率。

（四）指标定义

$$手术室急消器械 3 小时处理达标率 = \frac{手术室急消器械 3 小时处理包数}{手术室急消器械包总数} \times 100\%。$$

（五）目标值

2022 年 10 月提升至 90%。

（六）现状值

2022 年 4 月 74.17%（201/271）。

（七）预期延伸效益

制定 SOP 1 个，申请专利 1 项。

（八）原因分析

运用鱼骨图分析（图 2-4-30-1），找到 7 个主要原因，分别为没有补充器械、没有安装梯控、没有设专岗处理、缺少急消器械处理流程、信息系统无提醒功能、缺少统筹安排、没有勾选急消。

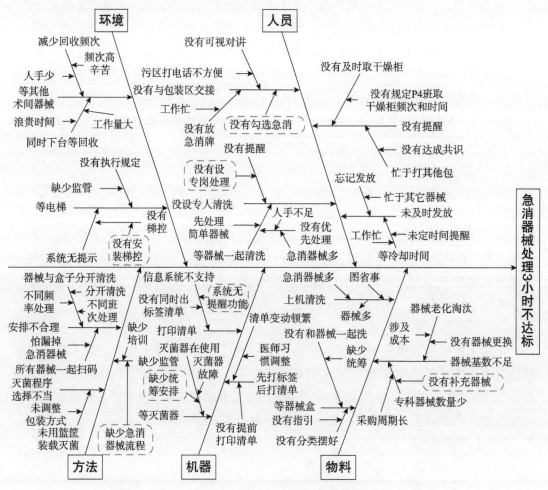

图 2-4-30-1　手术室急消器械处理 3 小时不达标的原因分析

（九）真因验证

根据柏拉图，按照二八原则，找到占有 80% 的原因，将主要问题列入首先解决的计划（图 2-4-30-2）。

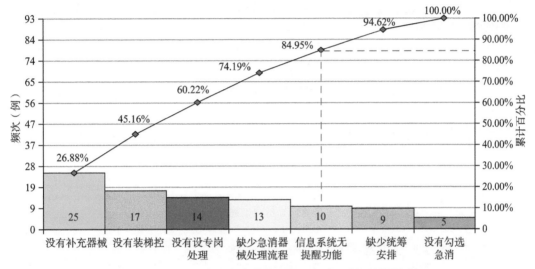

图 2-4-30-2　手术室急消器械处理 3 小时不达标的根因验证

（十）对策计划

根据真因充分讨论，运用 5W2H 制订相应计划与对策（表 2-4-30-1）。

表 2-4-30-1　5W2H 实施计划

Why	What	How	When	How often	Where	Who
没有补充器械	专科器械充足	增加专科器械基数	2022 年 7 月	每季度	手术室	王红
	消耗型器械充足	及时补充消耗型器械数量	2022 年 7 月	每月	包装区	刘鸿
	共用器械基数多	增加共用器械基数	2022 年 7 月	每月	包装区	蔡欢欢
没有装梯控	专梯专用	协调使用电梯时间	2022 年 8 月	每月	去污区	张莉
	有使用规定	联系运行保障部制定规定	2022 年 8 月	每月	去污区	张莉
	有电梯使用权限	联系运行保障部安装梯控	2022 年 8 月	每月	去污区	张莉

续表

Why	What	How	When	How often	Where	Who
没有设专岗处理	急消器械及时处理	制定急消器械处理流程	2022 年 8 月	每月	去污区	刘铭智
	专班清洗急消器械	设置专班处理急消器械	2022 年 8 月	每月	去污区	张莉
缺少急消器械处理流程	两区沟通及时	去污区放入急消器械后按门铃通知包装区	2022 年 9 月	每月	去污区	蔡欢欢
	及时取出急消器械	规定 P4 班及时处理干燥柜器械	2022 年 9 月	每月	包装区	张莉
	专班包装急消器械	规定 P1/P2 班统筹安排急消器械包装	2022 年 9 月	每月	包装区	张莉
信息系统无提醒功能	系统打印标签	更新信息系统出标签出清单	2022 年 9 月	每月	包装区	毛剑文
	信息系统提醒急消器械	信息系统增加语音提示，标签标记"急"	2022 年 9 月	每月	包装区	毛剑文

二、D 阶段

（一）增加专科器械、消耗性器械、公共器械

1. 梳理专科器械使用频率，建议临床科室增加专科器械基数（图 2-4-30-3）。

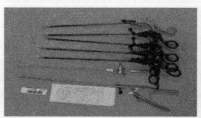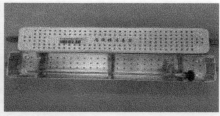

图 2-4-30-3　增加专科器械基数

2. 与手术室沟通，将备用驱血带放在 CSSD，回收发现耗损直接补入新的驱血带（图 2-4-30-4）。

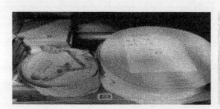

图 2-4-30-4　增加消耗性器械基数

288

3.增加宫腔镜基础器械包、腔镜基础包、小盆包、显微帽等共用器械（图2-4-30-5）。

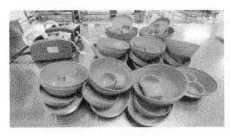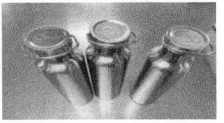

图2-4-30-5 增加共用器械基数

（二）优化回收流程

1.协调14号污梯使用方错开使用时间（图2-4-30-6）。

2.联系运行保障部14号污梯安装梯控，制定使用规定（图2-4-30-7）。

电梯使用方	使用时间段	频次
医疗废物回收	4:30-7:30、9:30-10:10、12:00-16:00、18:00-19:00	无限次
污染织物回收	7:30-9:30	一天一次
污染器械回收	7:30-22:00	无限次

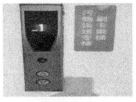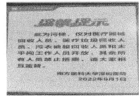

图2-4-30-6 协调污梯使用时间　　　图2-4-30-7 制定污梯使用规定

（三）设专班处理急消器械

1.制定急消器械清洗消毒处理流程（图2-4-30-8）。

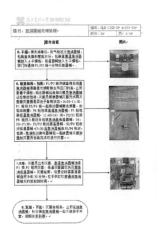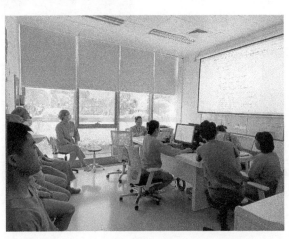

图2-4-30-8 制定急消器械处理流程

2. 设置专班处理急消器械（图 2-4-30-9）。

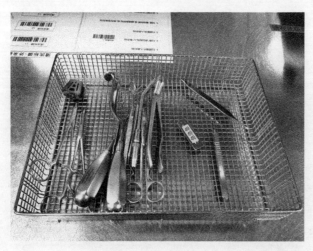

图 2-4-30-9　修订班次职责

3. 去污区放入急消器械后按门铃通知包装区。规定 P4 班及时处理干燥柜器械（图 2-4-30-10）。

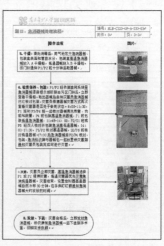

图 2-4-30-10　细化班次职责

（四）优化信息系统功能

1.信息系统增加急消器械语音提醒功能（图 2-4-30-11）。

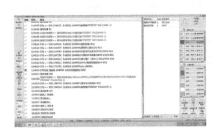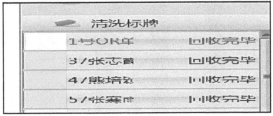

图 2-4-30-11　系统语音提醒

2.信息系统增加扫码出标签同时打印清单功能（图 2-4-30-12）。

3.信息系统增加器械包标记"急"字样，急消包由 P1/P2 班统筹优先处理急消包（图 2-4-30-13）。

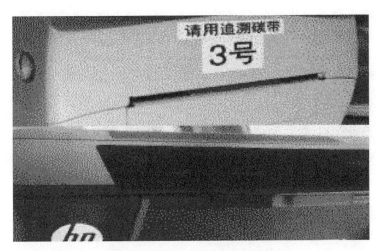

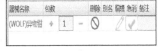

图 2-4-30-12　同时出标签清单　　　　　图 2-4-30-13　标签标注急

三、S 阶段

通过优化急消手术器械处理流程，升级消毒信息追溯系统，修订岗位职责，加强规范化培训及多部门协作，本院手术室急消器械处置 3 小时达标率由改善前 74.17% 提升至 93.96%（图 2-4-30-14）。

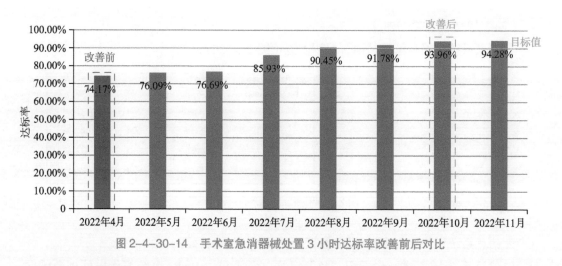

图 2-4-30-14　手术室急消器械处置 3 小时达标率改善前后对比

四、A 阶段

经过本院消供团队的不懈努力，完善了消毒信息追溯系统的功能，规范了手术室急消器械的工作流程，提高了急消器械的清洗消毒质量，减少了医院感染发生的概率，降低了员工的无效工作时间。制定 SOP 1 个，申请专利 1 项。

五、项目团队介绍

此项目团队由运行保障部、麻醉手术中心、消毒供应中心科室人员共同组成，实现多科室精密合作，由消毒供应中心牵头，设计流程、健全制度流程，推进具体落实；其他专科负责项目的实施与检查（表 2-4-30-2、图 2-4-30-15）。项目组成员均具有从事本专业实践经历、本科及以上学历。

表 2-4-30-2　项目团队成员

姓名	部门	职称	参与内容
张莉	消毒供应中心	主管护师	组建团队，制定方案，项目把控
蔡欢欢	消毒供应中心	主管护师	收集数据
刘鸿	消毒供应中心	主管护师	制定改进措施
王红	麻醉手术中心	主管护师	数据分析
张腾飞	运行保障部	工程师	协助项目推进
毛剑文	消毒供应中心	消毒员	信息系统改进
李泳欣	消毒供应中心	消毒员	落实方案改进

续表

姓名	部门	职称	参与内容
熊森辉	消毒供应中心	消毒员	落实方案改进
邓月琴	消毒供应中心	护师	原因分析
刘铭智	消毒供应中心	技术员	落实方案改进

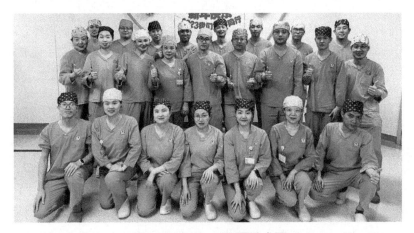

图 2-4-30-15　项目团队成员

参考文献

[1] 莫军军，沈红梅，黄芳，等．应急器械再处理预警模块的构建及应用研究．中华急危重症护理杂志，2021，2（4）：299-303.

[2] 中华人民共和国国家卫生和计划生育委员会．医院消毒供应中心第 1-3 部分（WS310.1-3）．北京：中华人民共和国国家卫生和计划生育委员会，2016.

[3] 顾敏，陈要武．设立质量敏感指标推进普外科优质护理持续改进．护理学杂志，2015，30（13）：4-7.

[4] 孙敏，陈彦丽，柴海荣，等．质量环循环法对全院可复用器械集中消毒供应的质量管理效果分析．中华医院感染学杂志，2017，27（9）：2144-2147.

案例 31　提高住院患者抗菌药物治疗前病原学送检率

项目负责人：新疆生产建设兵团第五师医院　马文娜，王萍
项目起止时间：2022 年 1—12 月

概述

1. 背景和目的：当前，全球普遍关注抗菌药物使用问题，抗菌药物使用不合理，常导致患者不良反应增多、治疗效果差、增加院内感染风险。针对上述情况调查发现本院住院患者抗菌药物治疗前病原学送检率过低，治疗前病原学送检意识不强，抗菌药物治疗欠缺指导性，细菌耐药影响治疗效果。通过应用 PDSA 循环管理模式提升送检率，提高抗菌药物使用的科学性和规范性，遏制细菌耐药的发生，提高治疗效果。

2. 方法：按照国家送检率的指标标准，分别对 2021 年 1—12 月、2022 年 1—12 月 2 个时间段设置对照组、干预组，采用网络调查的方式进行数据统计及分析。运用 PDSA 质量管理工具，制订培训计划、完善培训体系、开展专业知识培训。采取完善质控内容，定期反馈，实现多部门联合监管。通过会议、信息平台、个性化现场培训多种方式提升医务人员知晓率，建立制度管理，做到指导抗菌药物合理使用、用药研判、合理用药点评管理等系列措施。

3. 结果：应用 PDSA 管理后，住院患者抗菌药物治疗前病原学送检率、医院感染诊断相关病原学送检率已达到国家目标值；重点药物联用前病原学送检率从干预前的 77.22% 提高至干预后的 93.48%，改进有效。

4. 结论：通过 PDSA 循环管理模式可以有效提高住院患者抗菌药物治疗前病原学送检率。

一、P 阶段

（一）主题选定

随着抗菌药物的广泛使用，超级细菌的出现，严重威胁着人民的生命健康，细菌耐药已经成为全球公共卫生领域重点关注的问题。抗菌药物是控制细菌和真菌感染的主要手段，提升抗菌药物治疗前病原学送检率，可根据检测结果科学指导、合理用药，进一步提升治疗效果，保障人民群众健康权益。本院通过杏林院感管理系统，临床科室现场抽查的方式验证数据，调查统计 2021 年 1—12 月住院人数为 17 022 人，住院期间治疗性抗菌药物使用人数为 6357 人，治疗前病原学送检人数为 614 人，抗菌药物治疗前病原学送检率低至 9.6%，距离国家目标值 50% 有很大差距。调查显示临床科室治疗性使用抗菌药物前送检意识不强，病原学送检项目不明确，管理欠规范（图 2-4-31-1）。

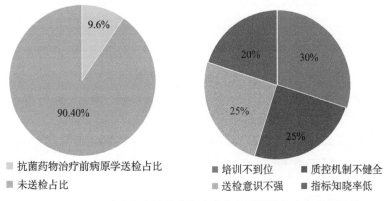

图 2-4-31-1 住院患者抗菌药物治疗前病原学送检率低数据统计

（二）改进依据

1.《关于印发"提高住院患者抗菌药物治疗前病原学送检率"专项行动指导意见的函》（国卫医研函〔2021〕198 号）中要求"接受抗菌药物治疗的住院患者抗菌药物使用前病原学送检率不低于 50%"。

2.《国家卫生健康委办公厅关于印发 2021 年国家医疗质量安全改进目标的通知》国卫办医函〔2021〕76 号目标四"提高住院患者抗菌药物治疗前病原学送检率"。

（三）监测指标

住院患者抗菌药物治疗前病原学送检率。

（四）指标定义

住院患者抗菌药物治疗前病原学送检率 ＝

$$\frac{使用抗菌药物治疗前完成病原学送检的病例数}{同期使用抗菌药物治疗的病例数} \times 100\%，每季度。$$

（五）目标值

2022 年第一季度开始住院患者抗菌药物治疗前病原学送检率不低于 50%。

（六）现况数值

2021 年第一季度 10.94%（187/1710）。

（七）预期延伸效益

制度 1 个、SOP 1 个、论文 1 篇、会议投稿 1 篇、宣传稿 1 篇。

（八）原因分析鱼骨图

专项小组成员利用头脑风暴法进行讨论，再由小组成员票选要因，运用鱼骨图分析住院患者抗菌药物治疗前病原学送检率低的原因，找到 6 个主要原因，分别为培训不到位，医务人员知晓率低，经验性用药，质控机制不健全、监管不到位，信息系统不完善和医护配合度低（图 2-4-31-2）。

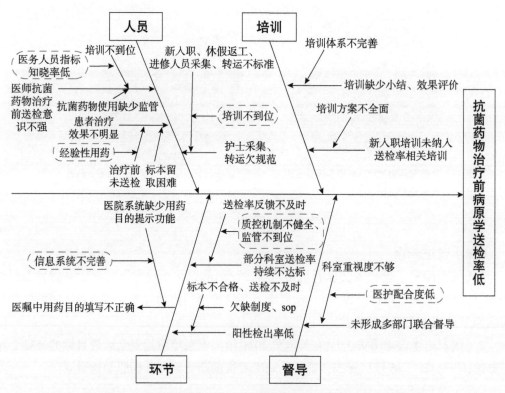

图 2-4-31-2 抗菌药物治疗前病原学送检率低的原因分析

（九）真因验证

根据柏拉图（图 2-4-31-3）二八法则找出主要先解决的问题，最终得出真因，将 80% 的主要问题，列入优先解决计划。

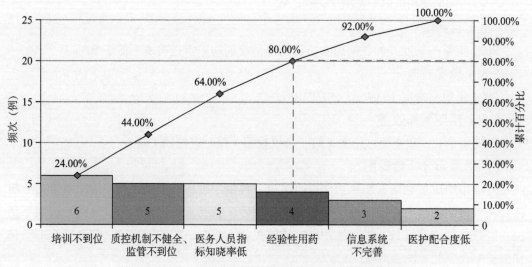

图 2-4-31-3 抗菌药物治疗前病原学送检率低的真因验证

（十）对策计划

根据真因，充分讨论，运用 5W2H 表制订策略和行动计划（表 2-4-31-1）。

表 2-4-31-1 5W2H 计划表

Why	What	How	When	How often	Where	Who
培训不到位	提升无菌性样本送检比例，规范化管理采集、转运、抗菌药物临床应用环节	制订培训计划、完善培训体系	2022年1月	频次2	感控科	马文娜
		抗菌药物知识培训	2022年5月	频次2	临床科室	于鹏鑫
		标本采集、转运培训	2022年6月	频次3	临床科室	周新华
						韩宁
质控机制不健全、监管不到位	健全质控机制，实现多部门监管，持续改进有效	完善质控内容	2022年5月	频次2	感控科	马文娜
		定期监管并反馈	2022年5月	频次7	临床科室	马文娜
医务人员知晓率低	提升治疗性病原学送检意识，抗菌药物治疗前病原学送检率＞50%	感控会议、OA通知	2022年2月	频次3	感控科	王萍
		针对个别科室现场指导并培训	2022年6月	频次1	临床科室	王萍
经验性用药	定期开展抗菌药物使用点评、研判，制度管理更加科学、规范	建立制度、SOP操作规程	2022年3月	频次1	临床科室	马文娜
						周新华
		合理用药点评、定期用药研判会	2022年1月	频次4	药剂科	何全

二、D 阶段

（一）完善培训体系

2022 年初制订培训计划（图 2-4-31-4），确定培训人员并下发至全院，按计划展开系统性全面的培训。逐步完善培训体系，增加效果评价、培训小结等内容，确定培训是否有效并及时调整。

培训科室	培训时间	培训人员	培训内容	参加培训人员
感控科	1月	王萍	医疗废物分类目录（2021年版）	感控医生、感控护士
感控科	2月	王萍	2022年院感质控标准	感控医生、感控护士
感控科	3月	陈根凤	2022年保洁院感防控知识培训	全院保洁
感控科	4月	王心怡	医院感染的定义、分类及诊断标准 疑似感染病例上报	感控医生、感控护士
		陈根凤	手卫生监测登记	感控医生、感控护士
		蔡跃珍 陈根凤	2022年新入职、轮转、进修人员外科 洗手培训	2022年新入职、轮转、进修人员
药剂科	5月	何全	抗菌药物临床应用指导原则	医院感染管理委员会成员及科主任、护士长全院临床医生及检验科人员
感控科		马文鄂	提高抗菌药物治疗前病原学送检率	
感控科	6月	韩宁	临床微生物标本的正确采集与运送及存在的相关问题	临床医护人员
感控科	6月	陈根凤	《现患率调查》知识及工作要求培训	参与调查人员
护理部	7月	护士长	血培养、痰培养等病原学标本采集实操培训	护理人员
感控科	8月	王萍	医疗废物的管理 医院医用织物洗涤消毒技术规范	医疗废物暂存间工作人员、洗衣房工作人员
		马文鄂	软式内镜清洗消毒技术规范	内镜室及供应室工作人员
		感控科全员	防护用品穿脱考核（分批次全员考核）	全员（各团分院同期开展培训）
感控科	9月	王萍 王心怡	新入职人员、进修、实习人员培训 病区医院感染管理规范	新入职人员、进修、实习人员 感控医生、感控护士
感控科	10月	感控科全员	疫情防控相关知识培训	全员（含医共体各团分院）
感控科	11月	王心怡	行政人员感控相关知识培训	职能科室
		马文鄂	门诊院感防控相关知识培训	所有门诊工作人员
感控科	12月	陈根凤	预防和控制医院感染的基础卫生学和消毒隔离知识的培训	工勤、保安及第三方人员（食堂、商店工作人员）
		感控科全员	年底院感相关知识考核	全员

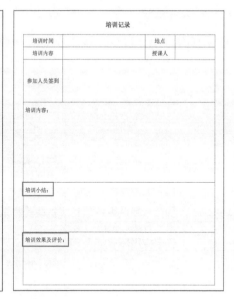

培训记录

培训时间		地点	
培训内容		授课人	
参加人员签到			
培训内容：			
培训小结：			
培训效果及评价：			

图 2-4-31-4　培训计划

（二）开展抗菌药物知识培训

药剂科按照培训计划开展合理用药管理、抗菌药物使用强度原则、抗菌药物临床应用相关知识培训（图 2-4-31-5），同时组织医共体各基层单位参加培训，增强同质化用药管理。

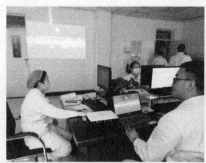 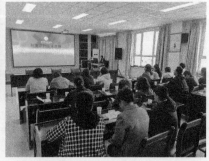

图 2-4-31-5　抗菌药物知识培训

（三）开展标本采集、转运培训

护理部组织全院护理人员进行标本采集实操培训、检验科针对标本转运及采集要求开展相关知识培训（图 2-4-31-6），指导采集过程、强化采集要求，提升无菌性样本送检比例。

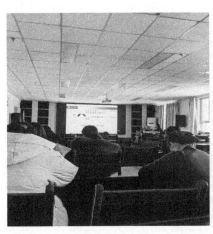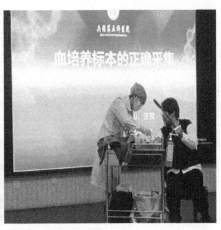

图 2-4-31-6　病原学标本采集、转运培训

（四）加强质控管理

2022年初感控科将抗菌药物治疗前病原学送检率指标纳入质控标准规范管理（图 2-4-31-7）；5月起按月反馈指标情况，规范后按季度定期反馈以院感通讯公示。检验科把控标本质量，药剂科监管抗菌药物使用情况，护理部对标本采集流程、不合格标本进行质控，实现多部门监管。

图 2-4-31-7　完善质控考核标准、定期反馈

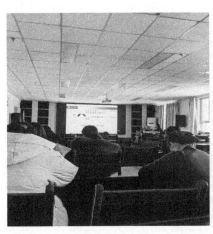

（五）针对性强化培训

2022 年 2 月召开感控会议培训并以 OA 通知形式强化指标知晓率；2022 年 6 月感控科根据培训效果，针对送检率低的科室查找原因并进行现场培训（图 2-4-31-8）。

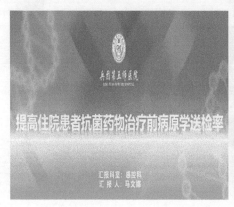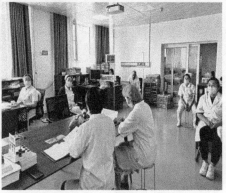

图 2-4-31-8　现场强化培训

（六）院感委员会讨论通过制度

2022 年 3 月由护理部主导完善标本采集操作规程；2023 年 2 月感控科拟定住院患者抗菌药物治疗前病原学送检制度并经院感委员会讨论（图 2-4-31-9），会议通过制度，下发全院执行。

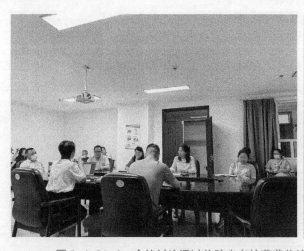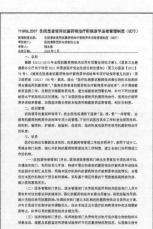

图 2-4-31-9　会议讨论通过住院患者抗菌药物治疗前病原学送检制度

（七）临床药师指导合理用药

临床药师按照分级管理制度指导合理用药，每月点评抗菌药物使用情况（图 2-4-31-10），监管抗菌药物处方，参与多学科讨论，床旁用药宣教，履行会诊制度并在会诊记录中提示使用抗菌药物之前建议先留取病原学标本，定期召开合理用药研判会并发布药讯。

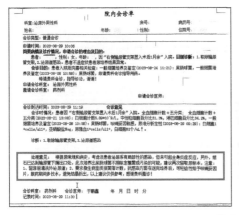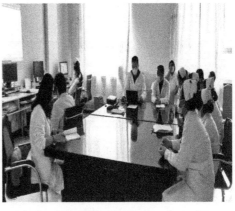

图 2-4-31-10　合理用药点评、会诊记录病原学送检意见

（八）主动服务、定期发布耐药趋势

检验科主动收集药敏结果与用药反馈，对存在问题及时调查原因，结合临床症状给出合理建议，感控科、药剂科、检验科三方联合定期发布细菌耐药监测报告，供临床参考（图 2-4-31-11）。

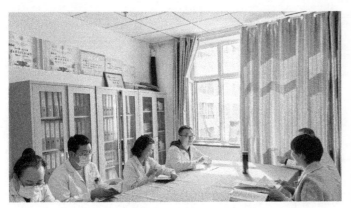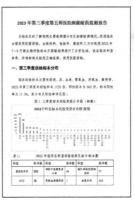

图 2-4-31-11　主动服务临床调查原因、发布耐药监测报告

（九）落实标准化管理

病原学项目形成标准化（图 2-4-31-12），经检验科核对"专项行动"文件中的病原学检验目录，标注出本院开展病原学项目及送检第三方的病原学检验项目；给药选择途径、重点药物联用形成标准化，经药剂科核对标注出本院用药目录；核对后形成标准发至临床知晓并执行。

第五师医院常见病原学检验项目目录

检验项目	项目类别	优点	局限性	是否本院开展	是否开展第三方检验	备注（院内医嘱）
微生物培养及药敏试验	普通细菌	1. 可得到直接的病原学结果；2. 对于细菌和真菌可同时进行药敏试验。	1. 耗时较长；2. 对于不易生长或生长缓慢、培养条件苛刻的病原微生物不易检出。	是	否	一般细菌培养及鉴定（标本类型为痰、尿、分泌物等）、需养血培养及鉴定（标本为血）、厌氧血培养鉴定（标本为血）、儿童血培养及鉴定（标本为血）
	厌氧菌			是	否	兼性厌氧菌（本院开展项目）
	微需氧菌			否	否	
	真菌			是	否	白假丝酵母菌（本院开展项目）
	分枝杆菌			否	否	
	支原体			否	否	
显微镜检查	无菌体液（离心后）涂片染色细菌检查	1. 能对于形态特殊的病原体进行直观检查，为临床快速诊断提供有用的病原学信息。 2. 组织、脓液、无菌体液、下呼吸道等标本显微镜检查结合培养，可提高培养的敏感性和特异性	1. 敏感性及特异性较低。	是	否	一般细菌涂片
	涂片检查真菌			是	否	真菌涂片检查
	弱抗酸染色			否	否	
	抗酸染色			是	否	结核菌涂片检查
	六胺银染色			否	否	
	淋珠菌革兰染色			是	否	一般细菌涂片
	隐球菌墨汁染色			是	否	新型隐球菌
免疫学检测	肺炎链球菌尿抗原	操作步骤简单，速度快，特异性较高。		否	否	
	军团菌抗原／抗体检验			否	否	
	特殊病原体的抗原抗体检测，如支原体、衣原体、立克次体、螺旋体、隐球菌、艰难梭菌等及毒素等；布鲁氏菌、沙门菌、志贺菌等培养物血清学凝集。		1. 敏感性较低；2. 抗体阳性不能代表现症感染。	肺炎支原体抗体，肺炎衣原体抗体，梅毒螺旋体抗体是，其余病原体否	是	
	梅毒螺旋体颗粒凝集实验（IPPA）+快速血浆反应素环状卡片试验（RPR）			RPR是，IPPA否	是	

给药途径名称	说明	类型
口服	经口吞服药物	全身用药
直肠给药	将药物经肛门塞入或注人直肠	全身用药
舌下给药	将药物置于舌下頰部的给药方法	全身用药
注射给药	将药物经过表皮注入体内	全身用药
皮下注射	将药物注射于皮下组织	全身用药
皮内注射	将药物注射于皮内组织	全身用药
肌肉注射	将药物注射于肌肉组织内	全身用药
静脉注射或静脉滴注	将药物注入静脉血管内	全身用药
吸入给药	将药物化为气雾状而后由呼吸道吸入	局部用药
局部给药	主要发挥局部作用的给药方法	局部用药
椎管内给药	将药物注入椎管内	局部用药
关节腔内给药	将药物注入关节腔内	局部用药
胸膜腔给药	将药物注入胸膜腔内	局部用药
腹腔给药	将药物注入腹腔内	局部用药
阴道给药	将药物置于阴道中	局部用药
气管内给药	将药物注入气管内	局部用药
滴眼	将药物经眼滴入	局部用药
滴鼻	将药物经鼻滴人	局部用药
喷喉	将药物喷于喉部黏膜表面	局部用药
含化	将药物置于口腔内含化	局部用药
敷伤口	将药物直接敷于伤口表面	局部用药
擦皮肤	用药物擦拭皮肤	局部用药
其他局部给药途径	其他局部给药途径	局部用药
其他给药途径	增补的给药途径内容	局部用药

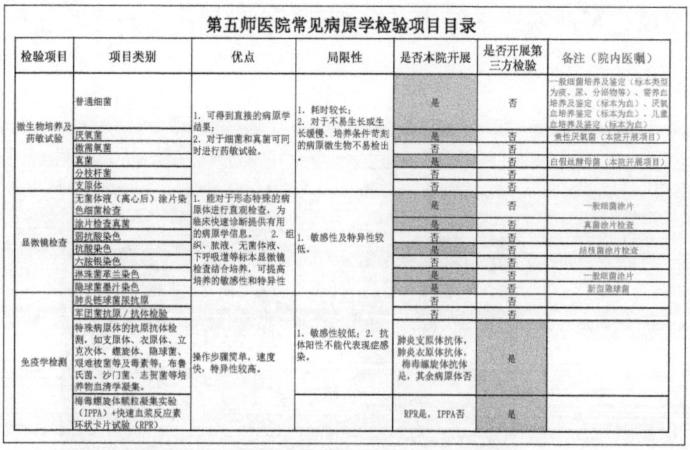

图 2-4-31-12　标准化管理

三、S 阶段

2021 年较 2022 年全年相比，抗菌药物治疗前病原学送检率由 9.6% 提高至 74%，已达到国家改进目标值 50%（图 2-4-31-13）；医院感染诊断相关病原学送检率 72% 提高至 96.59%，已达到国家改进目标值 90%（图 2-4-31-14）；重点药物联用病原学送检率由 77.22% 提高至 93.48%，距改进目标 100% 仅差 6.52%（图 2-4-31-15），仍需持续改进，数据呈上升趋势，措施有效。

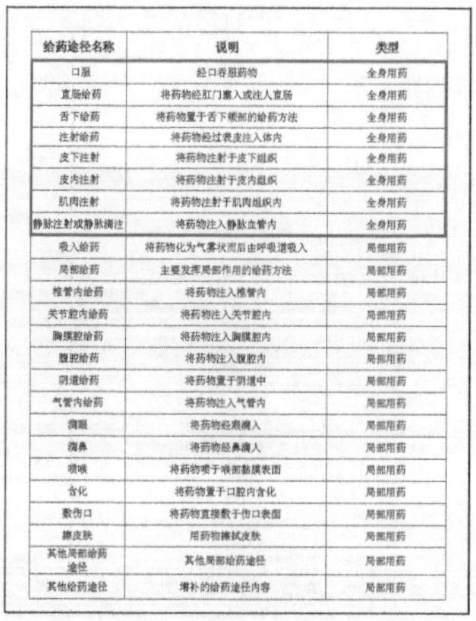

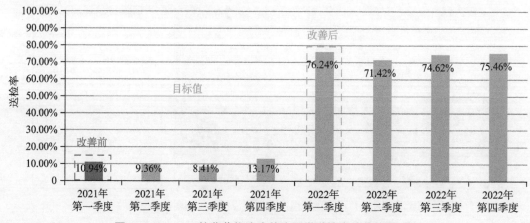

图 2-4-31-13　抗菌药物治疗前病原学送检率改善前后对比

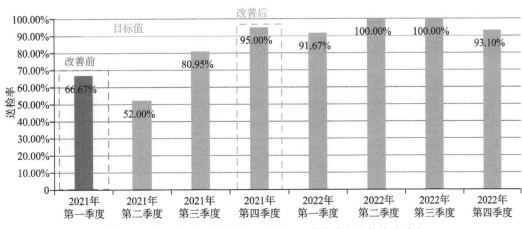

图 2-4-31-14　医院感染诊断相关病原学送检率改善前后对比

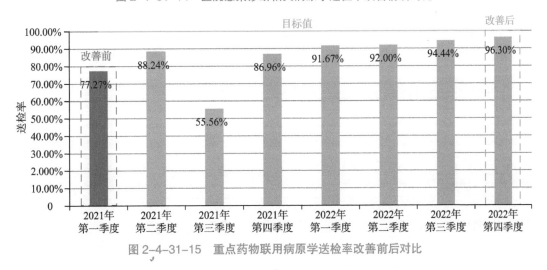

图 2-4-31-15　重点药物联用病原学送检率改善前后对比

四、A 阶段

1.通过专项小组团队的协作，运用 PDSA 预见性、系统性的分析及管理模式，找到送检率低的根本原因，采取有效措施，经过验证有效的措施完善了制度、标准文书 SOP（图 2-4-31-16）；建立监测及评价机制，明确指标数据采集方法与数据内部验证程序，使全院医师有了更清晰的目标；进一步提高了无菌性样本送检比例，缩短了抗菌药物的使用疗程、患者住院时间，提升了抗菌药物的有效性治疗以及住院患者抗菌药物病原学送检率，使治疗性用药更加精准并对指导停药时间、后续的用药提供了有效依据，抗菌药物使用更具合理性和规范性。

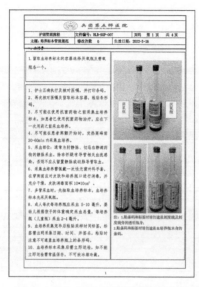
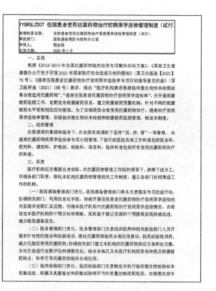

图 2-4-31-16　住院患者抗菌药物治疗前病原学送检制度、SOP 管理规范

2. 本阶段未完成或待改进的事项如表 2-4-31-2 所示。

表 2-4-31-2　应用 PDSA 管理检讨与改进表

活动项目	优点	缺点与今后努力方向
主题选定	发现医疗活动中突出问题	今后仍有重点问题需要发现及改进
活动计划拟定	能初步拟定计划，能按计划分工进行	主动性欠缺
现况把握	详细收集住院患者抗菌药物治疗前病原学送检相关问题	数据时间可适当延长
目标设定	目标符合实际	需更加细化
解析	分析比较全面	抗菌药物使用知识缺乏
对策拟定	群策群力、多人协作	抗菌药物使用知识需进一步提高
效果确认	统计资料与分析比较积极、数据均有效提升	重点抗菌药物联用知识需进一步提高
标准化	积极制定标准化流程，运用并实施	全院仍有医师不知晓
残留问题	/	重点药物联用前病原学送检率有效提升但未达到目标值，运用欠全面与完整，计划进入下一个持续改进循环

五、项目团队介绍

为不断解决提高住院患者抗菌药物治疗前病原学送检率难题组建了专项小组，由感控科牵头，医务科、护理部协调，药剂科、检验科及多个临床科室参与。成员组成主要为科室主要领导、技术骨干，专业涵盖多个学科，组员均具有专业领域内多年工作经验并为提高住院患者抗菌药物治疗前病原学送检率、安全合理用药等方面作出了重要贡献（表2-4-31-3、图2-4-31-17）。

表2-4-31-3　项目团队成员

姓名	部门	职称	学历	参与内容
王萍	感控科	主管护师	本科	多部门协调、统筹安排、督导
马文娜	感控科	检验师	研究生	基线调查、组织培训、反馈、质控、数据分析
蔡耿	医务科	主任药师	本科	医疗组管理（讨论、质控与督导）
周新华	护理部	主任护师	本科	护理组管理（讨论、培训、质控与督导）
向忠阳	ICU	副主任医师	本科	讨论、参与改进
何全	药剂科	主任药师	本科	讨论、质控与督导
于鹏鑫	药剂科	副主任药师	本科	参与改进、培训、数据分析
肖亚磊	信息科	工程师	本科	信息技术
袁改玲	检验科	副主任检验师	本科	讨论、标本质量控制
韩宁	检验科	检验医师	本科	参与改进、培训、数据分析

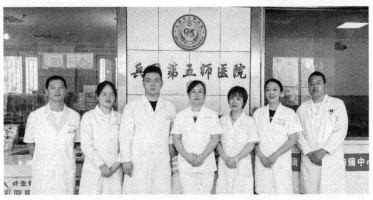

图2-4-31-17　项目团队成员

第五节　管理类

案例 32　提高三级公立医院绩效考核单病种质量指标得分

项目负责人：北京大学第三医院　胥雪冬，董书，胡文爽

项目起止时间：2020 年 1 月—2022 年 12 月

概述

1. 背景和目的：单病种质量管理是规范临床诊疗行为、持续提升医疗质量和患者安全的管理方法。面对三级公立医院绩效考核单病种质量指标失分 8 分的情况，需要找到质量改进的关键环节，改善平均住院日等指标值，提升指标得分。

2. 方法：运用 PDSA 质量管理工具，搭建院科两级质量管理体系，建立多部门参与的管理 MDT 模式。面对三级公立医院绩效考核单病种质量指标失分 8 分的情况，需要找到质量改进的关键环节，改善平均住院日等指标值，提升指标得分。借助单病种专题工作会、科室辅导会等，形成高效的沟通反馈机制，并在绩效考核的引导下实现单病种质量指标持续改进。

3. 结果：失分项病种平均住院日、次均费用、病死率逐步降低，单病种质量得分由 12 分提高至 16 分。

4. 结论：通过 PDSA 管理工具，应用管理 MDT 模式，提高三级公立医院绩效考核单病种质量指标得分。

一、P 阶段

（一）主题选定

单病种结果质量是医疗质量的评价维度之一，本院在 2019 年三级公立医院绩效考核中单病种质量指标项得分为 12 分，失分 8 分，提示相应病种在质量管理方面存在不足，如临床医师重视程度低、单病种过程质量存在缺陷等。

（二）改进依据

1.《国务院办公厅关于加强三级公立医院绩效考核工作的意见》（国办发〔2019〕4 号）、国家卫生健康委《国家三级公立医院绩效考核操作手册》（2023 版），其中明确了单病种质量涉及的病种范围、病种例数、平均住院日、次均费用、病死率 4 类结果质量指标的定义、计算方法、指标意义和指标导向。

2. 国家卫生健康委《关于进一步加强单病种质量管理与控制工作的通知》（国卫办医函〔2020〕624 号）。

3.《国家卫生健康委办公厅关于印发心血管系统疾病相关专业医疗质量控制指标（2021年版）的通知》（国卫办医函〔2021〕70号）等相关专业医疗质量控制指标文件，其中明确了各病种过程和结果质量相关的监测指标定义、计算公式和指标意义。

（三）监测指标

平均住院日、次均费用、病死率，绩效考核单病种指标得分。

（四）指标定义

1. 平均住院日 $=\dfrac{某病种出院患者占用总床日数}{同期某病种例数}\times100\%$，每月。

2. 次均费用 $=\dfrac{某病种总出院费用}{同期某病种例数}\times100\%$，每月。

3. 病死率 $=\dfrac{某病种死亡人数}{同期某病种例数}\times100\%$，每月。

4. 绩效考核单病种质量指标得分：以上指标结果与国家指标线比较，计算综合分值，每年。

（五）目标值

1. 2022年三级公立医院绩效考核失分单病种年度平均住院日、次均费用、病死率逐步降低，达到目标（表2-5-32-1）。

表2-5-32-1 2019年医院单病种指标实际值及2022年预期目标值

	2019年医院实际值	指标项	预期目标值（参考2019年国考满分值）
急性心肌梗死	11.12	平均住院日（天）	10.65
心力衰竭	13.28	平均住院日（天）	11.09
肺炎（成人）	16.54	平均住院日（天）	12.52
脑梗死	14.45	平均住院日（天）	13.23
慢性阻塞性肺疾病	14.02	平均住院日（天）	12.42
急性心肌梗死	62 844.81	次均费用（元）	49 373.36
心力衰竭	37 583.60	次均费用（元）	22 203.24
肺炎（成人）	37 052.75	次均费用（元）	25 611.89
脑梗死	24 235.80	次均费用（元）	22 274.66
髋关节置换术	72 110.77	次均费用（元）	69 049.56
慢性阻塞性肺疾病	28 846.15	次均费用（元）	18 629.67
心力衰竭	4.31	病死率（%）	4.07
肺炎（成人）	8.89	病死率（%）	5.90

2. 2022 年三级公立医院绩效考核单病种指标得分提升 4 分以上，达到 16 分。

（六）现况值

1. 2019 年我院单病种指标实际值（表 2-5-32-1）。

2. 2019 年我院三级公立医院绩效考核单病种指标得分 12 分。

（七）预期延伸效益

单病种质量改进工作流程 1 个、标准化指标数据集 10 个、指标分析反馈标准化文件 1 个、获批研究课题 2 项、会议演讲 3 次。

（八）原因分析

小组成员通过讨论对公立医院绩效考核单病种质量指标失分原因进行剖析（图 2-5-32-1），明确影响得分的因素：①缺少有效的单病种质量管理组织架构；②缺少诊疗质量监测指标体系；③未建立信息化平台以支持单病种质量数据的提取和指标的可视化展示；④缺少识别诊疗缺陷的具体方法；⑤对单病种质量的监管和培训不足。

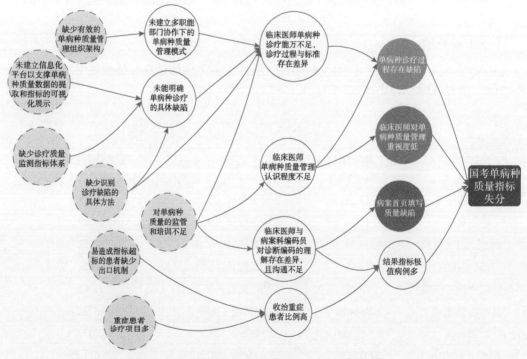

图 2-5-32-1　国考单病种质量指标失分的原因分析

（九）真因验证

根据柏拉图（图 2-5-32-2），按照二八法则，找到占有 80% 的原因，将主要问题列入优先解决的计划。

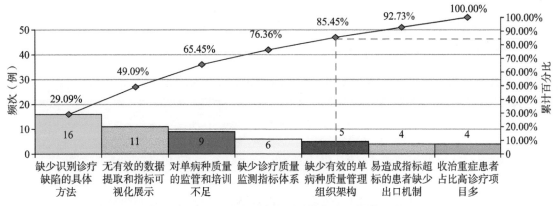

图 2-5-32-2　国考单病种质量指标失分的真因验证

（十）对策计划

根据真因充分讨论，运用 **5W2H** 制订相应计划与对策（表 2-5-32-2）

表 2-5-32-2　5W2H 实施计划

Why	What	How	When	How often	Where	Who
缺少有效的单病种质量管理组织架构	形成院科两级单病种管理体系	建立多职能部门协作模式 - 监管指导组；临床科室层 - 工作实施组	2020 年 1 月	/	全院	胥雪冬
缺少诊疗质量监测指标体系	建立覆盖全过程的诊疗质量监测指标体系	借鉴病种质量相关文件、征求临床监管需求，制定检测指标体系	2021 年 1 月—12 月	/	全院	董书
无有效的数据提取和指标可视化展示	形成单病种质量监测数据库	建立信息化平台支撑数据提取和可视化展示	2021 年 6 月—2022 年	按月逐步推进	全院	计虹
缺少识别诊疗缺陷的具体方法	有系统、个案监测过程缺陷的有效方式	针对过程指标完成情况进行分析	2021 年 8 月—2022 年	月度 / 年度	全院	胡文爽
		医师分析、重点病例分析	2021 年 8 月—2022 年	月度	全院	胡文爽
对单病种质量的监管和培训不足	形成单病种培训体系，实现指标改进效果监测	院级专题会、科室辅导会、专员沟通会	2020 年 7 月	季度 / 年度	全院 + 单科	董书
		反馈与公示	2021 年 6 月	月度	全院	胡文爽

二、D 阶段

（一）搭建 MDT 模式下院科两级单病种质量管理体系

职能部门协作模式的监管指导组和临床科室层的工作实施组（图 2-5-32-3）。

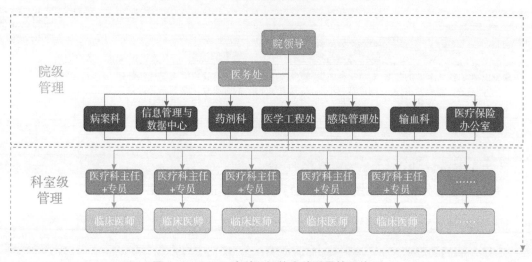

图 2-5-32-3　院科两级单病种质量管理体系

（二）建立覆盖诊疗全过程的质量监测指标体系

诊疗质量监测指标体系所收纳指标来源主要包括两部分，一是国家卫健委及专业领域发布的病种质量相关文件；二是收集的各临床科室对病种质量监管的个性化指标需求。该指标体系包括过程指标、结果指标两部分，共 165 个。

（三）建立单病种管理信息化平台

在病案科和信息管理与大数据中心的全力支持下，逐步建立起单病种质量管理信息化平台，实现单病种过程和结局指标数据的自动提取和可视化展示，极大提升质量分析和质量改进工作效率（图 2-5-32-4、图 2-5-32-5）。

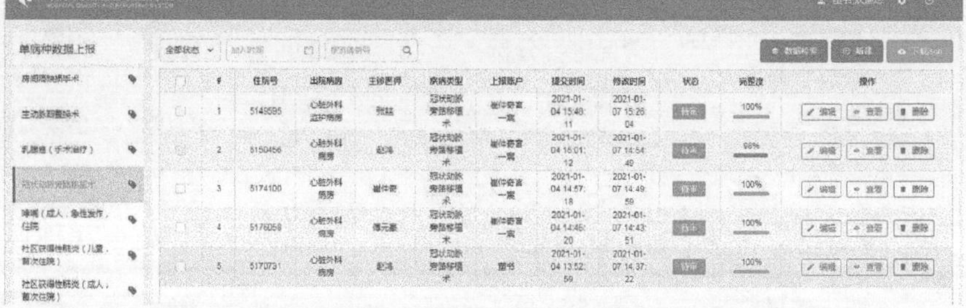

图 2-5-32-4　单病种信息化平台对指标数据进行自动提取（示例）

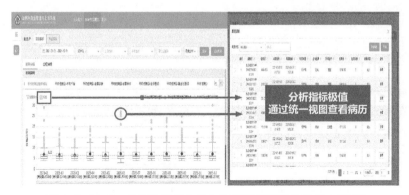

图 2-5-32-5 单病种信息化平台实现指标可视化展示（示例）

（四）加强缺陷定位

1. 过程指标分析。与临床路径、诊疗方案对比，分析关键检查/检验、关键治疗措施的实施（含重要药物应用）等是否达到要求（表 2-5-32-3）。

表 2-5-32-3 急性心肌梗死（介入治疗）诊疗质量评价指标完成情况

过程质量		占比（％）
评价项目	评价指标	
1 到达医院后首剂双联抗血小板药物使用情况★	双联抗血小板药物使用率	87.95
2 左心室射血分数	射血分数评估率	96.18
3 急诊心电图确诊时间至溶栓药物注射时间★	D2B 小于等于 90 分钟人数占比	49.62
4 到达医院后 β 受体阻滞剂使用情况★	到院后 β 受体阻滞剂使用率	100.00
5 住院期间 β 受体阻滞剂、双联抗血小板药物、血管紧张素转化酶抑制剂（ACEI）或血管紧张素受体阻断剂（ARB）、他汀类药物使用情况★	住院期间 β 受体阻滞剂药物使用率	96.26
	住院期间双联抗血小板药物使用率	100.00
	住院期间 ACEI 或 ARB 类药物使用率	98.21
	住院期间他汀类药物使用率	100.00
6 出院时 β 受体阻滞剂、双联抗血小板药物、ACEI 或 ARB、他汀类药物、醛固酮受体拮抗剂使用情况★	出院时 β 受体阻滞剂药物使用率	50.00
	出院时双联抗血小板药物使用率	95.17
	出院时 ACEI 或 ARB 类药物使用率	40.95
	出院时他汀类药物使用率	93.13
	出院时醛固酮受体拮抗剂使用率	100.00
7 血脂评价实施情况	血脂评价率	100.00

2. 医师分析、重点病例分析。以主诊医师、术者为单位，对各项指标完成情况进行分析。每月针对各病种极高、高住院日 / 住院费用病例进行重点分析与监测。

（五）加强培训与监管

1. 院级单病种专题工作会、科室工作辅导会、单病种专员沟通会（图 2-5-32-6）。通过院级单病种专题工作会以及针对性辅导，提高临床对单病种管理工作的认识度、对诊疗过程质量的关注度，以及对住院日、住院费用的管理控制意识。

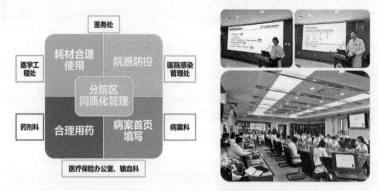

图 2-5-32-6　院级单病种专题工作会

2. 绩效考核（标杆对比法）。将单病种纳入科室月度绩效考核。考核值根据科室既往指标成绩、委属委管 / 北京市平均水平、国考满分值，进行动态调整，引导科室实现单病种结果质量指标持续改进。

三、S 阶段

（一）实现单病种结局指标的持续改进

公立医院绩效考核失分单病种平均住院日、次均费用、病死率逐步降低。全部 13 个管理指标项在项目实施期间得到不同程度的改进，共计 9 个指标项达到目标值（表 2-5-32-4）。

表 2-5-32-4　各指标项预期目标值、2019—2022 年实际值及目标完成情况

指标项		预期目标值	2019 年医院实际值	2020 年医院实际值	2021 年医院实际值	2022 年医院实际值	2022 年与 2019 年相比增幅（%）	是否达到目标值
平均住院日（天）	急性心肌梗死	10.65	11.12	9.70	8.36	7.82	-29.64	是
平均住院日（天）	心力衰竭	11.09	13.28	12.78	10.25	9.03	-32.01	是

指标项		预期目标值	2019年医院实际值	2020年医院实际值	2021年医院实际值	2022年医院实际值	2022年与2019年相比增幅（%）	是否达到目标值
平均住院日（天）	肺炎（成人）	12.52	16.54	19.36	13.39	10.32	-37.60	是
平均住院日（天）	脑梗死	13.23	14.45	14.58	13.15	13.84	-4.19	否
平均住院日（天）	慢性阻塞性肺疾病	12.42	14.02	17.15	11.66	11.52	-17.85	是
次均费用（元）	急性心肌梗死	49 373.36	62 844.81	62 361.26	52 927.15	52 225.88	-16.90	否
次均费用（元）	心力衰竭	22 203.24	37 583.60	34 151.28	36 330.40	28 254.60	-24.82	否
次均费用（元）	肺炎（成人）	25 611.89	37 052.75	40 628.44	27 871.38	23 995.56	-35.24	是
次均费用（元）	脑梗死	22 274.66	24 235.80	22 290.69	18 821.91	21 392.78	-11.73	是
次均费用（元）	髋关节置换术	69 049.56	72 110.77	72 754.94	74 687.13	53 060.79	-26.42	是
次均费用（元）	慢性阻塞性肺疾病	18 629.67	28 846.15	36 308.04	20 121.97	23 962.22	-16.93	否
病死率（%）	心力衰竭	4.07	4.31	2.96	4.68	3.55	-0.76	是
病死率（%）	肺炎（成人）	5.90	8.89	8.74	7.87	4.75	-4.14	是

（二）国考单病种质量得分逐年提高

2019—2021年公立医院绩效考核单病种质量得分由12分提高至16分，提升4分。

四、A阶段

本案例使用关联图明确了导致单病种质量指标失分的主要原因，随后使用5W2H法制订改进计划，实施过程中搭建出以医务处为轴心的院科两级质量管理体系，建立多部门参与的管理MDT模式。建立单病种质量管理信息化平台，借助年度单病种专题工作会、临床科室工作辅导会、专员工作群等形成高效的沟通反馈机制，并在绩效考核的引导下实现单病种结果质量指标持续改进，公立医院绩效考核单病种质量得分持续提升。

五、项目团队介绍

项目团队主要成员部门：医务处、病案科、信息管理与大数据中心、药剂科、医学工程处、医院感染管理处、医疗保险办公室（表 2-5-32-5、图 2-5-32-7）。

表 2-5-32-5　项目团队成员

姓名	部门	职称	参与内容
董书	医务处	管理副研究员	项目整体规划
胥雪冬	医务处	管理研究员	管理指导
胡文爽	医务处	管理助理研究员	项目设计、数据分析
陈剑铭	病案科	主管技师	病案首页评价
计虹	信息管理与大数据中心	研究员	信息系统建设规划
张晨	信息管理与大数据中心	工程师	数据支持、系统建设
杨丽	药剂科	主任药师	临床用药评价
田耘	医学工程处	主任医师	医用耗材使用评价
张会芝	医院感染管理处	主任护师	医院感染评价
郜凯华	医疗保险办公室	管理助理研究员	医疗保险、DRGs

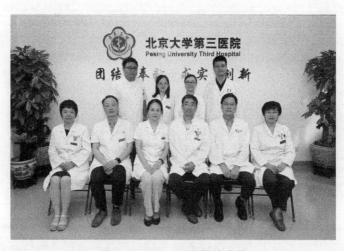

图 2-5-32-7　项目团队成员

案例 33 提高检验前采集时间填报率

项目负责人：山东省单县中心医院 张允标，郑绮蒶，路庆奎

项目起止时间：2022 年 12 月—2023 年 6 月

概述

1. 背景和目的：检验前阶段质量保证是临床实验室质量保证体系中最重要最关键的环节之一，是保证检验信息正确有效的先决条件和基础，涵盖了患者准备、原始样本采集、样本运送等环节。在日常质量监督活动中发现，由于临床标本采集时间缺项率偏高，造成检验前周转时间无法统计、不能有效管理检验前周转时间。故提高检验前采集时间填报率，对有效控制检验前周转时间、保证检验结果准确及时发布具有重要意义。

2. 方法：运用 PDSA 质量管理工具，检验科制定临床标本采集时间管理工作制度，定期进行数据收集并反馈给护理部，加强对护理人员的培训；护理部及各护理单元护士长负责相关督导检查及考核，定期组织召开护理管理委员会会议，加强检验科与护理人员的沟通交流。

3. 结果：2023 年 6 月检验前采集时间填报率达到 85.12%。

4. 结论：运用 PDSA 质量管理工具有效提高了检验前采集时间填报率，充分保障了检验结果的准确性和及时性。

一、P 阶段

（一）主题选定

检验前阶段的质量控制是整个检验质量控制过程中很容易被忽视却非常重要的环节。不同的检验项目，其检验前周转时间要求不同。严格按照检验前周转时间的要求执行，对保障检验结果的准确性和及时性有非常重要的意义。采集时间作为检验前周转时间的节点之一，若其缺项或未填报，则检验前周转时间就无法进行数据统计，继而不能对其进行有效管理，严重影响检验前阶段的质量控制效果。因此，提高检验前采集时间填报率对保障检验质量有重大意义。

（二）改进依据

1.《三级医院评审标准（2022 年版）实施细则》（国卫医政发〔2022〕31 号）中要求"需要有检验报告出具的时限（TAT）要求，包括常规检测项目和特殊检查项目。而采集时间是规范检验报告出具时限的重要节点"。

2.《医学实验室质量和能力认可准则》（CNAS-CL02 ISO 15189：2012）中要求"原始样品采集的日期，当可获得并与患者有关时，还应有采集时间。"

（三）监测指标

检验前采集时间填报率。

（四）指标定义

$$检验前采集时间填报率 = \frac{采集时间填报的标本数}{标本总数} \times 100\%，每月。$$

（五）目标值

2023 年 6 月全院临床标本采集时间填报率在 80% 以上。

（六）现况值

2022 年 12 月全院临床标本采集时间填报率为 53.81%。

（七）预期延伸效益

制定管理文件 2 个，发表论文 1 篇，宣传稿 1 篇。

（八）原因分析

运用鱼骨图进行原因分析（图 2-5-33-1），经调查了解、分析讨论后找到 8 个主要原因，分别为病房网络不顺畅扫不易扫码，无明确的工作流程或 SOP 文件，对标本采集后扫码的重要性和必要性意识不强，护士工作忙碌疏忽忘记扫码，监督力度不足，增加了工作量，检验窗口工作人员采集标本后扫码意识不强，标本类型较多不易执行。

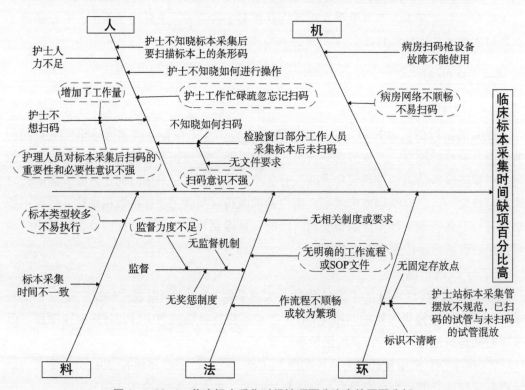

图 2-5-33-1　临床标本采集时间缺项百分比高的原因分析

（九）真因验证

根据柏拉图（图2-5-33-2），按照二八法则，找到占有80%的原因，将主要问题：无明确的工作流程或SOP文件、护理人员对标本采集后扫码的重要性和必要性意识不强、监督力度不足、检验窗口工作人员采集标本后扫码意识不强，合计4方面列入首先解决的计划。

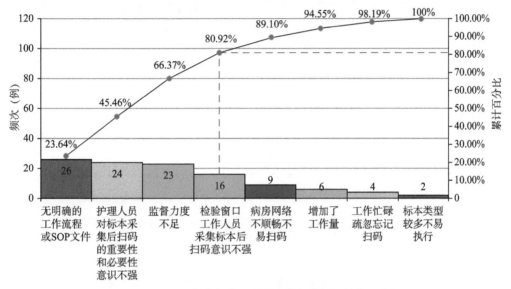

图2-5-33-2 临床标本采集时间未规范执行的真因验证

（十）对策计划

根据真因充分讨论，运用5W2H制订相应计划与对策（表2-5-33-1）。

表2-5-33-1 5W2H实施计划

Why	What	How	When	How often	Where	Who
无明确的工作流程或SOP文件	制定明确的工作流程或SOP文件	讨论并制定检验科关于临床标本采集时间管理的规定	2023年1月	每年	检验科	张允标
		明确标本采集后条形码扫描的工作流程，以及其它注意事项	2023年1月	每年	护理部	刘传杰
护理人员对标本采集后扫码的重要性和必要性意识不强	强化全院护理人员对标本采集后扫码的重要性和必要性的意识	组织全院护理人员培训	2023年3月	每年	院会议室	张允标
		各护理单元组织员工培训与考核	2023年5月	每半年	各护理单元	各护士长

Why	What	How	When	How often	Where	Who
监督力度不足	建立长效监督机制、实施多方督导闭环管理	检验科与护理部通过微信、电话、面谈等多种方式沟通交流	2023 年 1 月	每月	护理部	张允标
		护理部加强对各护理单元的督导监管力度，重点关注标本采集时间的执行情况	2023 年 1 月	每月	护理部	刘传杰
						黄志梅
		检验科加强对物业收标本人员及支持系统人员的监督检查力度，不符合要求的按照不合格标本处理实施标本拒收	2023 年 2 月	每天	检验科	陈在旺
						路庆奎
						郑绮菡
		检验科参加由护理部定期组织召开的护理管理委员会议，并反馈相关问题及近期执行情况	2023 年 4 月	每半年	院会议室	刘传杰
						张允标
检验窗口工作人员采集标本后不知晓要扫码	对检验窗口人员进行标本采集后扫码的相关培训	进行理论培训和实践操作培训	2023 年 5 月	每季度	检验科	王涛
						张娜娜

二、D 阶段

（一）制定相关的工作制度及工作流程

1. 检验科编制并受控有关临床标本采集时间的管理文件（图 2-5-33-3）。文件中规定了检验科由专人负责全院临床标本采集时间相关数据的收集和统计，并每月提交给护理部，由护理部根据各护理单元的实际情况进一步采取措施督促其完成整改。

2. 护理部编制并优化有关临床标本采集时间执行的标准工作流程以及其他相关注意事项（图 2-5-33-4）。护理部统一要求临床标本采集后需要在护士站扫描标本上的条形码，并打印标本清单，增加标本清单双签字及交接时间登记，增加未提供标本清单的标本按照不合格标本拒收处理的内容。

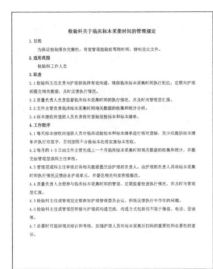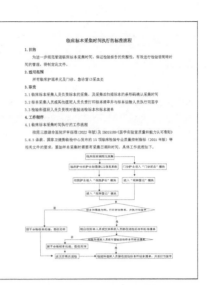

图 2-5-33-3 检验科关于临床标本采 图 2-5-33-4 临床标本采集时间执行的
集时间的管理规定 标准化流程

（二）加强标本采集人员对采集标本后扫码的重要性和必要性的意识

1.组织全院护理人员及其他标本采集人员参加相关培训活动。由检验科与护理部共同组织全院护理人员和其他标本采集人员参加临床标本采集时间执行的相关培训。检验科主任就执行中的工作流程、注意事项、有关要求和规定等内容进行专项培训（图 2-5-33-5）。

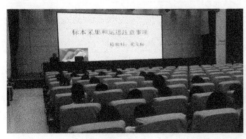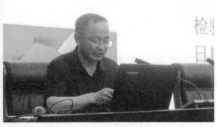

图 2-5-33-5 检验科对全院标本采集人员进行相关培训

2.各护理单元负责人组织员工进行相关培训。全院各临床护理单元负责人组织员工开展标本采集及运输相关内容的理论培训及实践操作，并实施了考核（图 2-5-33-6、图 2-5-33-7）。重点强调了标本采集后扫码的重要性和必要性，学习了相关的工作流程及注意事项。

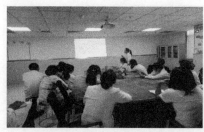 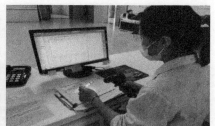

图 2-5-33-6　全院各临床护理单元开　　图 2-5-33-7　临床护理人员参加
　　　展相关培训　　　　　　　　　　　　理论培训

（三）建立长效监督机制、实施多方督导闭环管理

1.检验科定期参加护理管理委员会会议、反馈相关问题及近期执行情况。检验科主任或管理层定期参加护理部组织的护理管理委员会会议（图 2-5-33-8），并在会议中将各护理单元临床标本采集时间执行中存在的问题及近期执行情况反馈给护理部。护理部根据反馈信息及相关数据，采取一定的措施督促其实施整改。

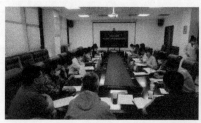 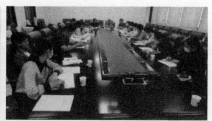

图 2-5-33-8　检验科参加护理管理委员会议

2.检验科与护理部通过多种方式沟通，及时交流及时反馈。检验科与护理部通过微信、电话、面谈等多种方式及时沟通及时交流，积极反馈标本采集时间执行过程中存在的问题，并共同讨论商定整改方案（图 2-5-33-9）。

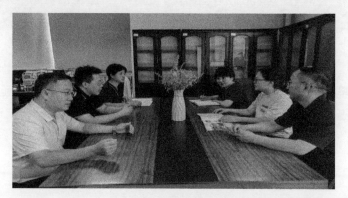

图 2-5-33-9　检验科与护理部负责人积极沟通共商对策

3. 护理部加强对各护理单元的监管力度。护理部定期或不定期对各护理单元实施监督检查，尤其是对标本采集时间执行不到位的科室重点督导重点关注，督促其尽快完成整改。

4. 检验科加强对物业收标本人员及支持系统人员的监督检查力度。检验科按照质量管理体系的要求，加强对物业接收标本人员及支持系统人员的监督检查力度。凡未提供临床标本清单的标本一律按照不合格标本处理实施拒收，待符合相关要求后再接收标本实施检验。物业人员或支持系统人员在接收临床标本时应首先核查有无标本清单（图2-5-33-10），若有则执行双签字并接收标本。检验科值班人员接收临床标本时严格核查有无标本清单（图2-5-33-11），若有则可执行双签字并接收标本。

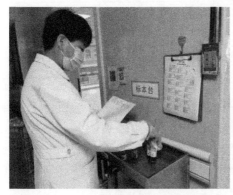
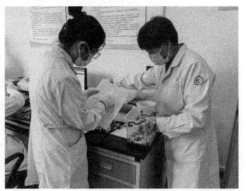

图2-5-33-10　标本运输人员核查标本清单并接收标本　　图2-5-33-11　检验科值班人员核查标本清单并接收标本

5. 多方督导闭环管理。各临床护理单元标本采集后执行扫码操作，并打印标本清单；物业接收标本人员或支持系统人员在接收标本前先核查标本清单，合格后再接收标本；检验科值班人员在接收标本前先核查标本清单，合格后再接收标本。检验科定期对全院护理单元执行标本采集时间的情况进行数据收集及统计分析，并提交给护理部，护理部及时反馈给相关护理单元并督促其整改。通过标本运送人员及检验科的双重查验，以及检验科和护理部的多方督导，形成闭环，共同完成对全院护理单元的监督管理（图2-5-33-12）。

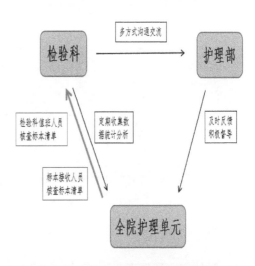

图2-5-33-12　多方督导闭环管理

（四）对检验窗口人员进行标本采集后扫码的相关培训

组织检验窗口值班人员学习《检验科关于临床标本采集时间的管理规定》文件，对标本采集后扫码的工作流程及注意事项进行重点培训，并在 LIS 信息系统上演示标本采集后的扫码操作（图 2-5-33-13）。

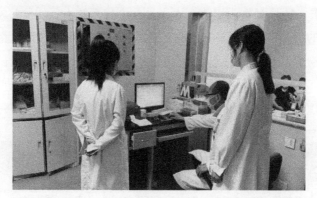

图 2-5-33-13　在 LIS 信息系统上演示标本采集后的扫码操作

三、S 阶段

通过采取制定关于临床标本采集时间的管理规定和采集时间执行的工作流程、对全院护理人员进行标本采集后扫码的相关培训与考核、加强监督监管建立长效监督机制、实施多方督导闭环管理等多种措施，全院临床标本采集时间填报率由 53.81% 提高到 85.12%（图 2-5-33-14）。

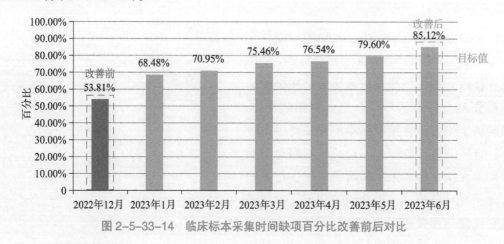

图 2-5-33-14　临床标本采集时间缺项百分比改善前后对比

四、A 阶段

1. 建立临床标本采集时间执行的工作流程（图 2-5-33-15）。

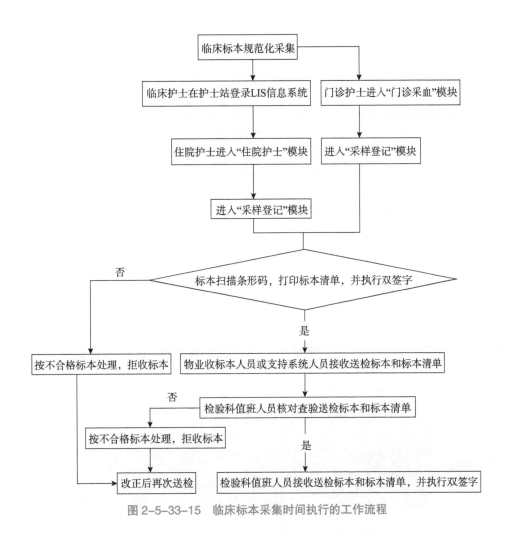

图 2-5-33-15　临床标本采集时间执行的工作流程

2. 利用 PDSA 质量管理工具，提高了工作效率、解决了工作中存在的问题，保证了检验报告的完整性和规范性。本次质量改进活动编制了 2 份 SOP 文件，明确了临床标本采集时间执行的标准化工作流程，完善了对全院护理单元的监督监管机制，实现了闭环管理，并探索出一套检验科与临床护理融合发展的有效模式。经整改后，临床标本采集时间缺项百分比由 46.19% 下降至 20.40%，采集时间缺项问题得到显著改善。

五、项目团队介绍

该项目团队由检验科、护理部人员组成，实现了医技护理紧密协作。检验科负责规划工作流程、编制工作制度、推动项目进程；护理人员负责执行项目中具体任务，协助项目推进。项目组成人员均为本科及以上学历、中高级专业技术职称，具有丰富的质量管理经验和实践能力，对项目的进展能够严格把控（表 2-5-33-2、图 2-5-33-16）。

表 2-5-33-2　项目团队成员

姓名	部门	职称	参与内容
张允标	单县中心医院检验科	副主任技师	负责与护理部负责人保持有效联系，监管该项目进程，确保项目的顺利实施，确保监测指标的目标值得以实现
郑绮菡	单县中心医院检验科	副主任技师	推动项目的实施；收集相关资料和数据；编制改进案例汇报书
路庆奎	单县中心医院检验科	副主任技师	推动项目的实施；收集相关资料和数据；编制改进案例汇报书
陈在旺	单县中心医院检验科	副主任技师	对物业收标本人员及支持系统人员进行监督
刘传杰	单县中心医院护理部	主任护师	负责与检验科主任保持信息互通共享，协助监管项目进程，定期组织召开护理管理委员会，协调商议解决项目执行中存在的问题
黄志梅	单县中心医院护理部	主任护师	定期对各护理单元进行监督检查，及时反馈标本采集时间执行情况，督促相关科室完成整改

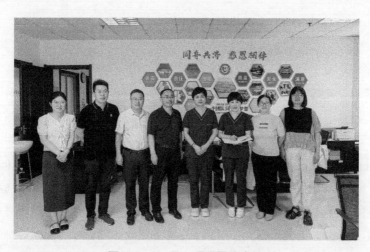

图 2-5-33-16　项目团队成员

案例 34　缩短单病种数据上报时间

项目负责人：东阿县人民医院　王淑芳，肖伟

项目起止时间：2021 年 1 月—2022 年 6 月

概述

1. 背景和目的：医疗机构应加强单病种质量管理与控制工作，2020 年《国家卫健委关于进一步加强单病种质量管理与控制工作的通知》要求，医院应进行单病种数据的上报。本院在上报中发现可以利用信息化手段缩短单病种数据上报时间，提高上报效率，保证数据质量。

2. 方法：运用信息化手段，建立本院单病种管理组织体系和单病种平台，实现与国家单病种上报系统的对接，并制定单病种信息化提取规则，缩短单病种数据平均上报时间。

3. 结果：每例单病种数据平均上报时间从 26.3 分钟下降到 10 分钟，单病种数据上报提取率从 0.00% 升高到 64.3%。

4. 结论：信息化手段能缩短每例单病种平均上报时间，提高上报效率，保证数据质量。

一、P 阶段

（一）主题选定

2020 年《国家卫健委关于进一步加强单病种质量管理与控制工作的通知》要求，医院需补报 2020 年和 2021 年的单病种数据。医院在进行单病种上报过程中发现：

1. 单病种上报系统为外网系统，病历在医院内网，医师上报需内外网交替使用，系统不便捷。

2. 单病种信息全部手动上报，每例单病种数据平均上报时间为 26.3 分钟，上报时准确性差，数据质量不能保证。

（二）改进依据

1.《医疗质量管理办法》[国家卫生和计划生育委员会令（第 10 号）] 中第二十八条指出"医疗机构应当加强单病种质量管理与控制工作，建立本机构单病种管理的指标体系，制定单病种医疗质量参考标准，促进医疗质量精细化管理"第四十七条明确了医疗质量管理工具的概念，并将单病种管理纳入其中。

2.《国家卫生健康委办公厅关于进一步加强单病种质量管理与控制工作的通知》（国卫办医函〔2020〕624 号）从质量控制与资源消耗 2 个维度、10 个领域、近 20 个临床专业对 51 个病种 / 手术的 954 大类质量监测信息项提出了要求，并要求补报 2020 年和 2021 年的单病种数据。

3.《三级医院评审标准（2020 年版）》（国卫医发〔2020〕26 号）第二部分第四章对单病种（术种）质量控制指标提出了要求，每个单病种（术种）评价指标为 3 条，5 个监测指标。

（三）监测指标

每例单病种数据平均上报时间。

（四）指标定义

$$每例单病种数据平均上报时间 = \frac{51 个单病种上报平均用时之和}{51} \times 100\%，每季度。$$

（五）目标值

2022 年第二季度每例单病种数据平均上报时间降至 15 分钟以下。

（六）现况值

2021 年第一季度每例单病种数据平均上报时间为 26.3 分钟。

（七）预期延伸效益

制度 2 个、发表论文 1 篇、参加典型案例评选 3 次。

（八）原因分析

运用鱼骨图进行原因分析（图 2-5-34-1），找到 6 个主要原因，分别为无单病种管理组织体系、信息系统不完善、缺少多部门联合机制、缺乏相关的培训、监管不到位、知识缺乏。

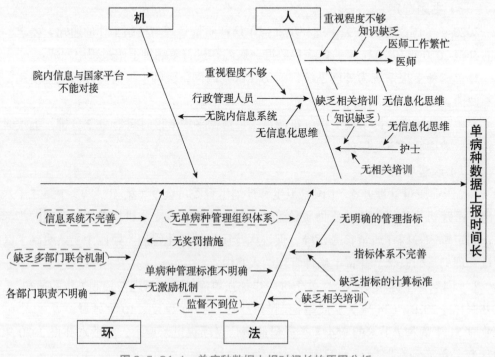

图 2-5-34-1 单病种数据上报时间长的原因分析

（九）真因验证

根据柏拉图（图 2-5-34-2），按照二八法则，找到占有 80% 原因，将主要问题列入首先解决的计划。

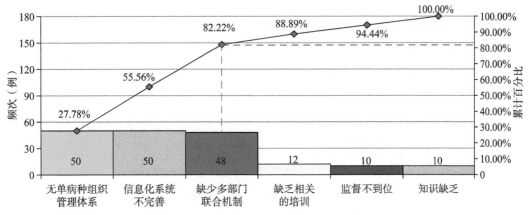

图 2-5-34-2　单病种数据上报时间长的真因验证

（十）对策计划

针对根本原因，运用 5W2H 制订相应的实施计划与对策（表 2-5-34-1）。

表 2-5-34-1　5W2H 实施计划

Why	What	How	When	How often	Who	Where
无单病管理组织体系	建立单病种管理组织体系，成立单病种管理委员会和单病种管理实施小组	根据国家要求，组织相关人员讨论，建立我院单病种管理组织体系，成立单病种管理委员会和单病种管理实施小组	2021 年 7 月	每月	王淑芳	质控科
信息化系统不完善	病种实现信息化提取达到100%	1. 根据国家有关文件，组织相关人员讨论，建立我院单病种管理平台，能与国家单病种平台对接 2. 逐渐实现上报项目的信息化提取	2021 年 3 月—2022 年 6 月	每周	姜璐肖伟	信息中心质控科
缺少多部门联合机制	打破科室壁垒，建立多部门联合机制	1. 成立持续改进项目组，打破科室壁垒 2. 制订项目推进计划，监管推进效果	2021 年 2 月	每周	肖伟	质控科

二、D 阶段

（一）建立单病种管理的组织体系

医院建立院科两级单病种管理体系，院级层面成立单病种管理委员会，下设办公室在质控科，科级层面建立单病种管理实施小组，分工明确，职责清晰（图2-5-34-3）。优化《单病种质量管理制度》《上报国家单病种质量管理与控制平台数据管理制度》。

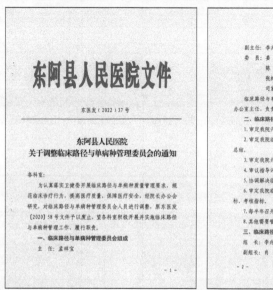
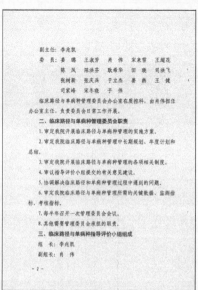

图 2-5-34-3　单病种管理委员会红头文件

（二）建立院内网单病种上报系统

建立本院单病种上报平台，仅使用一台电脑的内网系统即可完成单病种数据的自动采集、补录、审核与上传（图2-5-34-4）。

制订病种对接计划表，明确责任人和时间，除3个病种未开展外，其余48个病种均可在我院单病种平台上报后实现自动将数据上传至国家端单病种质量管理平台（图2-5-34-5）。

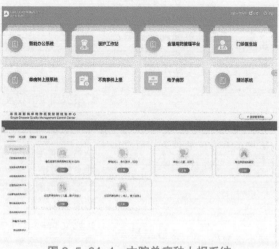

图 2-5-34-4　本院单病种上报系统

序号	病种	负责人	时间
1	髋关节置换术（THR）		
2	膝关节置换术（TKR）	孙磊	3.29-4.4
3	发育性髋关节发育不良（手术治疗）（DDH）		
4	严重脓毒症和脓毒症休克（SEP）早期治疗	秦冰新 孙磊	4.5-4.11
5	中高危风险患者预防静脉血栓栓塞症（VTE）		
6	围手术期预防感染（PIP）		
7	围手术期预防静脉血栓栓塞（DVT）	黄培杰	4.12-4.18
8	剖宫产（CS）		
9	HBV感染母婴阻断		
10	社区获得性肺炎（儿童，首次住院）（CAP2）	宋来迎 王瑞芳	4.19-4.25
11	哮喘（儿童，住院）（CAC2）		
12	社区获得性肺炎（成人，首次住院）（CAP）		
13	慢性阻塞性肺疾病急性发作（住院）（ABCOPD）		
14	哮喘（成人，急性发作，住院）（CAC）	王瑞芳	4.26-5.2
15	儿童急性淋巴细胞白血病（初始诱导化疗）（ALL）		
16	住院精神病（HBIPS）		
17	出血性卒中（ICH）	赵琳	5.3-5.9
18	脑膜瘤（初发手术治疗）（MEN）		
19	胶质瘤（初发，手术治疗）（GLI）		
20	垂体腺瘤（初发，手术治疗）（PA）	赵琳	5.10-5.16
21	急性动脉瘤性蛛网膜下腔出血（aSAH）		
22	脑梗死（首次住院）（STK）		
23	短暂性脑缺血发作（TIA）	王云焕	5.17-5.23
24	帕金森病（PD）		
26	乳腺癌（手术治疗）（BC）	杨猛	5.24-5.30
27	胃癌（手术治疗）（GC）		
28	甲状腺结节（手术治疗）（TN）	杨猛 王瑞芳	5.31-6.6
29	结肠癌（手术治疗）（CoC）		
30	儿童急性早幼粒细胞白血病（初始化疗）（APL）		
31	急性心肌梗死（ST段抬高型，首次住院）（STEMI）		
32	心力衰竭（HF）	付佳	6.7-6.13
33	房颤（AF）		
34	冠状动脉旁路移植术（CABG）		
35	肺癌（手术治疗）（LC）	赵昌政	6.14-6.20
36	主动脉瓣置换术（AVR）		
37	二尖瓣置换术（MVR）		
38	房间隔缺损修补术（ASD）	赵昌政	6.21-6.27
39	室间隔缺损修补术（VSD）		
40	异位妊娠（手术治疗）（EP）		
41	子宫肌瘤（手术治疗）（UM）	赵昌政	6.28-7.4
42	宫颈癌（手术治疗）（CC）		
43	卵巢肿瘤（手术治疗）（PT）		
44	舌鳞状细胞癌（手术治疗）（TCSS）	赵昌政	7.5-7.11
45	口腔种植术（OIT）		
46	原发性闭角型青光眼（手术治疗）（PACG）	赵昌政 赵琳	7.12-7.18
47	复杂性视网膜脱离（RD）		
48	惊厥性癫痫持续状态（CSE）		
49	糖尿病肾病（DKD）		
50	终末期肾脏血液透析（ESRD-HD）	陶长忠	7.19-7.25
51	终末期肾病腹膜透析（ESRD-PD）		

图 2-5-34-5 病种对接计划表

（三）建立多部门联合机制，制定单病种信息化提取规则

建立多部门联合机制，由医务科、质控科、病案室、信息中心与临床科室组成团队，将51个单病种质量监测信息项分为基本信息、费用信息、药物信息、检验检查信息、量表评分、诊疗信息等模板，每个模块制定信息提取的规则，商讨制定统一数据提取口径，实现了大部分数据的自动采集和填报（图2-5-34-6）。

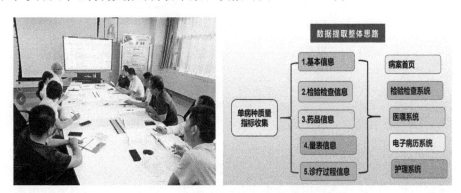

图 2-5-34-6 多部门联合会议及数据提取整体思路

三、S阶段

单病种上报病种多达51种，共有信息项954大类，项目数量6679个，信息庞杂，医院单病种上报平台应用前为纯手工填报，每例单病种上报平均用时为26.3分钟，建立医院单病种平台后进行信息项的自动抓取，上报用时平均降至10分钟，缩短了16.3分钟，提高了效率。同时数据上报提取率从0.00%升高到64.3%，减少了人工上报信息的数量，提高了上报的准确性（图2-5-34-7）。

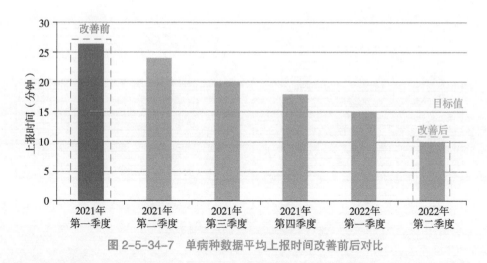

图 2-5-34-7　单病种数据平均上报时间改善前后对比

四、A 阶段

医院通过建立本院单病种管理组织体系和单病种管理平台，利用信息化手段提取单病种上报信息，多部门联合制定单病种信息化提取规则，使每例单病种数据平均上报时间从 26.3 分钟降至 10 分钟，数据上报提取率从 0.00% 提高至 64.3%，提高了单病种上报效率和准确性。

通过参加中国医疗质量大会和中国现代医院管理典型案例评选，将此管理模式推新到其他医疗机构，同时进行成果转化发表论文 1 篇。

五、项目团队介绍

此项目团队由质控科、医务部、药学部、信息管理中心、病案室、检验科及临床科室主任组成，实现了职能科室与临床科室的紧密协作。质控科负责各部门间协调、督促项目开展、组织培训等；计算机中心负责单病种平台建设，并实现与国家单病种平台对接，其他科室参与单病种信息提取方案的讨论、制定。项目组成员均具有从事医院管理决策实践经历，有本科及以上学历或中高级专业技术职称的医院管理领域专家（表 2-5-34-2、图 2-5-34-8）。

表 2-5-34-2　项目团队成员

姓名	部门	职称	参与内容
王淑芳	质控科	副主任护师	课题负责人
肖伟	质控科	副主任护师	课题设计，方案实施，中期报告、结题报告、论文撰写及投稿

续表

姓名	部门	职称	参与内容
耿希华	护理部	主任护师	负责医护配合内容的提取，并进行资料收集
王超花	药学部	副主任药师	负责药学信息化提取，并进行资料收集
郭秀燕	科教部	高级经济师	负责培训及数据统计，科研设计的指导
张洪振	神经科	副主任医师	协助实施信息化方案的落地，并进行资料收集
张庆兵	泌尿外科	副主任医师	协助实施信息化方案的落地，并进行资料收集
司洪飞	冠心病中心	副主任医师	协助实施信息化方案的落地，并进行资料收集
王健	内分泌科	副主任医师	协助实施信息化方案的落地，并进行资料收集
付延运	关节外科	主治医师	协助实施信息化方案的落地，并进行资料收集

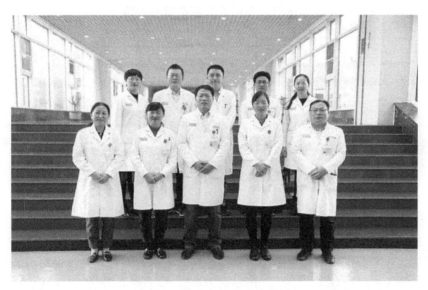

图 2-5-34-8 项目团队成员

案例 35　提高病案首页主要诊断编码正确率

项目负责人：漳州市医院　郭孟贤，黄清华，詹耀坤

项目起止时间：2020 年 11 月—2021 年 12 月

概述

1. 背景和目的：病案首页数据质量特别是主要诊断编码正确率是支撑 DRG/DIP 分组、评价医疗质量安全水平和技术能力等工作的基础。2021 年 2 月国家卫生健康委发布了《2021 年国家医疗质量安全改进目标》，"提高病案首页主要诊断编码正确率"是十大改进目标之一。本院于 2021 年 3 月启动本项改进工作，通过基线调查了解现状，查找问题，利用 PDSA 质量管理工具，提高病案首页编码正确率，为医疗质量评价及医保付费制度改革奠定数据基础。

2. 方法：运用 PDSA 质量管理工具，制定"病案首页主要诊断编码正确率"指标，采取制定工作方案，构建组织结构；制定主要诊断选择与编码规范技术指南；组织开展培训、学习、考核；制定常态化监督管理机制。

3. 结果：主要诊断编码正确率达到 95% 以上，达到国家病案质控中心设定目标，实现本院病案首页主要诊断选择和编码质量的提升。

4. 结论：PDSA 使本院在推进"提高病案首页主要诊断编码正确率"这一安全目标工作的方法上更科学、有效，奠定医疗质量评价及 DIP 付费制度改革工作中的病案首页数据质量基础；推进区域编码质量的提升。

一、P 阶段

（一）主题选定

病案首页主要诊断是 DRG/DIP 分组最重要的依据，是疾病谱及相关病种质量分析的重要数据，主要诊断编码正确率将影响医院医疗质量安全水平和技术能力的评价。为了解本院目前编码质量情况，对本院病案首页主要诊断编码正确率有清楚的认识，对本院 2020 年 11 月出院病历（按出院时间选择前 200 份）进行基线调查，结果显示主要诊断编码正确率仅 77%。

（二）改进依据

《国家卫生健康委办公厅关于印发 2021 年国家医疗质量安全改进目标的通知》（国卫办医函〔2021〕76 号）目标六"提高病案首页主要诊断编码正确率"。

（三）监测指标

提高病案首页主要诊断编码正确率。

（四）指标定义

病案首页主要诊断编码正确率 =

$\dfrac{病案首页主要诊断编码正确的出院患者病历数}{同期出院患者病历总数} \times 100\%$，每月。

（五）目标值

2021 年主要诊断编码正确率达到 82% 以上。

（六）现况数值

2020 年 11 月 77%（154/200）。

（七）预期延伸效益

规范性文件 1 份，编码员规范化培训方案及标准流程 1 份；每月 1 份编码质控简报。

（八）原因分析

运用鱼骨图进行原因分析（图 2-5-35-1），找到 7 个主要原因，分别是医院缺乏总体工作构架、无对主要诊断选择原则的解释说明、编码人员相关专业知识储备不足、检查监督力度不足、无有效奖罚措施、编码员与医务人员无便捷有效的沟通渠道、医务人员重视程度不足。

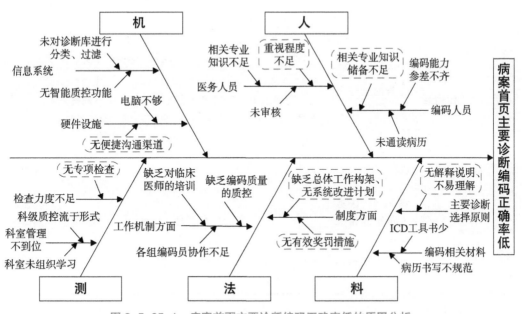

图 2-5-35-1　病案首页主要诊断编码正确率低的原因分析

（九）真因验证

利用现场调查对要因进行真因验证，根据柏拉图（图 2-5-35-2），按照二八法则，找到占有 80% 原因，将主要问题列入首先解决的计划。

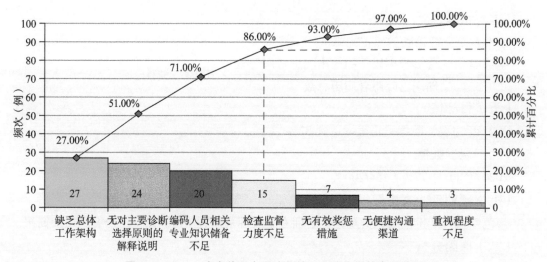

图 2-5-35-2　病案首页主要诊断编码正确率低的真因验证

（十）对策计划

根据真因充分讨论，运用 5W2H 制订相应计划与对策（表 2-5-35-1）。

表 2-5-35-1　5W2H 实施计划

Why	What	How	When	How often	Where	Who
缺乏总体工作构架	完善的工作方案、组织架构	制定工作方案，构建组织结构	2021 年 4 月	1 份	病案室	郭孟贤詹耀坤
无对主要诊断选择原则的解释说明	简单易懂的规范性文件	制定主要诊断填写与编码规范技术指南	2021 年 4 月	1 份	病案室	郭孟贤黄清华
编码人员相关专业知识储备不足	编码员、医务人员掌握相关知识	学习、考核、培训	2021 年 5 月	每月	病案室	郭孟贤黄清华詹耀坤
检查监督力度不足	形成常规检查机制	制定常态化监督管理机制	2021 年 5 月	每月	病案室	黄清华

二、D 阶段

（一）制定工作方案

制定《关于提高病案首页主要诊断编码正确率的实施方案》，成立改进小组，确定改进方案（图 2-5-35-3）。

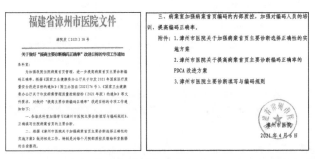

图 2-5-35-3 提高病案首页主要诊断编码正确率的实施方案

（二）制定主要诊断选择与编码规范技术指南

制定"漳州市医院病案首页主要诊断选择原则和编码规则"，结合案例对主要诊断选择细则进行解读（图 2-5-35-4）。

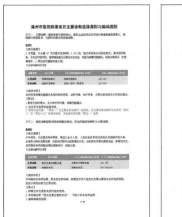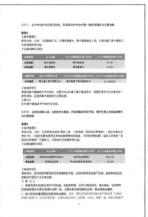

图 2-5-35-4 病案首页主要诊断选择原则和编码规则

（三）举办培训、考核等一系列改进活动

1. 举办临床医师病案首页填写规范培训会议，并组织现场考试（图 2-5-35-5）。

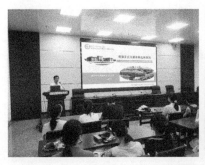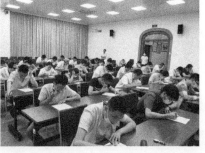

图 2-5-35-5 病案首页填写规范培训、考核

2.加强编码人员业务培训：制定编码员规范化培训方案，对新入职编码员进行规范化培训；加强科室业务学习，每月组织一次编码讨论会，制定疑难编码的备忘录；鼓励参加国家级培训考试，2021 年 3 人取得国家级编码证（图 2-5-35-6）。

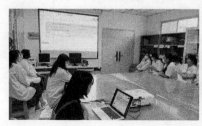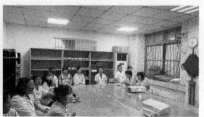

图 2-5-35-6　编码培训、讨论会议

（四）制定常态化监督管理机制

对临床医师病案首页主要诊断选择进行专项检查，每月 1 次；成立的编码质控小组，对编码准确性进行质控，每月 1 次，并制作病案编码月质控简报（图 2-5-35-7）。

三、S 阶段

通过制定工作方案，构建组织结构；制定主要诊断选择与编码规范技术指南；学习、考核、培训；制定常态化监督管理机制。主要诊断编码正确率由改善前 77% 提高到 95% 以上（图 2-5-35-8）。

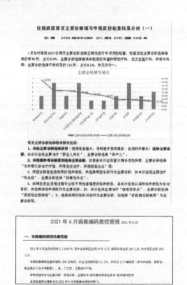

图 2-5-35-7　检查结果情况

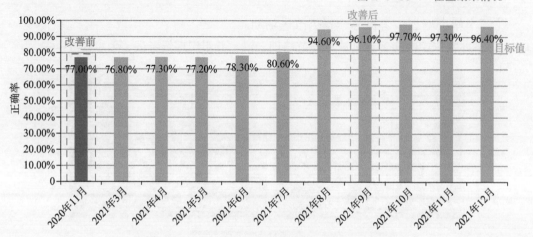

图 2-5-35-8　病案首页主要诊断编码正确率改善前后对比

四、A 阶段

1.形成编码员规范化培训方案，让新进人员能够尽快掌握相关知识，并保证编码质量（图2-5-35-9）。①质控频率：每月1次。②质控量：（根据上期各编码员错误率）错误率＜5%者质控10%；错误率5%～10%者质控20%；错误率＞10%者质控30%。③质控方式：每季度前2个月质控主要诊断与主要手术编码，第3个月全编码质控。④质控结果应用：建立编码员编码质控档案；持续改进（每月科室编码质控会）。

2.成立独立的病案编码质控组，每月对科室相关人员编码质量组织检查，召开专题分析会议，形成病案编码月质控简报，促进科室编码质量的提升（图2-5-35-10）。

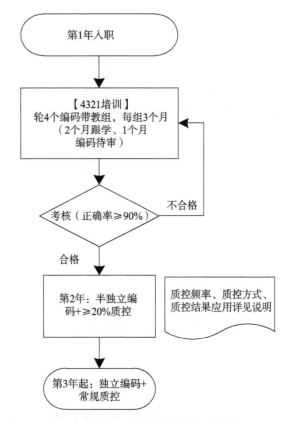

图2-5-35-9　编码员规范化培训流程

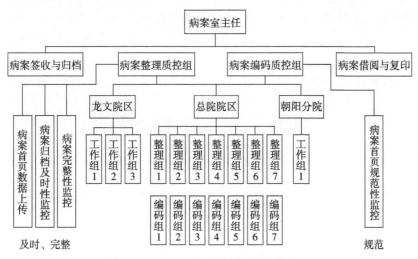

图2-5-35-10　病案室分组及责任分工

五、项目团队介绍

此项目团队由病案室、质控科人员组成，病案室主任负责总体规划和总体部署，质控科分管病历质量的科员负责组织、协调、推进具体工作，病案室编码质控小组成员负责相关专业知识解读及编码质控工作（表2-5-35-2、图2-5-35-11）。

表2-5-35-2 项目团队成员

姓名	部门	职称	参与内容
郭孟贤	病案室	主任医师	项目负责人、决策者，专项工作方案制定
黄清华	病案室	高级工程师	编码组组长，编码质控，编码员培训
陈金霞	病案室	病案技师	编码质控、带教
丁艺丽	病案室	病案技师	编码质控、带教
吴盛文	病案室	病案技师	编码质控、带教
詹耀坤	质控科	科员	组织培训、起草工作方案

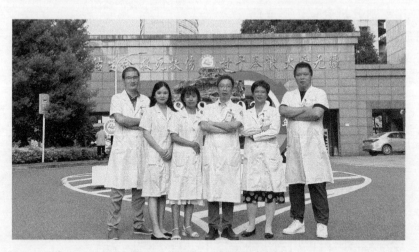

图2-5-35-11 项目团队成员

案例 36 提高医疗质量指标填报正确率

项目负责人：河北燕达陆道培医院 刘海燕，王松

项目起止时间：2021 年 6 月—2023 年 3 月

概述

1. 背景和目的：医疗质量指标体系已作为衡量评价医院医疗质量管理水平的重要工具，医疗质量指标体系中每一个指标的分子、分母、监测值等数据的真实性、准确性、完整性、是否符合指标要求等管理内容，决定了指标体系能否真实、有效地发挥作用，是否会引发政策制定的偏差，是医疗质量管理需要关注的内容。本院在日常督导检查发现医疗质量指标管理部门提供的数值与核查实际值存在差异，错误数据占比较高，因此制定提高医疗质量指标填报正确率改进项目。

2. 方法：运用 PDSA 质量管理工具，制定医疗质量指标填报正确率指标。采取制定并解读医院数据管理制度、数据填报管理表单模板，制定职能部门联络员遴选管理规定，专人负责本部门 / 科室数据管理工作等系列措施。

3. 结果：医疗质量指标填报正确率提高到 95.98%，明确数据负责部门、汇总核查部门等职责划分，数据负责部门从数据清单、数据采集、数据验证、数据汇总（对外报送）、数据应用（数据分析、改进）五部分内容对医疗质量指标数据进行管理。

4. 结论：PDSA 质量管理工具能有效提高医疗质量指标填报正确率，降低错误数据占比，达到预期目标。

一、P 阶段

（一）主题选定

质控指标是开展医疗质量管理工作的基础性工具，医院应当建立适合本机构实际情况的指标体系，明确相关指标定义、数据采集、汇总、分析、反馈和应用方式。而医疗质量管理是一个连续的、持续改进的过程，需要定期进行评估，以便明确当前工作情况，及时调整下一步工作方向和重点。因此对适用本院医疗质量指标进行日常督导检查，适用本院条目 199 条，部门 / 科室填报 5 年数据（2018—2022 年）995 个，核查正确数据 708 个、错误数据 223 个，其中分子错误 116 个，分母错误 107 个。错误类型主要有：取值范围错误、原始资料不可追溯、与标准要求佐证材料不符等（图 2-5-36-1）。错误数据不仅会影响医疗质量安全决策的制定，管理水平的提升，也会影响医院评审通过。

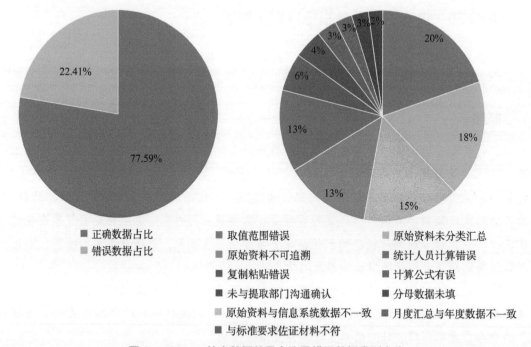

图 2-5-36-1　核查数据结果占比及错误数据类型占比

（二）改进依据

1.《三级医院评审标准（2020 年版）实施细则》（国卫办医发〔2021〕19 号）四、数据核查原则（四）所有错误数据，应当按核查后的数据结果再次计算。并根据错误数据占现场核查数据总数百分比进行惩罚性扣分。错误数据 10%（含）以上，不予通过。五、数据核查准备指引（二）该清单应当包含每个数据定义、数据源、采集方式、采集时间范畴，采集结果等要素，数据应当有负责部门，有条件的应当设置汇总部门；（三）对于计算所得的数据，应当有可追溯的原始数据。

2.《三级医院评审标准（2020 年版）实施细则》（国卫办医发〔2021〕19 号）第一百五十四条：医院信息系统能够系统、连续、准确地采集、存储、传输、处理相关的信息，为医院管理、临床医疗和服务提供包括决策支持类的信息技术支撑，并根据国家相关规定，实现信息互联互通、交互共享。

3.《三级医院评审标准（2020 年版）实施细则》（国卫办医发〔2021〕19 号）第二十四条【细则】2.1.24.2 对医疗质量信息数据开展内部验证，并及时分析和反馈。

4.《三级医院评审标准（2020 年版）实施细则》（国卫办医发〔2021〕19 号）第一百五十六条：根据《中华人民共和国统计法》与卫生健康行政部门规定，完成医院基本运行状况、医疗质量安全、医疗技术、诊疗信息和临床用药监测信息等相关数据报送工作，确保数据真实可靠、可追溯。

5.《中华人民共和国统计法》（中华人民共和国主席令第十五号）第七条 国家机关、企业事业单位和其他组织以及个体工商户和个人等统计调查对象，必须依照本法和国家有关规定，真实、准确、完整、及时地提供统计调查所需的资料，不得提供不真实或者不完整的统计资料，不得迟报、拒报统计资料。

6.《三级医院评审标准（2020年版）实施细则》（国卫办医发〔2021〕19号）第十八条：熟练运用医疗质量管理工具开展医疗质量管理与自我评价，完善本院医疗质量管理相关指标体系，掌握本院医疗质量基础数据。

（三）监测指标

医疗质量指标填报正确率。

（四）指标定义

$$医疗质量指标填报正确率 = \frac{填报正确数据个数}{同期填报数据总个数} \times 100\%，每季度。$$

（五）目标值

2021年医疗质量指标填报正确率≥95%。

（六）现况数值

2018年75.38%（150/199）；2019年79.40%（158/199）；2020年78.89%（157/199）；2021年73.37%（146/199）；2022年80.90%（161/199）。

（七）预期延伸效益

制度1个，流程2个，会议投稿2个，发表论文1篇。

（八）原因分析

经小组成员充分讨论及现场确认后确定主要要因9个：各部门职责不清，不知晓数据管理方式，原始资料缺失，审核、验证流于形式，未建立PDSA持续改进管理理念，未学习最新法律法规，未有分析、汇总资料，指标说明不理解，信息系统未互联互通（图2-5-36-2）。

（九）真因验证

经现场核查确认后绘制柏拉图，根据二八法则，找到占比百分之八十的要因频次数，确定各部门职责不清（频次数80）、不知晓数据管理方式（频次数79）、原始资料缺失（频次数66）、审核、验证流于形式（频次数56）、未建立PDSA持续改进管理理念（频次数53）共5个真因列入首先解决的计划（图2-5-36-3）。

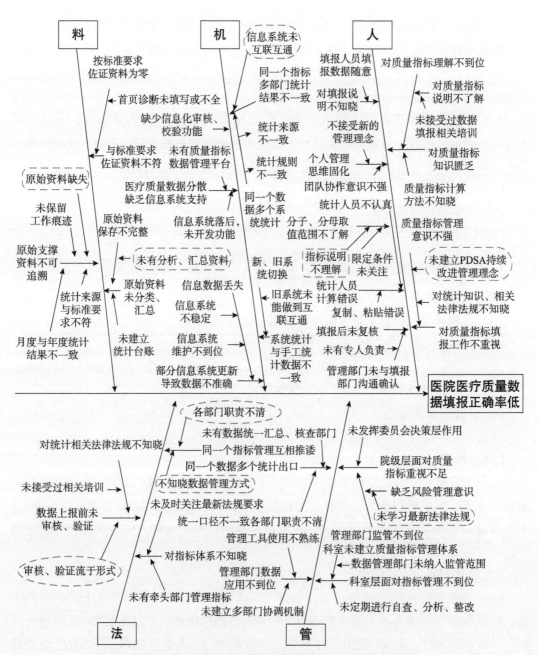

图 2-5-36-2　医院医疗质量数据填报正确率低的原因分析

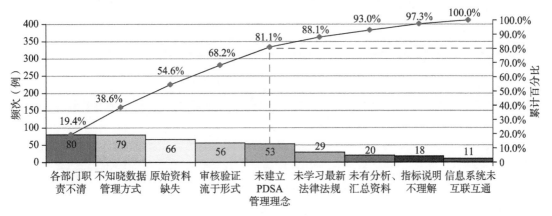

图 2-5-36-3 医院医疗质量数据填报正确率低的真因验证

（十）对策计划

根据真因充分讨论，运用 5W2H 制订相应计划与对策（表 2-5-36-1）。

表 2-5-36-1 5W2H 实施计划

Why	What	How	When	How often	Where	Who
各部门职责不清	各类数据有负责部门，医院有汇总核查部门职责明确	制定医院数据管理制度、数据填报管理表单模板	2022年1月	每两年1次	质量控制办公室	刘海燕
不知晓数据管理方式	数据负责部门按照数据清单、数据采集、数据核验、数据汇总、数据应用管理落实到位	制作数据填报表单（13个部门/科室）并下发至数据负责部门。组建微信沟通群，群内发布数据填报管理表单模板相关要求	2021年9月	1次	质量控制办公室	刘海燕 夏雪艳
		培训数据管理制度，解读数据填报模板	2022年9月	1次	6号楼地下一层会议室	刘海燕
原始资料缺失	保证原始资料完整、真实、与指标要求相符	一对一解读指标定义、计算方法、指标说明等内容，深入理解指标数据意义，及时整理汇总原始资料保证数据可追溯	2022年10月—2023年3月	随时	药剂科 输血科 护理部 病案室 检验医学科 麻醉科 感控科 医务部	刘海燕 王 松

343

Why	What	How	When	How often	Where	Who
审核、验证流于形式	质量指标填报正确率≥95%	制定职能部门联络员遴选管理规定，专人负责本部门/科室数据管理工作	2023年2月	1次	质量控制办公室	刘海燕
		质控办每季度审核/验证数据负责部门填报质量指标情况将核查结果反馈至相应部门并督促相关部门落实整改	2022年10月	每季度1次	药剂科输血科护理部病案室检验医学科麻醉科感控科医务部	刘海燕王松
未建立PDSA持续改进管理理念	数据负责部门根据指标完成情况，运用质量管理工具开展医疗质量管理与自我评价，体现持续改进	针对数据指标完成情况，对指标不达标或趋势不好的指标给予建议，做PDSA持续改进案例	2022年10月至2023年3月	每季度1次	药剂科输血科护理部病案室检验医学科麻醉科感控科医务部	刘海燕王松
		院内组织中层以上人员进行质量管理工具培训	2020年7月至2022年9月	每年至少1次	7号楼一层会议室	刘海燕
		组建院内PDSA持续改进沟通群，实时发布医疗质量管理线上培训课程	2021年6月	实时	群内发布	刘海燕

二、D 阶段

1.组织小组成员讨论制定《医院数据管理制度》、数据填报管理表单模板，明确数据负责部门（数据条目管理部门）、汇总核查部门（质量控制办公室）等职责划分，并在医疗质量管理委员会投票通过，全院各部门/科室遵照执行（图 2-5-36-4）。

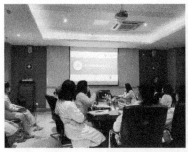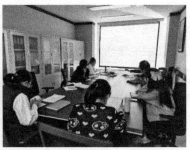

图 2-5-36-4　医疗质量管理委员会及部门落实执行制度

2.制作数据填报表单（13个部门/科室）并下发至数据负责部门，组建微信沟通群，群内发布数据填报管理表单模板相关要求（图 2-5-36-5）。

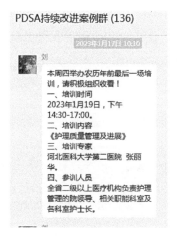

图 2-5-36-5　各数据负责部门汇总及微信群通知

3.培训数据管理制度，解读数据填报模板，模板包含数据清单、数据采集、数据验证、数据汇总（对外报送）、数据应用（数据分析、改进）五部分内容，以医疗安全不良事件报告率指标为例，解读数据填报表单要求（图 2-5-36-6）。

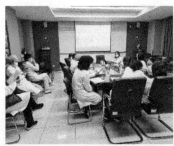

图 2-5-36-6　数据管理制度培训及管理表单模板

4. 质控办深入部门/科室对药剂科、输血科、护理部、病案室、检验医学科等13个数据负责部门一对一解读指标定义、计算方法、指标说明等内容，协助部门/科室整理汇总原始资料，保证数据追溯（图2-5-36-7）。

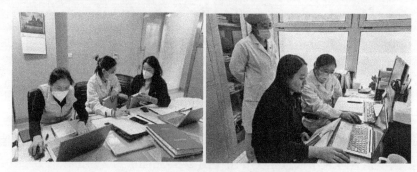

图 2-5-36-7　输血科、药剂科辅导

5. 商讨并制定部门/科室联络员遴选管理规定，专人负责本部门/科室数据管理工作（图2-5-36-8）。

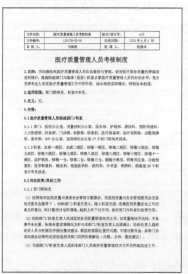
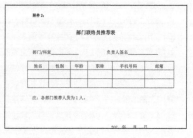
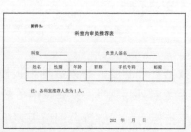

图 2-5-36-8　职能部门联络员遴选管理规定

6. 质控办自2022年10月至2023年3月核查13个数据负责部门质量指标填报数据，撰写数据核查表单（包括指标名称、分子/分母、监测值、核查问题、整改建议、对应第三部分现场条款等内容）、核查报告（包括核查时间、地点、核查结果、主要问题、整改建议等内容）并反馈至相应部门，督促相关部门/科室将数据与第三部分现场条款相对应并做好持续改进工作，每季度撰写季度数据核查报告上报至分管院长（图2-5-36-9）。

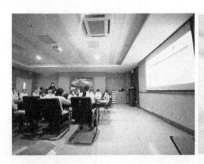

1.药剂科第二部分数据核查表单2022.11.14	1.药剂科第二部分数据核查报告2022.11.14
2.护理部第二部分数据核查表单2022.11.8	2.护理部第二部分数据核查报告2022.11.10
3.医学检验科第二部分数据核查表2022.12.1	3.医学检验科第二部分数据核查报告2022.12.1
4.麻醉科第二部分数据核查表单2022.12.2	4.麻醉科第二部分数据核查报告2022.12.2
5.输血科第二部分数据核查表2023.3.7	5.输血科第二部分数据核查报告2023.3.7
6.病案室第二部分数据核查表2023.3.8	6.病案室第二部分数据核查报告2023.3.8
7.感控科第二部分数据核查表2023.3.9	7.感控科第二部分数据核查报告2023.3.9
8.人力资源部第二部分数据核查表2023.3.14	
9.科教部第二部分数据核查表2023.3.10	
10.财务部第二部分数据核查表2023.3.11	10.财务部第二部分数据核查报告2023.3.13
11.医务部第二部分数据核查表2023.3.13	11.医务部第二部分数据核查报告2023.3.13

图 2-5-36-9 数据核查表汇总及核查报告汇总

7. 针对数据指标适用情况，质控办从《2021 年国家医疗服务与质量安全报告》中提取委属委管、三级公立、三级民营、肿瘤专科医院平均值，从《2020 年河北省医疗服务数据评价报告》中提取肿瘤科均值，共涉及指标 77 个，反馈至相应指标管理部门，为指标不达标或趋势不好的指标持续改进制定目标值提供参考（图 2-5-36-10）。

国家医疗服务与质量安全报告（2021年版）																		
标准	页码	委属委管				三级公立				三级民营				肿瘤专科			
		2017	2018	2019	2020	2017	2018	2019	2020	2017	2018	2019	2020	2017	2018	2019	2020
实际开放床位数	P5	2642.38	2815.20	2914.12	2986.70	1376.62	1318.92	1339.64	1328.43	938.68	893.94	858.83	887.91	719.67	803.26	767.93	825.33
床位使用率	P239	105.78	106.39	105.61	80.50	100.81	98.79	99.35	81.54	91.36	84.66	85.92	75.75	82.07	69.67	76.21	77.72

国家医疗服务与质量安全报告（2021年版）																		
标准	页码	委属委管				三级公立				三级民营				肿瘤专科			
		2017	2018	2019	2020	2017	2018	2019	2020	2017	2018	2019	2020	2017	2018	2019	2020
门诊次均费用增幅	P242	14.92	-6.71	2.75	20.18	13.48	2.25	6.39	15.36	4.07	8.87	7.82	20.54	13.40	23.55	18.78	
门诊次均药品费用增幅	P242	-6.07	-3.51	2.39	13.77	12.62	2.41	4.78	8.17	5.08	6.69	3.77	10.72	7.05	14.69	12.97	
住院次均费用增幅	P249	5.19	-1.47	8.41	10.01	2.34	2.41	4.44	8.57	7.30	12.24	0.49	15.70	-5.32	-1.44	17.92	
住院次均药品费用增幅	P250	-8.36	14.14	115.55	6.19	-8.59	-8.61	2.61	4.09	-1.23	7.93	5.69	4.86	-15.52	10.74	39.29	

图 2-5-36-10 汇总各数据指标均值

8. 院内组织中层以上人员进行质量管理工具培训，共 5 次，分别是 2020 年 7 月 17 日，2021 年 6 月 22 日、23 日，2022 年 6 月 1 日、9 月 23 日，经过培训使管理人员质量管理能力得到进一步提升（图 2-5-36-11）。

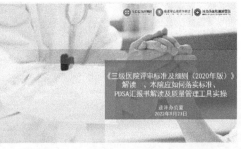

图 2-5-36-11 质量管理工具培训

9. 2021 年 6 月组建院内 PDSA 持续改进沟通群，共实时发布医疗质量管理线上培训课程 64 个，包含河北省医疗评价指导中心、医管直通车、中国质量协会等发布的课程（图 2-5-36-12）。

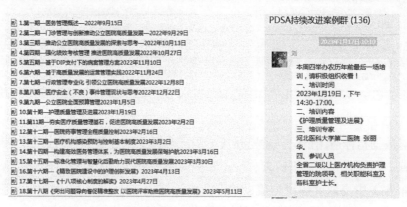

图 2-5-36-12 院内 PDSA 持续改进沟通群及发布的培训课程

三、S 阶段

通过制定医院数据管理制度，制作数据填报表单，明确数据负责部门、汇总核查部门等职责划分，按制度要求数据负责部门从数据清单、数据采集、数据验证、数据汇总（对外报送）、数据应用（数据分析、改进）五部分内容对医疗质量指标数据进行管理，按管理频次定期统计、分析、总结、改进。质控办每季度按照数据管理五部分内容进行数据核查，并将核查结果反馈至相应部门，督促相关部门落实整改。医疗质量指标核验前正确率 2018 年由 75.38% 提高到 95.98%，2019 年由 79.40% 提高到 95.98%，2021 年由 78.89% 提高到 95.98%，2022 由 80.89% 提高到 95.98%。2023 年第一季度核验结果共 231 个指标，693 个数据，正确 670 个，错误 23 个，正确率 96.68%（图 2-5-36-13）。

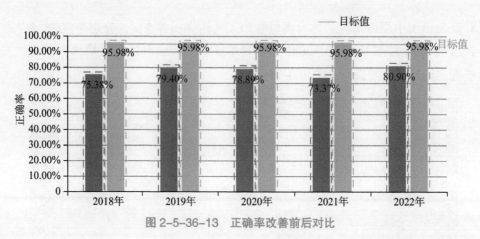

图 2-5-36-13 正确率改善前后对比

四、A 阶段

1. 标准化管理方面：制定医院数据管理制度、数据填报表单模板、数据验证流程、报送数据及其他信息流程、统一数据汇总审核部门，部门/科室联络员遴选管理规定（图 2-5-36-14）。

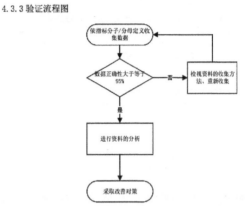

文件名称：	医院数据管理制度	版本/修订号：	B/0
文件编号：	LDP/ZN-ZK-05	生效日期：	2022 年 8 月 1 日
审核人：	刘海燕	批准人：	陆佩华

医院数据管理制度

1. 目的： 为保证医院数据的真实性、完整性、准确性、及时性，衡量医疗质量改善效果，为医院决策者提供可信赖的数据信息支持。根据《中华人民共和国统计法》、卫生行政部门规定，结合本院实际，特制定医院数据管理制度。

2. 适用范围： 与统计工作相关科室和个人。

3. 定义：

3.1 从数据清单、数据采集、数据验证、数据汇总（对外报送）、数据应用（数据分析、改进）对数据进行其真实性、完整性、准确性等目标管理的过程。

3.2 数据项目管理部门（数据应用部门），指医院承担数据填报、管理工作职能的科室；

相关科室，指医院除数据项目管理部门以外的与数据填报工作相关的科室。

3.3 上报数据，指院内下级部门向管理部门，或管理部门向院领导报送的数据；

报出数据，指以文件、报表等方式向上级管理部门报送的数据。

4.3.3 验证流程图

图 2-5-36-14 部分数据管理制度及验证流程

2. 质量管理能力提升：2023 年申报国家卫生健康委医院管理研究所组织的医疗质量循证管理持续改进研究项目，为《探索医院高质量发展背景下医疗质量指标数据管理研究》已立项。2023 年投稿国家卫生健康委医院管理研究所组织的 2023 年医疗质量安全持续改进典型案例活动，此项目评为卓越案例（图 2-5-36-15）。

项目编号	名 称	申请人	申请单位
YLZLXZ23G009	脑卒中偏瘫患者良肢位管理的循证实践	温耀甫	西安交通大学第一附属医院
YLZLXZ23G010	ICU 经口气管插管患者口腔黏膜压力性损伤预防的循证护理实践	蒋少娟	南京医科大学附属脑科医院
YLZLXZ23G011	基于循证的卵巢癌患者术前营养管理方案构建与应用	刘丽丽	南京大学医学院附属鼓楼医院
YLZLXZ23G012	肺癌手术患者病历书写质量评价指标体系研究	钱庆文	清华大学深圳国际研究生院（医院管理研究所）
YLZLXZ23G013	基于循证的头颈癌患者放射性皮炎自我管理方案构建与应用	许丽春	厦门大学附属中山医院
YLZLXZ23G014	基于循证的健康素养用药依从快速评估量表制定及精细用药指导体系建立与研究	赵志刚	首都医科大学附属北京天坛医院
YLZLXZ23G015	利用 AI 提升医院检查预约与排程效能的研究与应用	马 琳	浙江省人民医院
YLZLXZ23G016	健康医共体理念下疾病筛查与连续医疗服务协作模式构建及质量控制与持续改进研究	崔永春	山东第一医科大学附属肿瘤医院（山东省肿瘤医院）
YLZLXZ23G017	基于人工智能的公立医院绩效考核综合管理研究构建	尤剑马	清华大学华西医院
YLZLXZ23G018	DRG 支付背景下基于全过程管理的医疗质量评价体系构建	陈丹丹	江苏大学附属医院
YLZLXZ23G019	基于多学科协作的正畸正颌智慧平台的数智应用研究	杨 欣	南京市口腔医院
YLZLXZ23G020	择期手术排程顺序及延迟对医疗质量的影响决策研究	林家民	浙江省台州医院
YLZLXZ23G021	医院精细化管理背景下医疗机构感染防控风险评价体系研究	易凤华	中山大学孙逸仙纪念医院
YLZLXZ23G022	基于患者满意度的医院科室窗口服务质量提升策略研究	易晓佳	昆明医科大学第二附属医院
YLZLXZ23G023	基于物联信息管理系统和医院多系统或平台深度融合的麻醉药品智能化管理体系构建	李 茁	陕西省人民医院
YLZLXZ23G024	探索医院高质量发展背景下医疗质量指标数据管理研究	刘海燕	河北燕达陆道培医院
YLZLXZ23G025	医患共同决策视角下疾病新技术选择偏好评估及应用分析（以放疗技术为例）	张曙欣	中国医学科学院某某医院
YLZLXZ23G026	探索以"核查清单"为抓手的国家人类辅助生殖技术配子安全管理模式的建立	吴红萍	北京大学第三医院

医疗质量（循证）管理研究项目
协议书

甲方：国家卫生健康委医院管理研究所

乙方：河北燕达陆道培医院

2023 年 9 月

图 2-5-36-15 循证医学项目立项

五、项目团队介绍

项目小组成员共 10 人，由质量控制办公室主任牵头组织，负责总体规划和部署，

成员由质量控制办公室、感控科、药剂科、护理部、输血科、检验医学科、信息科
组成（表 2-5-36-2、图 2-5-36-16）。

表 2-5-36-2　项目团队成员

姓名	部门	职称	参与内容
刘海燕	质量控制办公室	主管护师	主题选定、计划拟定、现状调查、目标设定、因素分析
王松	质量控制办公室	主治医师 中级统计师	现状调查、因素分析、对策拟定、对策实施、对策改善
夏雪艳	质量控制办公室	无	现状调查、因素分析、对策拟定、对策实施、对策改善
杜秀珍	感控科	副主任护师	现状调查、因素分析、对策实施
吴丹	感控科	公卫医师	现状调查、因素分析、对策实施
周洁	药剂科	副主任药师	现状调查、因素分析、对策实施
张翠萍	护理部	主管护师	现状调查、因素分析、对策实施
蒋文尧	输血科	输血技师	现状调查、因素分析、对策实施
于桐桐	检验医学科	主管检验师	现状调查、因素分析、对策实施
赵辰良	信息科	无	现状调查、因素分析、对策实施

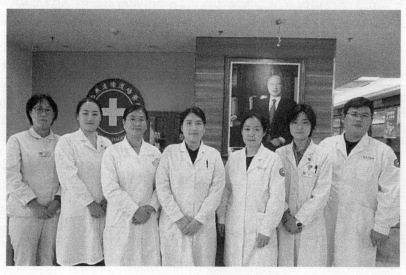

图 2-5-36-16　项目团队成员

案例 37　提高医疗质量安全不良事件报告率

项目负责人：淮北市人民医院　杨静，张黎明

项目起止时间：2022 年 1—12 月

概述

1. 背景和目的：2021 年度《国家医疗服务与质量安全报告》提出每百出院人次医疗质量安全不良事件上报例数均值为 1.75，其中三级公立医院为 1.40。2021 年本院每百出院人次上报例数仅 1.29，较国家平均水平仍需进一步提高。

2. 方法：运用 PDSA 质量管理工具，优化上报制度，规范上报表单，增加上报途径；每半年在全院进行医疗质量（安全）不良事件培训，丰富学习模式，提高上报意识；每月职能部门督导检查，数据统计，质管部负责数据汇总每季度分析汇报。

3. 结果：改进后本院每百出院人次上报例数增加到 1.65，上报率数据呈良好趋势，但仍需提高。

4. 结论：利用 PDSA 周而复始、不断循环的质量管理工具建立医院质量管理模式，对提高本院不良事件上报质量取得了一定成效，从而使医院医疗安全与质量逐步提升。

一、P 阶段

（一）主题选定

2020 年与 2021 年本院的每百出院人次医疗质量不良事件上报低于国家三级公立医院平均水平，另 2021 年本院医疗质量安全不良事件的上报部门归口不统一，His 及病历系统新老系统交替，填报卡复杂及上报流程烦琐，为减少上报漏洞及流程堵点，保障患者的安全，促进医疗质量的持续改进选定此主题。

（二）改进依据

1.《医疗质量管理办法》[国家卫生和计划生育委员会令（第 10 号）]第三十四条"国家建立医疗质量（安全）不良事件报告制度，鼓励医疗机构和医务人员主动上报临床诊疗过程中的不良事件，促进信息共享和持续改进。医疗机构应当建立医疗质量（安全）不良事件信息采集、记录和报告相关制度，并作为医疗机构持续改进医疗质量的重要基础工作"。

2.《国家卫生健康委办公厅关于印发三级医院评审标准（2020 年版）的通知》（国卫医发〔2020〕26 号）第二章临床服务质量与安全管理中第六十五条"以减少诊疗活动对患者的伤害为目标，建立医疗质量（安全）不良事件信息采集、记录和报告相关制度和激励机制。有对本院医疗质量（安全）不良事件及管理缺陷进行统计分析、信息共享和持续改进机制"。

3.《国家卫生健康委办公厅关于印发 2021 年国家医疗质量安全改进目标的通知》（国卫办医函〔2021〕76 号）目标七"提高医疗安全不良事件报告率"。

（三）监测指标

每百出院人次医疗质量安全不良事件报告率。

（四）指标定义

$$每百出院人次医疗质量安全不良事件报告率 = \frac{医疗质量安全不良事件报告数}{同期出院患者人次数} \times 100\%。$$

（五）目标值

每年增加≥0.3 例，到 2022 年 12 月达每百出院人次医疗质量不良事件上报数为 1.60 例。

（六）现况数值

2021 年我院每百出院人次医疗质量安全不良事件上报数为 1.29 例。

（七）预期延伸效益

制定 SOP 3 个，预期发表论文 1 篇。各指标值呈良好趋势，形成主动上报不良事件的机制。

（八）原因分析

运用鱼骨图进行原因分析，找出 7 个主要原因，分别为对不良事件的所属范围模糊，上报制度不健全，上报卡及流程复杂，医务人员对医疗质量安全不良事件知晓率低，归口部门不明确，不良事件发生后未及时对其分析及反馈，培训效果不佳（图 2-5-37-1）。

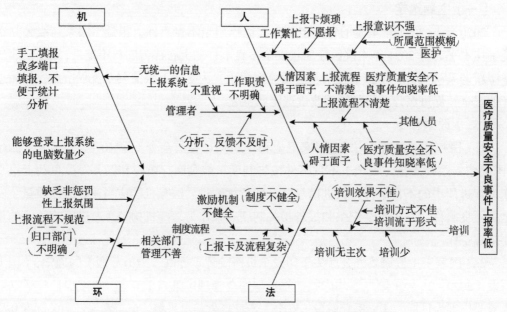

图 2-5-37-1　医疗质量安全不良事件上报率低的原因分析

（九）真因验证

　　针对主要原因，组织医疗质量管理部、护理部、药学部、输血科、医学设备科、信息管理科、医务部进行问卷调查，针对主要原因绘制柏拉图。按照"80/20"法则，找到3个需要急需解决的真因：①上报卡及流程复杂；②医务人员对医疗质量安全事件知晓率低；③归口部门不明确，列入首先解决的计划（图2-5-37-2）。

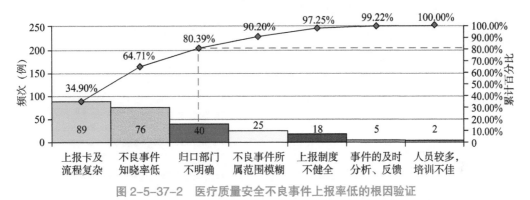

图 2-5-37-2　医疗质量安全不良事件上报率低的根因验证

（十）对策计划

　　根据真因充分讨论，运用5W2H制订相应计划与对策（表2-5-37-1）。

表 2-5-37-1　5W2H实施计划

Why	What	How	When	How often	Where	Who
上报卡及流程复杂	完善、优化上报卡及上报流程	优化上报流程及上报页面，增加上报途径	2022年1月	每年	质管部信息管理科	杨静张黎明
医务人员对医疗质量安全不良事件知晓率低	提高医护人员对不良事件认知	1. 分层分类培训 2. 加强医疗质量安全不良事件相关知识培训，并考核 3. 建立激励机制，构建患者安全文化	2022年	每半年	质管部护理部输血科药学部医学设备科	杨静葛留影周跃王静张震
归口部门不明确	制定管理方案，改进管理模式，明确职责，加强分析及反馈	1. 制定《提高医疗质量安全不良事件报告率实施方案》，完善上报制度，优化监测控制方法。 2. 采取"总分总"的一体化管理模式 3. 定期每月统计各部门不良事件上报情况进行分析反馈，每季度进行分析	2022年	每月	质管部	张黎明

二、D 阶段

（一）优化上报流程及上报页面，增加上报途径

改进之前，医师忘记填写上报卡中部分重要内容；改进之后，通过信息系统将部分内容设置强制必填项，并且根据国家要求，更新上报卡，优化上报页面，自动提取部分内容，减少上报卡的填写步骤，减少医务人员负担，同时优化统计。

建立统一的上报格式及结构，上报卡统一模块管理，全院各级各类人员均可直接系统上报。针对紧急事件，可通过电话直接进行报告医务部（夜间及节假日统一上报医院总值班），随后进行补报。针对非住院患者，包括门诊患者、医院员工、患者陪护等人群无上报途径现象，新增企业微信上报流程模式，实现随手报、随时报（图 2-5-37-3）。

> **六、不良事件报告流程**
>
> **1. 报告形式：**
>
> （1）企业微信—不良事件上报流程
>
> 企业微信——"全部流程"———"不良事件上报"中填写上报。
>
> （2）网络直报
>
> 利用医院电子病历系统进行网络直报。点击电子病历护士站或医生站中的上报卡填写，填写相应的不良事件上报卡，职能部门点击电子病历的上报卡管理模块即可查看到该报告卡。
>
> （3）紧急电话报告
>
> 仅限于在不良事件可能迅速引发严重后果的紧急情况使用，并随后履行书面补报。夜间及节假日应统一上报医院医疗总值班 19156116202。

图 2-5-37-3　优化上报流程

（二）分层分类培训，加强医疗质量安全不良事件相关知识培训，并考核

我院定期对医务人员进行不良事件上报培训，但由于人数较多，集体培训效果不佳，2022 年 1 月起护理、药物、输血、医疗器械不良事件、医疗由相关部门负责进行培训并考核，质管部进行总分析、培训。首先对近 3 年新进医务人员培训，之后再对住院医师、主治医师进行分层级培训，使培训更有针对性，效果达到最优（图 2-5-37-4）。培训之后医院对医务人员进行基线调查，了解医务人员对不良事件掌握情况，培训计划及时进行调整。针对不良事件多发科室由各相关部门点对点进行下科室专项培训。

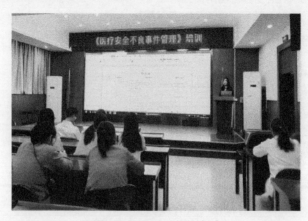

图 2-5-37-4　定期培训

（三）建立激励机制，构建患者安全文化

不良事件是一种负性事件，在医务人员潜意识中是回避，不愿主动上报。我院制定了激励措施，对主动、及时上报不良事件的人员和科室，每上报 1 例，奖励 50 元（图 2-5-37-5）。同时针对Ⅲ、Ⅳ级事件，我院上报原则是自愿性、保密性、非处罚性。针对Ⅰ、Ⅱ级事件强制性上报，主管部门协同相关部门进行调查、追踪，还原事情经过，找出原因，同时每季度开展案例回顾性分析会，提高医务人员的防范意识。负责部门及时给予回复和分析，提升了医务人员的上报意愿，营造良好的患者安全管理文化氛围。开展不良事件知识竞赛，学习药品相关不良反应等知识（图 2-5-37-6）。

16	【考核标准】不良事件上报制度：落实不良事件上报制度，并做好记录。可采取书面报告、网络直报和紧急电话报告的形式报告，年报告不良事件案例，每百张床≥20 例。 【考核方法】上报信息完整，每例奖励 50 元。随机提问医务人员不良事件上报制度和流程，回答不全面扣 0.1 分。医疗不良事件（Ⅰ、Ⅱ级事件）隐瞒不报扣床位医师 50 元，主管部门检查发现、接到患者投诉、引发医疗纠纷，1 例扣科室 2 分。因报告不及时引发纠纷、事故等严重后果，给医院造成重大损失和不良影响扣 5 分。上报科室对重大医疗不良事件无分析改进意见 1 例扣 2 分。	医疗质量管理部 护理部 药学部 输血科 门诊部 医学装备科 医务部

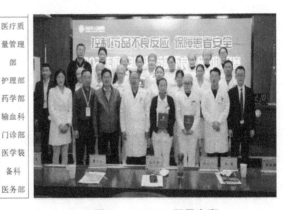

图 2-5-37-5　考核机制　　　　　图 2-5-37-6　开展竞赛

（四）制定《提高医疗质量安全不良事件报告率实施方案》，优化监测控制方法

2022 年 1 月组织护理部、药学部、医学设备科、信息管理科、输血科、医务部召开会议制定《提高医疗质量安全不良事件报告率实施方案》（试运行），优化监测控制方法（图 2-5-37-7）。

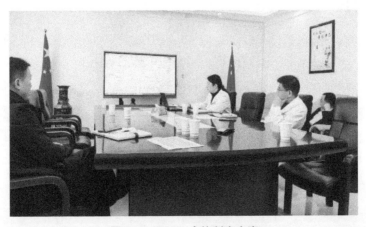

图 2-5-37-7　会议制定方案

（五）采取"总分总"的一体化管理

改进之前不同类别不良事件由各科室负责，管理比较分散，不利于工作的开展；改进之后输血相关不良事件由输血科收集管理，医疗器械类由医学装备科收集管理、药物相关不良事件由药学部收集管理，护理相关事件由护理部收集管理，其他分类或非患者相关的安全不良事件由质管部收集，各相关部门使用统一模板进行月度不良事件按照科室、上报人、不良事件分类进行汇总，最后质管部负责针对不同不良事件上报、分析及培训工作统一进行汇报。

三、S 阶段

改进后我院每百出院人次医疗质量不良事件上报数 2022 年达到 1.65 例，达到预期目标。我院不良事件上报率数据呈良好趋势，但仍需提高（图 2-5-37-8）。

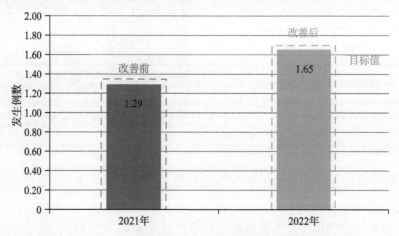

图 2-5-37-8　每百出院人次不良事件发生例数改善前后对比

四、A 阶段

通过采用制度、流程建设、专项培训、指标监测、鼓励上报、分析、反馈、追踪的闭环管理模式，使不良事件上报制度常态化管理，管理模式由分散变成统一、上报流程的优化、激励机制的落实，制定了不良事件上报流程、Ⅰ/Ⅱ级事件追溯调查流程、员工规范化培训流程共 3 个 SOP，营造我院患者安全文化全员参与的氛围，提高我院不良事件上报例数。另外利用 PDSA 周而复始、不断循环的质量管理工具建立医院质量管理模式，对提高我院不良事件上报质量取得了一定成效，从而使医院医疗安全与质量逐步提升。

五、项目团队介绍

项目负责人具有丰富的临床及管理经验，担任安徽省病案管理委员会常委、安徽省医疗质量与安全管理委员会委员等职务，参加过多期国家级医疗质量管理培训，每年作为省级专家对全省医疗机构进行检查。团队中护理部、输血科、药学部的同志均有着丰富的管理经验，也是在日常工作中具体负责不良事件管理的人员（表2-5-37-2、图2-5-37-9）。

表2-5-37-2 项目团队成员

姓名	部门	职称	参与内容
杨静	医疗质量管理部	副主任医师	方案设计项目总体协调
张黎明	医疗质量管理部	主治医师	方案设计数据总统计分析与质控
葛留影	护理部	副主任护师	护理部数据统计和管理
王静	药学部	主管药师	药学部数据统计和管理
周跃	输血科	副主任医师	输血科数据统计和管理
张震	医学设备科	科员	医学设备科数据统计和管理
李昂	信息管理科	科员	信息系统维护和管理

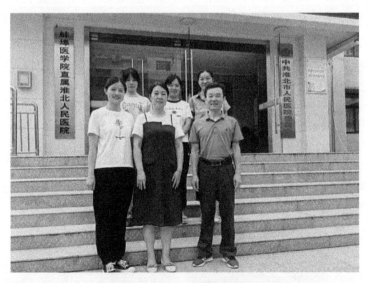

图2-5-37-9 项目团队成员

案例 38　提高高峰期散瞳管理率

项目负责人：厦门市湖里区妇幼保健院　张烨颖

项目起止时间：2022 年 5—11 月

概述

1. 背景和目的：本院眼科周末及节假日就诊患者较多、医务人员工作量大，散瞳验光无标准化流程、有效沟通不到位、就诊时间较长。本项目目的为确保患者散瞳验光的安全性、有效性，提高医疗服务质量、患者满意度及缩短就诊等候时间。

2. 方法：运用 PDSA 质量管理工具，优化散瞳验光流程、减少患者等待时间、发放散瞳流程指引单、重视医患沟通、护患沟通、提高高峰期散瞳管理率。

3. 结果：经过 PDSA 项目的实施，改进后高峰期管理率从改进前的 64.16% 提高至81.12%。

4. 结论：在 PDSA 流程指导下的多学科综合干预策略可有效提高高峰期散瞳管理率，优化门诊诊疗流程。

一、P 阶段

（一）主题选定

儿童及青少年眼睫状肌调节能力强，调节作用可使晶状体变凸，屈光力增强，从而形成调节紧张的假性近视。而散瞳验光可以放松患儿眼调节，以便客观地检测眼睛的屈光性质与程度。由于本院眼科周末及节假日就诊患者较多（图 2-5-38-1）、医务人员工作量大，散瞳无标准化流程、患者就诊时间较长，因此制定完善、有效的散瞳管理策略，对确保散瞳验光的安全性、有效性、及时准确完成散瞳验光及对提高医疗服务质量和患者满意度均有重要意义。

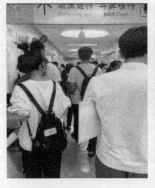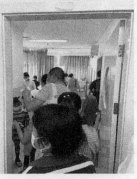

图 2-5-38-1　就诊患者较多排队等候时间长

（二）改进依据

1.《国务院办公厅关于建立现代医院管理制度的指导意见》（国办发〔2017〕67号）中要求"建立全员参与、覆盖临床诊疗服务全程的医疗质量管理与控制工作制度"。

2.《国务院办公厅关于建立现代医院管理制度的指导意见》（国办发〔2021〕18号）中要求"实施医疗质量提升行动""实施患者体验提升行动""实施医院管理提升行动"。

（三）监测指标

提高高峰期散瞳管理率。

（四）指标定义

$$提高高峰期散瞳管理率 = \frac{散瞳质量提升项目数}{散瞳质量管理总项目数} \times 100\%，每月。$$

（五）目标值

2022年10月开始维持在81.12%。

（六）现况值

2022年5月64.16%。

（七）预期延伸效应

形成该项工作的标准流程1个。

（八）原因分析

运用鱼骨图进行原因分析（图2-5-38-2），找到5个主要原因，分别为长时间等候不耐烦、环境拥挤、有效沟通不到位、患者配合度差、出现药品不良反应。

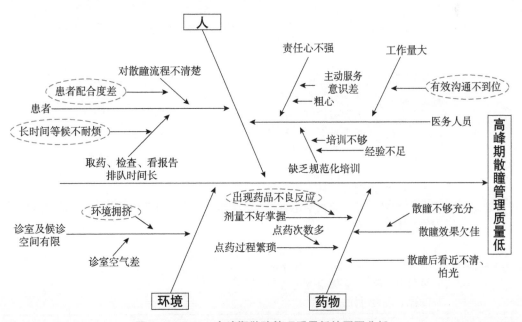

图 2-5-38-2　高峰期散瞳管理质量低的原因分析

（九）真因验证

根据柏拉图，按照二八法则（图 2-5-38-3），找到占有 80% 的原因，将主要原因列入优先解决的计划。

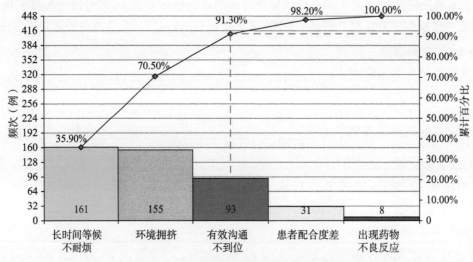

图 2-5-38-3　高峰期散瞳管理质量低的真因验证

（十）对策计划

根据真因充分讨论，运用 5W2H 制订相应计划与对策（表 2-5-38-1），进入执行阶段。

表 2-5-38-1　5W2H 实施计划

Why	What	How	When	How often	Where	Who
长时间等候不耐烦	缩短就诊时间，由原来的3小时缩短为2小时	增加点药水工作人员、增设散瞳验光专用诊室、优化取药流程，缩短就诊时间	2022 年 7 月	每月	眼科	陈小宝
					药剂科	张月容
环境拥挤	为患者提供较宽敞、舒适、安静的环境	增加点药水专用区域、分流中小学校筛复查患者	2022 年 7 月	每月	眼科	王恺桢
有效沟通不到位	提高工作效率、提高患者自主意识、积极配合治疗	重视医护、医患沟通、清楚告知患者与家属散瞳流程与目的	2022 年 7 月	每月	眼科	王恺桢
						张烨颖

二、D阶段

（一）优化散瞳验光流程、减少患者等待时间

1.周末高峰期科室全员上班，增加第三方工作人员，护士长弹性排班，安排散瞳高峰期护理人员（图2-5-38-4），专人负责，加强巡视。

2.增加点药水专用区域（图2-5-38-5），患者散瞳等候1小时期间能有较舒适安静的环境。

3.和药房协商优化取药流程，并给患者发放取药指引单。

4.增设散瞳验光专用诊室，避免二次排队，加快检影过程（图2-5-38-6、图2-5-38-7）。

5.分流中小学校筛复查患者。在院领导的支持下，将中小学校筛复查患者分流到2号楼1楼（图2-5-38-8、图2-5-38-9），增加高峰期工作人员、减轻1号楼眼科门诊压力。

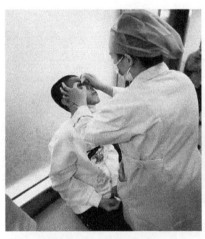
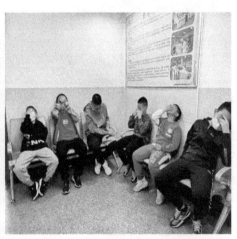

图2-5-38-4　点药水专属工作人员　　　图2-5-38-5　点药水专属区域

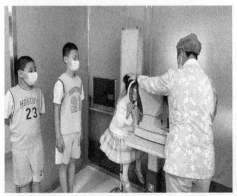
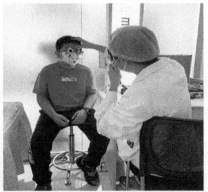

图2-5-38-6　散瞳后验光专用诊室　　　图2-5-38-7　散瞳后检影专用诊室

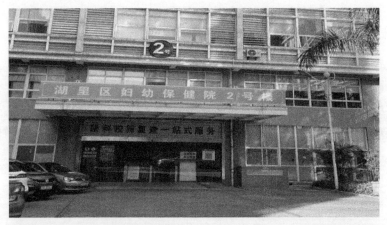

图 2-5-38-8　设置眼科校筛复查一站式服务，分流中小学校筛复查患者

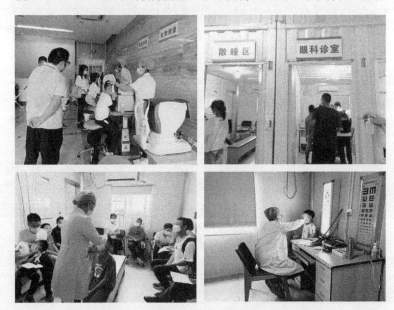

图 2-5-38-9　2 号楼 1 楼眼科校筛复查一站式服务

（二）重视医患沟通、护患沟通、发放散瞳流程指引单

1. 制定散瞳流程告知书（图 2-5-38-10），与医师组充分沟通，将散瞳流程告知书分发到每个医师诊室，用发放散瞳流程告知书替代简易检查单，患者凭单到 401 诊室进行散瞳，流程清晰明了，减少患者多次咨询的次数，增加了患者的配合度。

2. 开展专项培训（图 2-5-38-11），增强工作人员散瞳验光专业知识，注意药水用量，设计通俗易懂的宣教内容。

3. 护士接到点药医嘱，统一进行用药前宣教并再次进行评估，确认患儿家属是否已了解散验光的目的、流程及注意事项，提高患者自主意识及配合意识。

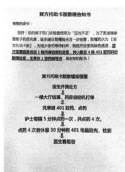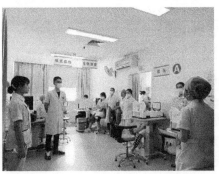

图 2-5-38-10　散瞳流　　　　图 2-5-38-11　散瞳验光
　　程告知书及流程　　　　　　　专项培训

三、S 阶段

通过优化散瞳验光流程、减少患者等待时间、重视医患沟通、护患沟通、发放散瞳流程指引单及多科室协作，改进后高峰期散瞳管理率从改进前的 64.16% 提高至 81.12%（图 2-5-38-12）。

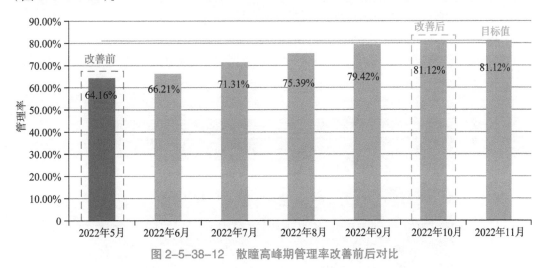

图 2-5-38-12　散瞳高峰期管理率改善前后对比

四、A 阶段

运用 PDSA 质量管理工具，解决工作中存在的问题，优化散瞳验光流程、减少患者等待时间，提高患者满意率。本次质量改进活动规范了散瞳流程图及散瞳规范。进行整改之后，高峰期散瞳管理率从改进前的 64.16% 提高至 81.12%。我们可以看出散瞳流程有了明显改善，流程也得到了优化。

五、项目团队介绍

此项目由眼科负责总体规划、部署与实施，护理部、医务科、药剂科、人事科、后勤保障科积极配合与支持，推动项目的执行与落实（表 2-5-38-2、图 2-5-38-13）。

表 2-5-38-2　项目团队成员

姓名	部门	职称	参与内容
张烨颖	眼科	主管护师	项目负责
陈小宝	眼科	主管护师	项目指导、与医务科、护理部、人事科、药剂科、后勤保障科沟通
王恺桢	眼科	主治医师	科室岗位、诊室调配、工作安排
林惠玲	护理部	主管护师	项目指导、人员安排
李春莺	后勤保障科	副主任护师	就诊场地、诊室调配
张月容	药剂科	主管药师	优化取药流程
王仁盛	医务科	主治医师	项目指导、协调
黄若蔚	人事科	中级经济师	工作人员调配

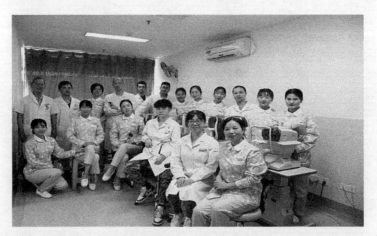

图 2-5-38-13　项目团队成员

案例39　降低口腔可重复器械的丢失率

项目负责人：厦门医学院附属口腔医院　周兰，许修平
项目起止时间：2021年1—4月

概述

1. 背景和目的：口腔可重复器械是预防、诊断、治疗口腔疾患和口腔保健的重要工具，而科室医护人员多次口头反馈结合自制查检表收集数据显示口腔可重复器械存在丢失问题，因此本次改进项目的目的是降低口腔可重复器械的丢失率，提高工作效率，保障患者顺利完成诊疗，降低医院成本，提高患者满意度，避免医疗纠纷。

2. 方法：运用PDSA质量管理工具制订计划及目标，对口腔可重复器械送消的进行全程管控，依据调查分析结果，采取规范口腔可重复器械交接标准流程、设计合理车针回收盒、规范口腔器械交接单、建立多沟通渠道等系列措施。

3. 结果：经过一系列措施整改后口腔可重复器械丢失率由29.6%降至7.4%，并完善了与消毒供应室口腔可重复器械的交接流程与交接内容，目标已达成，改进项目有成效。

4. 结论：通过运用PDSA质量管理工具，设计合理车针回收盒、规范口腔器械交接单、建立多沟通渠道、规范了与消毒供应室口腔可重复器械交接流程，大大降低了口腔可重复器械的丢失率。

一、P阶段

（一）主题选定

口腔可重复器械是预防、诊断、治疗口腔疾患和口腔保健的重要工具，科室医护人员多次口头反馈结合自制查检表，于2021年1月18—31日每日对蔡塘、斗西两院区口腔可重复器械送消数量进行核查，合计108次，发现口腔可重复器械丢失次数为32次（图2-5-39-1），丢失率29.6%，丢失器械以细小的器械、车针为主，大大增加了科室成本。

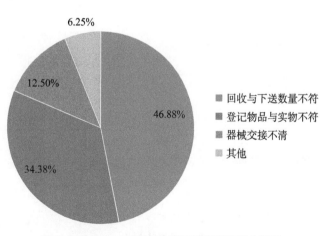

图2-5-39-1　查检表统计可重复器械丢失情况

（二）改进依据

《医疗质量管理办法》[国家卫生和计划生育委员会令（第10号）]第三十条 医疗机构应当开展全过程成本精确管理，加强成本核算、过程控制、细节管理和量化分析，不断优化投入产出比，努力提高医疗资源利用效率。

（三）监测指标

口腔可重复器械的丢失率。

（四）指标定义

$$口腔可重复器械的丢失率 = \frac{单位时间内送消口腔可重复器械出现丢失次数}{同期内送消口腔可重复器械总次数} \times 100\%。$$

（五）目标值

2021年4月口腔可重复器械的丢失率降至8.3%。

（六）现况数值

2021年1月口腔可重复器械的丢失率为29.6%。

（七）预期延伸效益

制定口腔器械交接单模板1个、制定口腔器械交接SOP 1个、期刊投稿1篇。

（八）原因分析

通过头脑风暴从人、机、料、环四方面运用鱼骨图（图2-5-39-2）进行原因分析，找到5个主要原因，分别为车针回收盒设计不合理、口腔器械交接单不规范、沟通不到位、执行不规范、监管力度不足。

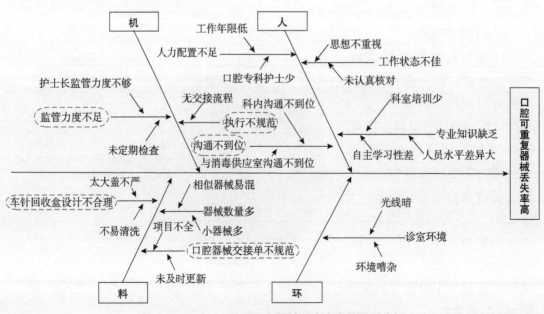

图2-5-39-2 口腔可重复器械丢失率高的原因分析

（九）真因验证

依据"三现"原则，根据柏拉图（图 2-5-39-3），按照二八法则，找到口腔可重复器械丢失率高的真因：车针回收盒设计不合理、口腔器械交接单不规范、沟通不到位、执行不规范，并将这 4 项纳入首先解决计划。

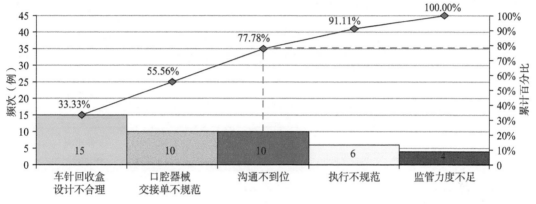

图 2-5-39-3　口腔可重复器械丢失率高的真因验证

（十）对策计划

根据原因分析中发现的几个真因问题制定针对性措施，运用 5W2H 法制订持续改进实施计划与对策，进入执行阶段（表 2-5-39-1）。

表 2-5-39-1　5W2H 实施计划

Why	What	How	When	How often	Where	Who
车针回收盒设计不合理	设计合理车针回收盒	1. 与消毒供应室沟通设计新型回收盒	2021 年 2 月 22 日、2021 年 2 月 24 日	2 次	蔡塘斗西两院区	周兰
		2. 使用新型回收盒后进行评价	2021 年 3 月 1 日—4 月 25 日	每周1 次	蔡塘斗西两院区	朱华
口腔器械交接单不规范	规范口腔器械交接单	1. 科室统一口腔器械交接单格式与项目	2021 年 2 月 22 日—2 月 28 日	1 次	蔡塘斗西两院区	周兰许修平
		2. 口腔器械交接单印刷后进行应用	2021 年 3 月 1 日—4 月 25 日	每天	蔡塘斗西两院区	科室全体护士
沟通不到位	建立多沟通渠道	1. 建立与消毒供应室微信沟通群	2021 年 2 月 22 日—2 月 22 日	1 次	蔡塘斗西两院区	黄雅汝朱华
		2. 科内建立护理交班本	2021 年 2 月 22 日	1 次	蔡塘斗西两院区	周兰

Why	What	How	When	How often	Where	Who
沟通不到位	建立多沟通渠道	3. 熟记消毒供应中心科室电话	2021年2月22日—4月25日	每天	蔡塘斗西两院区	科室全体护士
执行不规范	统一口腔器械交接标准	1. 与消毒供应室统一口腔器械交接标准流程	2021年2月24日	1次	蔡塘斗西两院区	周兰
		2. 规范交接内容项目	2021年2月24日	1次	蔡塘斗西两院区	周兰
		3. 护士长及质控人员根据标准进行督查	2021年2月22日—4月25日	每月1次	蔡塘斗西两院区	周兰

二、D 阶段

（一）设计合理车针回收盒

1. 对科室全体医护人员就现有器械回收盒的使用感受进行访谈，总结归纳不良的使用体验。

2. 与消毒供应室主任沟通，根据现有车针回收盒使用情况进行设计及修改原有车针回收盒（图 2-5-39-4、图 2-5-39-5）。

3. 将整改后的新型车针回收盒代替原有车针回收盒，并对使用新型车针回收盒后的医护人员进行访谈使用体验，同时每日对器械丢失情况进行统计。

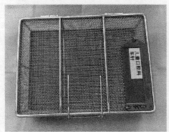
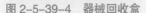
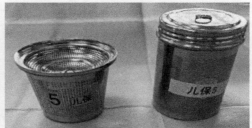

图 2-5-39-4　器械回收盒　　　　　图 2-5-39-5　车针回收盒

（二）规范口腔器械交接单

1. 设计口腔器械交接单，将科室常用口腔器械名称纳入口腔器械交接单内（图 2-5-39-6）。

2. 由只书写口腔器械总数到详细记录口腔器械名称和数量。

3. 两院区统一应用印刷两联纸版口腔器械交接单，第一联放回收盒内，另一联科室留底保存。

4. 双人核对无误后由核对者签全名。

儿童口腔科器械交接单

日期：　　　　　　　　　时间：　　　　　　　　　　　　　　　签名：

名称	数量	名称	数量	名称	数量	名称	数量
牙钳		充填器		剪刀		尺子	
牙挺		挖匙		钩子		咸尺	
止血钳		三用枪		磨头		座尺	
三德钳		腈光器		毛刷		锤夹	
缩颈钳		推子		矽粒子		托盘	
修边钳		去带环		彩虹柄		消洁台	
持针器		带环		成形片夹		咬合垫	
宝塔钳		显微探针		开口器		手柄（E/西）	
拔离器		显微口镜		打孔器		超扩头（E/西）	
分牙钳		镊子		隙头		Pos头	
咬骨钳		颊加压器		面弓		抛热头	
骨凿		电活力测棒		隙钳		镍钛	
外科挖匙		修凿器		玻板		P尖/A尖（E/西）	
金冠剪		刀柄		抛光套装		保护套	
去冠器		金属调刀		针渠		卸针器	
牙龈分离器		塑调刀		气动手柄		银针	
排龈刀		气动涡治刀头		气动超声头			

图 2-5-39-6　器械交接单

（三）建立多沟通渠道

1. 两院区分别建立与消毒供应室微信沟通群（图 2-5-39-7、图 2-5-39-8），全体护士均在群内。

2. 建立科内护理交班本，科会交代护士将器械未及时送消或未及时下发等情况登记与护理交班本并签名，次日值班人员落实后签名确认。

3. 将两院区各科室通讯录贴于电话机旁，便于护士熟记并及时拨打电话。

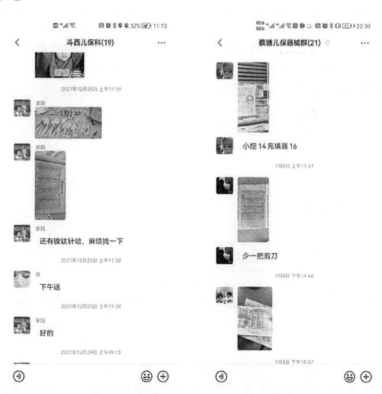

图 2-5-39-7　斗西院区微信沟通群　图 2-5-39-8　蔡塘院区微信沟通群

（四）统一口腔器械交接标准

1. 与消毒供应室沟通（图 2-5-39-9）、讨论（图 2-5-39-10），制定口腔器械交接标准与流程。

2. 组织科室护士学习新口腔器械交接标准与流程。

3. 两院区分别将新版交接标准与流程贴于口腔器械处置区，护士长及质控人员每日督查落实情况。

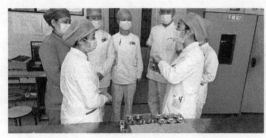 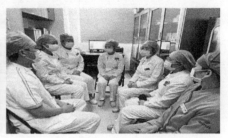

图 2-5-39-9　与消毒供应室沟通　　　　图 2-5-39-10　与消毒供应室讨论

三、S 阶段

通过更换器械回收盒、书写器械交接单和督查，收集 2021 年 3 月 22 日到 2021 年 4 月 18 日每日对蔡塘、斗西两院区口腔可重复器械送消数量进行核查，合计 108 次，丢失 8 次，丢失率 7.4%，口腔可重复器械发生丢失率明显下降，达到设定的目标值（图 2-5-39-11）。

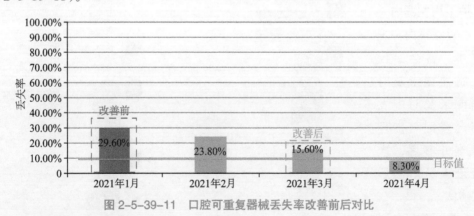

图 2-5-39-11　口腔可重复器械丢失率改善前后对比

四、A 阶段

建立科室与消毒供应室口腔器械交接规范。

（1）优化交接流程，关键是对口腔器械的清点和信息反馈以及交接的流程化，不仅可以避免口腔器械丢失，还可以使操作规范化。

（2）护士长及质控组成员每月定期抽查科室与消毒供应中心口腔器械交接情况，当次负责人员每日将科室与消毒供应中心口腔器械交接错误次数进行统计。找出科室与消毒供应中心口腔器械交接错误的主要原因，并提出纠正措施。

（3）人员检查设置为三级质控体系，分别为护士长、组长、当次负责人员。各人员就位，就自身工作范围界定和工作内容进行合理分工，加强口腔器械的供应管理，严格检查口腔器械的质量关，避免不合格口腔器械流入科室。

通过此次活动科室护理成员解决问题能力、个人素质修养、沟通协调能力、责任心、自信心、团队合作能力、PDSA 管理工具的掌握程度、积极性；制定了与消毒供应室口腔可重复器械交接规范流程（图 2-5-39-12）。

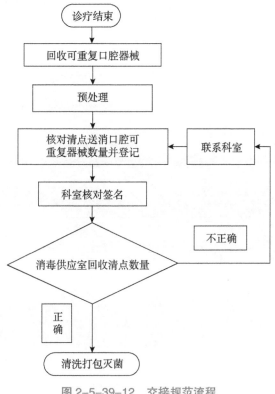

图 2-5-39-12　交接规范流程

五、项目团队介绍

本项目团队由儿童口腔科全体护士组成，护士长周兰负责总体规划协调督导，她从事护理工作 20 余年，具有丰富的口腔专科护理知识、护理质控管理经验，发表省级论文 4 篇、综述 1 篇。项目成员均为大专及以上学历，具有较强的口腔护理实践能力（表 2-5-39-2、图 2-5-39-13）。

表 2-5-39-2 项目团队成员

姓名	部门	职称	参与内容
周兰	儿童口腔科	副主任护师	协调、指导、督查、评价
朱华	儿童口腔科	主管护师	培训、活动措施落实
黄燕玲	儿童口腔科	护师	培训、活动措施落实
陈海燕	儿童口腔科	护师	活动措施落实、数据分析
谢淑君	儿童口腔科	护师	活动措施落实、记录
许修平	儿童口腔科	护师	活动措施落实、记录
曾枣莲	儿童口腔科	护士	活动措施落实、记录
郭婉玲	儿童口腔科	主管护师	活动措施落实、记录
舒小琴	儿童口腔科	护师	数据分析、相片采集
黄雅汝	儿童口腔科	护师	数据分析、相片采集

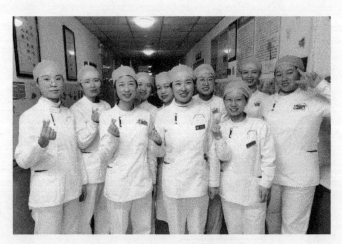

图 2-5-39-13 项目团队成员

参考文献

[1] 曾艳. 品管圈在降低可复用种植修复器械消毒过程丢失率中的应用分析. 中国医学创新, 2019, 16 (3): 91-95.

[2] 张婷. 责任制在口腔科器械规范化管理中的应用. 中西医结合护理, 2019, 1 (5): 161-164

[3] 赖翔婵. 标识在口腔器械管理中的应用效果及对工作人员满意度的影响分析. 中外医学研究, 2020, 20 (18): 176-178.

[4] 陈文斌. PDCA循环在口腔器械管理中的应用效果评价. 卫生经营管理, 2019, 1 (69): 69-73.

案例 40　提高健康体检重要异常结果随访率

项目负责人：山西长治医学院附属和平医院　窦志勇，郭静，张育芳
项目起止时间：2022 年 4—12 月

概述

1. 背景和目的：根据《"健康中国 2030"规划纲要》及国家对重大疾病防治的政策，体检机构应重点关注在体检过程中发现的与重大疾病防治相关的重要异常结果。本院在质控检查中发现健康体检中心重要异常结果随访率偏低，提高健康体检重要异常结果随访率，有助于健康体检服务质量和服务能力稳步提升，保障医疗安全。

2. 方法：运用 PDSA 质量管理工具，制定健康体检重要异常结果随访率指标。采取规范管理，完善制度，加强培训，进行质控查检通报等系列措施。

3. 结果：健康体检重要异常结果随访率由 69% 提升至 96.7%。

4. 结论：PDSA 提高健康体检重要异常结果随访率，加强精细化管理，优化工作流程，提升健康管理服务质量。

一、P 阶段

（一）主题选定

对本院健康体检中心重要异常结果随访率进行调查，发现 2022 年 4 月的重要异常结果共 64 例，随访例数为 44 例，未随访例数为 20 例，随访率为 69%，随即对 2022 年 1—4 月重要异常结果随访率进行调查分析，发现重要异常结果随访率均偏低（图 2-5-40-1）。未及时对重要异常结果进行随访，可能会导致受检者延误诊治且易引起医疗纠纷及投诉事件的发生。

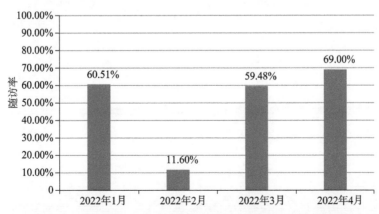

图 2-5-40-1　2022 年 1—4 月重要异常结果随访率情况统计

（二）改进依据

《2022 年国家医疗质量安全改进目标的通知》（国卫办医函〔2022〕58 号）附件 2：2022 年各专业质控工作改进目标中序号 16 健康体检管理专业，提高健康体检重要异常结果随访率（PIT-2022-15）。

（三）监测指标

健康体检重要异常结果随访率。

（四）指标定义

$$健康体检重要异常结果随访率 = \frac{健康体检重要异常结果随访完成例数}{同期健康体检重要异常结果总例数} \times 100\%，每月。$$

（五）目标值

2022 年 9 月起不低于 94.9%。

（六）现况数值

2022 年 4 月为 69%。

（七）预期延伸效益

SOP 2 个，明确重要异常结果分层管理标准，修订重要异常结果通知及随访制度。

（八）原因分析

利用鱼骨图进行原因分析（图 2-5-40-2），小组成员通过讨论找到 8 个主要原因，分别是时间无要求、人员不足、标准未掌握、成员间未沟通、无查看权限、制度未更新、标准与工作不符、制度落实缺少监管。

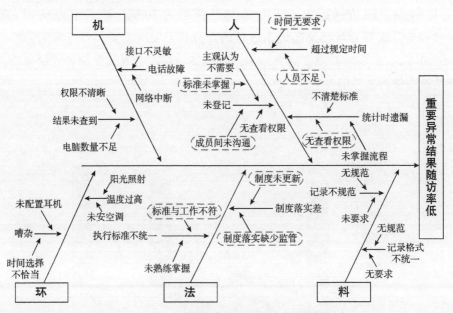

图 2-5-40-2　重要异常结果随访率低的原因分析

（九）真因验证

根据柏拉图（图 2-5-40-3），按照二八原则，找到占有 80% 的原因，将主要问题列为本次活动的改善重点。

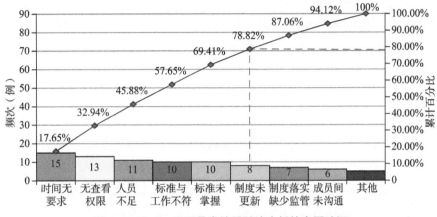

图 2-5-40-3 重要异常结果随访率低的真因验证

（十）对策计划

按照活动改善重点，根据真因进行充分讨论，运用 5W2H 制订相应的实施计划与对策（表 2-5-40-1）。

表 2-5-40-1 5W2H 实施计划

Why	What	How	When	How Often	Where	Who
时间无要求	明确随访期限	制定查检表，每月由质控组对随访人数、随访率进行考核，并与绩效挂钩	2022 年 6 月	每月	检后办公室	张超
无查看权限	随访人员系统权限充分	开通随访人员系统单项检查结果权限	2022 年 5 月	每月	外联办公室	王路杰
人员不足	成立随访管理小组	增加随访人员，成立随访管理小组	2022 年 5 月	每月	会议室	窦志勇
标准与工作不符	制度标准化	修订《重要异常结果分层管理》，传达至各诊室	2022 年 6 月	每月	检后办公室	郭静 杜娟
标准未掌握	全员掌握随访相关制度流程	针对全科医护人员进行随访相关制度培训，制定规范化随访流程	2022 年 6 月	每月	会议室	郭静
制度未更新	制度标准化	修订《重要异常结果随访制度》	2022 年 5 月	每月	检后办公室	杜娟

二、D 阶段

（一）成立随访管理小组

增加随访人员，成立随访管理小组，由 1 名医师及 2 名护士组成，固定随访人员，专职随访并严格按要求规范记录，每月进行总结、分析，结果在科室质控会进行反馈，以随访结果指导工作改进，实现质量持续改进。固定随访时间为周一至周五下午3：00—6：00。

（二）完善制度

修订《重要异常结果随访制度》《重要异常结果的分层管理》，明确重要异常结果筛查流程、规定随访时限、随访范围、随访方式；结合健康体检重要异常结果管理专家共识、我院检验科危急值项目及预警界值，以及我中心项目开展情况，修订我科室《重要异常结果的分层管理标准》。对重要异常结果筛查随访流程进行优化；统一重要异常结果随访登记表格式，规范记录，由电脑输入，统一打印，节省人力（图 2-5-40-4）。

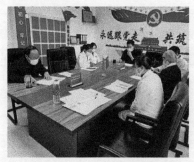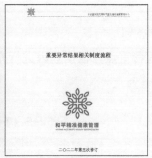

图 2-5-40-4　重要异常结果医疗质量持续改进方案

（三）制定查检表，每月查检通报

制定查检表，质控员对每月随访工作的完成质量及完成时间进行查检，质控会通报，绩效考核（图 2-5-40-5）。

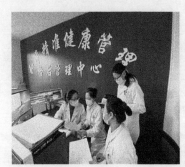

图 2-5-40-5　重要异常结果随访情况查检

（四）组织培训并考核

针对全体人员进行培训，5 月完成重要异常结果相关制度流程、随访礼仪及语言规范培训，6 月起每月完成一项专科知识培训，提升随访技能，提高客户满意度（图 2-5-40-6）。

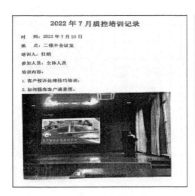
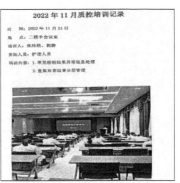

图 2-5-40-6　科室培训

（五）开通系统结果查询权限

系统工程师根据工作需要实时修改相关权限，确保随访人员可以查询所需要的具体信息及检查报告（图 2-5-40-7）。

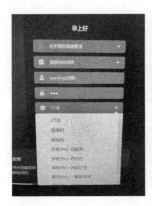
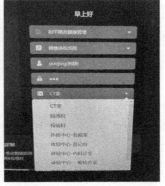

图 2-5-40-7　工程师开放系统权限

三、S 阶段

对策实施后，2022 年 5 月—2023 年 2 月的重要异常结果随访情况如图 2-5-40-8 所示。

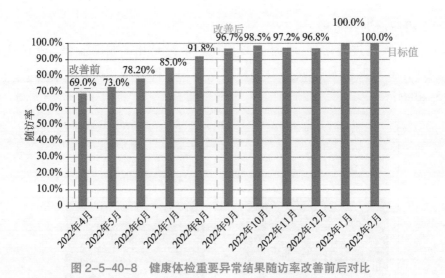

图 2-5-40-8　健康体检重要异常结果随访率改善前后对比

四、A 阶段

通过本次活动，科室修订了重要异常结果通知及随访制度、筛查流程，修订了科室重要异常结果的分层管理，明确了各项检查项目的纳入标准，最终形成了一系列标准化内容（图 2-5-40-9）。结合重要异常结果筛查流程，修订了重要异常结果随访流程（图 2-5-40-10）。

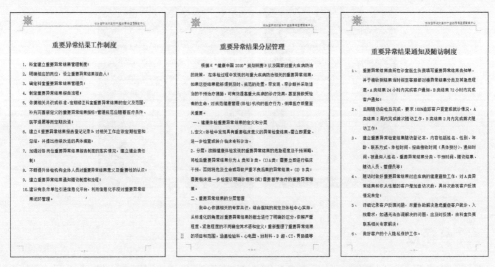

图 2-5-40-9　健康体检重要异常结果工作制度

2022 年 12 月至今，健康体检重要异常结果随访率效果维持良好。通过构建重要异常结果标准化流程管理模式，提高各岗位人员意识，精细化管理筛查随访流程，对体检系统数据与质控查检数据进行联合统计分析，健康体检重要异常结果随访率由改善前的

69% 提高到 94.9% 以上。综合以上，提高健康体检重要异常结果随访率改进有效。

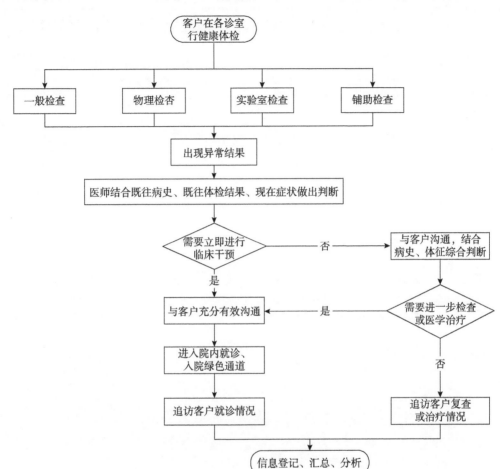

图 2-5-40-10　改善后的重要异常结果随访流程

五、项目团队介绍

此项目由健康体检中心及质控办骨干成员组成，实现科室内各分组紧密联动，协调解决问题。科室负责人担任组长，负责整体规划部署，对全面质量管理，协调各分组联合质控。质控办专员负责对案例指导、流程设计。科室内医师组、客服组、检后组、外联组成员负责执行并反馈，项目推进及成果巩固。质控组专员负责查检反馈、记录总结，落实项目进程。项目成员均为业务骨干，从事多年健康管理工作，责任心强，团队协作能力强（表 2-5-40-2、图 2-5-40-11）。

表 2-5-40-2 项目团队成员

姓名	科室	职称	组内角色	参与内容
窦志勇	健康体检中心	主治医师	组长	目标设定、整体规划
郭静	健康体检中心	讲师	协调员	对策实施、随访、总结
张育芳	质控办	主管护师	指导老师	案例指导
杜娟	健康体检中心	高级经济师	组员	对策制定、会议协调
陈婧	健康体检中心	护师	组员	负责重要异常结果的汇总
张文杰	健康体检中心	主治医师	组员	医技组结果的汇总
申亚巍	健康体检中心	副教授	组员	总检组结果的汇总
王路杰	健康体检中心	中级经济师	组员	系统数据提取、核验
张超	健康体检中心	公卫医师	组员	数据统计、分析

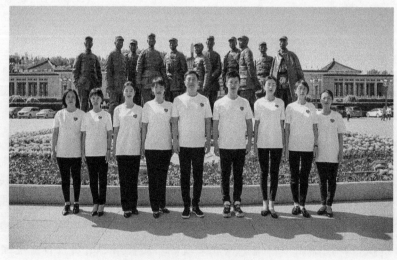

图 2-5-40-11 项目团队成员